AF466227

MANUEL PRATIQUE DE MASSAGE

ET DE

GYMNASTIQUE MÉDICALE SUÉDOISE

« La constatation des guérisons qu'il produit est le meilleur plaidoyer que l'on puisse faire en faveur d'un procédé thérapeutique ».

NORSTRÖM.

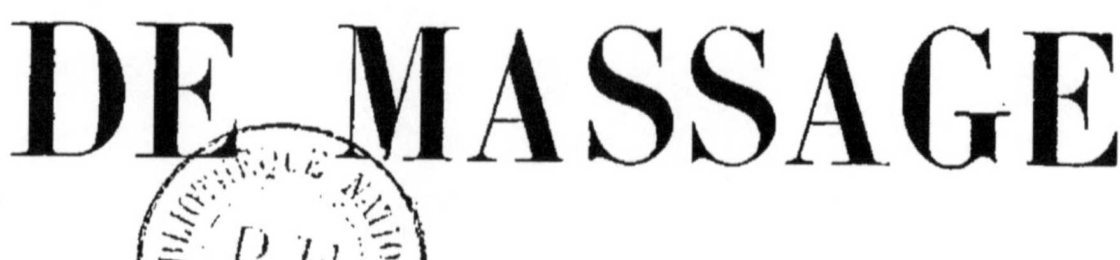

MANUEL PRATIQUE DE MASSAGE ET DE GYMNASTIQUE MÉDICALE SUÉDOISE

PAR

J. E. MARFORT

EX-PROFESSEUR DE MASSAGE ET DE GYMNASTIQUE MÉDICALE
ET ORTHOPÉDIQUE A L'INSTITUT DE L'EMPEREUR NICOLAS Ier
EX-ATTACHÉ A L'INSTITUT DES DEMOISELLES NOBLES A ODESSA
POUR LE TRAITEMENT DES SCOLIOSES

TROISIÈME ÉDITION

Avec 111 figures intercalées dans le texte

PARIS
VIGOT FRÈRES, ÉDITEURS
23, PLACE DE L'ÉCOLE-DE-MÉDECINE, 23

1907

PRÉFACE

Après avoir conseillé le massage pendant plusieurs années, après en avoir constaté maintes fois les heureux effets, je voulus en apprendre au moins la théorie. Les cours des vacances n'existaient pas encore. Notre confrère Marchais, si prématurément enlevé à la vie, n'avait pas encore commencé son enseignement ouvert aux médecins que la pratique étreint et auxquels elle laisse peu de loisirs, même destinés à l'étude. Les ouvrages didactiques se présentaient à mon choix comme ressources bibliographiques, mais leur longueur ne me permettait pas de les apprendre. Je fus attiré par un manuel, revêtu d'un nom d'auteur, Marfort d'Odessa, nom inconnu en France, j'achetai l'ouvrage. Il était parfait, clair, précis, illustré de planches pratiquement présentées. C'est à ce livre que je suis redevable de ce que je sais en massothérapie. C'est une dette de reconnaissance que j'accomplis ici en le recommandant aux praticiens mes confrères.

Ils trouveront, dans les *considérations générales*, des indications sur l'heure et la durée des séances de massage, sur les corps qu'il faut de préférence employer pour exécuter ce massage, utilement et *sans danger* pour le patient. Dans ce chapitre on trouve encore quelques indications sur le psychisme du malade et du masseur qui ne sont pas sans intérêt.

Le chapitre traitant de la *technique spéciale* ramène celle-ci à de grandes et simples divisions. L'exposé de chacune d'elles est accompagné de figures qui en simplifient la compréhension, dans les applications aux différents appareils.

L'auteur fait au massage gynécologique une large place. Les idées et la technique qu'il y expose sont très personnelles et d'une observation solide.

La troisième partie traitant de la gymnastique médicale doit retenir également l'attention.

Les cas fréquents de déviation du rachis que nous avons si souvent constatés et pour lesquels il nous faut choisir un traitement judicieux sont exposés en détail dans cette partie de l'ouvrage.

Il est impossible dans une courte et sèche préface de signaler les qualités multiples du traité dont M. Marfort présente une nouvelle édition au public médical. Bien ordonné, clairement pensé, simplement écrit, ce livre est bien celui qui convient au praticien pour le guider et pour l'instruire; son auteur n'est pas médecin, pourtant les médecins apprendront beaucoup en le lisant.

Dr Vaudremer.

PRÉFACE DE LA PREMIÈRE ÉDITION

L'importance de plus en plus grande qu'a prise le massage nous a décidé à publier ce manuel, travail qui résulte d'une longue pratique et de nombreuses observations.

Nous nous sommes efforcés de faire connaître aux lecteurs les différentes manipulations employées dans le massage, et surtout nous avons voulu montrer au public les résultats vraiment bienfaisants que l'on peut obtenir par la massothérapie. Ce mode de traitement prend, comme nous l'avons dit, de jour en jour et à juste titre, une importance de plus en plus grande, et l'on peut dire que le nombre des maladies dans lesquelles on obtient un soulagement ou une guérison par le massage augmente chaque jour.

Au point de vue des manipulations, le lecteur ne trouvera rien de nouveau dans notre ouvrage, l'effleurage, le pétrissage, les hachures sont des manières de procéder qui ont depuis longtemps été mises en pratique par Metzger et ses élèves. La seule chose qui pourrait paraître nouvelle au public sont les vibrations et leur emploi. L'application moderne du massage vibratoire externe est due, en grande partie, au Dr Kellgren et à l'école suédoise, et celle des vibrations internes sur les muqueuses aux Drs Braun, Laker et Garnault. Nous avons trouvé bon d'apporter quelques modifications dans l'application des divers procédés, modifications qui nous ont été dictées par notre expérience.

Il nous a semblé bon aussi d'entrer dans quelques détails sur le traitement général des maladies par le massage, afin de graver plus profondément dans l'esprit du public l'influence de ce genre de traitement.

En ce qui concerne la gymnastique médicale, nous ne nous bornons pas seulement à l'exposé de la gymnastique suédoise, mais nous avons ajouté à cette méthode un grand nombre d'exercices destinés à compléter et à parachever la guérison accomplie par le massage, puis nous avons aussi consacré quelques lignes au massage esthétique.

Quoique bien des ouvrages aient déjà été publiés sur le massage et la gymnastique suédoise, nous n'avons pas hésité à écrire un nouveau traité, sûr que le public y fera bon accueil. Nous nous sommes efforcés de réunir dans un exposé détaillé et pourtant succinct le massage et la gymnastique suédoise, bien que ces deux espèces de traitement, qui ont une relation si intime, soient souvent séparés dans un grand nombre d'auteurs. Nous avons laissé de côté certains mouvements qui ont peu d'utilité et qui ne servent qu'à compliquer l'application de la mécanothérapie.

Si notre ouvrage peut contribuer à faire mettre en plus grande faveur un remède aussi général et aussi commode pour un grand nombre de maladies, nous ne regretterons pas notre essai.

J.-E. Marfort.

Cette nouvelle édition diffère complètement de la dernière. Nous l'avons entièrement remaniée et considérablement augmentée. Nous nous sommes appliqués à combler les lacunes existant dans les éditions précédentes. Nous avons notamment augmenté le chapitre des causes, de la prophylaxie et du traitement des scolioses si fréquentes, ainsi que ceux du traitement gynécologique, de la gymnastique médicale, etc. Le nombre des figures est plus que doublé. C'est un livre entièrement nouveau que nous présentons au public.

Nous remercions très sincèrement nos éditeurs de n'avoir rien épargné pour présenter cette édition sous une forme aussi élégante que pratique, forme qui réunira certainement tous les suffrages.

L'Auteur.

PREMIÈRE PARTIE

I. — HISTOIRE DU MASSAGE ET DE LA GYMNASTIQUE MÉDICALE

II. — CONSIDÉRATIONS GÉNÉRALES

CHAPITRE I

HISTOIRE DU MASSAGE

Le massage dans sa forme primitive, c'est-à-dire une friction ne reposant sur aucune base scientifique, remonte, comme moyen thérapeutique, aux temps les plus reculés de l'histoire de la médecine. L'étymologie du mot « massage » est assez obscure. Quelques auteurs le font dériver du mot grec « Μασσειν », pétrir; d'autres, de l'arabe « mass », manier, palper.

L'origine du massage est probablement aussi ancienne que le monde. Son application primitive ne fut qu'un geste purement instinctif; en effet, c'est bien l'instinct qui nous pousse à porter la main sur un endroit douloureux pour y exercer des frictions.

Peu à peu, à travers les âges, nous voyons cette application primitive du massage se développer, rester stationnaire pendant le moyen âge, puis reprendre au XVIIIe siècle un nouvel essor, pour arriver à ce qu'elle est de nos jours, une vraie science pour la connaissance de laquelle l'anatomie, la physiologie et la pathologie sont sciences nécessaires; car, pratiqué d'une manière empirique, le massage peut devenir très nuisible pour le patient.

Trois mille ans avant Jésus-Christ, il est fait mention du massage dans des manuscrits chinois, le *Cong-Fou* et le *Tao-Tsé*. En Chine et aux Indes, le massage était pratiqué par les prêtres. Dans les livres sacrés des Indous, les *Védas*, le massage général et la gymnastique occupent une large place. En ces temps reculés, il existait déjà des écoles où le massage, la gymnastique et la mécanothérapie faisaient partie du programme de l'enseignement. Les anciens Grecs avaient déjà leurs propres masseurs. *Homère* nous dit, dans ses poèmes, que des femmes frictionnaient et pétrissaient, avec des parfums, le corps des héros. Les poètes et les écrivains de l'antiquité nous ont laissé, dans leurs œuvres, des renseignements très étendus sur le traitement du massage. Du reste, ce n'est pas seulement dans les auteurs que nous trouvons des renseignements sur ce moyen de guérir, mais de célèbres médecins de l'antiquité tels que : *Celse*, *Galien*, *Démocrite*, *Cœlius Aurélianus*, médecin d'*Afrique* qui a laissé un traité en latin, ainsi que *Oribase* dans son *Hebdomekontabiblios* nous parlent aussi de ce mode de traitement, des différentes applications de l'*apothérapie*, nom donné au massage par les Grecs. A Pergame, dans le temple d'Esculape, les Asclépiades pratiquaient le massage non seulement avec les mains, mais encore au moyen d'un instrument, la *Xystra*. Hérodius employait déjà avant Hippocrate la massothérapie dans les cas de fracture. *Hippocrate* l'utilise surtout dans les maladies des articulations; il nous dit même à ce sujet : « Une articulation peut être resserrée ou relâchée par le massage; la friction peut resserrer ou relâcher, amaigrir ou engraisser; une friction sèche et fréquente resserre, une friction molle et modérée épaissit. » Hippocrate est le premier qui donne une base scientifique au massage. Celse le conseille pour faire disparaître des dépôts dans les tissus et pour soulager les douleurs.

Les successeurs d'Hippocrate continuèrent à développer l'idée de leur maître. Le massage florissait chez les Grecs et de là passa chez les Romains, où un grand nombre de médecins pratiquaient le massage d'après des règles précises. A Rome, dans tous les thermes ou établissements de bains, se trouvaient des chambres spécialement destinées aux manipulations que devaient subir les baigneurs. Dans l'une de ces chambres appelées *tepidarium*, des esclaves onctionnaient, frictionnaient et pétrissaient les baigneurs; en même temps on soumettait ceux-ci à des exercices de gymnastique destinés à préparer l'effet du massage, puis venaient les vrais masseurs qui massaient tout le corps et surtout les articulations.

Cet usage des bains suivis de massage est encore en grand honneur chez les peuples orientaux; des récits nombreux de voyageurs en Orient constatent les bienfaisants effets du bain et du massage comme moyen de repos, après une grande fatigue. Les Africains l'emploient comme une sorte de remède universel, ainsi que les Indiens de l'Amérique du Sud. Dans l'île de Tonga on pratique les frictions, la pression et le tapotement sous le nom de *toogi-toogi*, de *mili* et de *fota*. Les habitants de cette île appliquent cette méthode avec avantage pour soulager de la fatigue, pour prédisposer au sommeil, pour faire disparaître les migraines et autres douleurs.

Lors de mon séjour dans l'Amérique du Sud, j'ai eu l'occasion de voir pratiquer le massage par des Indiennes du *Grand Chaco* et de me soumettre souvent à leurs manipulations. J'ai été étonné de constater avec quel art et avec quelle souplesse ces vieilles femmes ignorantes pratiquaient le massage Il serait difficile de trouver chez nous un spécialiste possédant autant d'aptitudes naturelles, autant de souplesse et de discernement innés. Certes, la pratique du massage chez ces Indiens empiriques est dénuée de toute base scientifique; mais ils l'appliquent cependant toujours avec à propos, procurent, à coup sûr, un grand soulagement et, d'une manière générale, font beaucoup de bien. Je n'ai jamais pu constater un seul accident survenu par suite de leurs manipulations. Leurs mouvements sont extrêmement délicats et agréables, bien que fermes et énergiques selon les cas. Les aptitudes chez ces *medicas* indiennes sont héréditaires et innées. Elles appliquent le massage avec quelque utilité dans la fièvre intermittente. J'ai vu ces mêmes Indiennes réduire les luxations les plus compliquées avec une dextérité étonnante, et des médecins-chirurgiens m'ont avoué que dans cette opération ils pourraient difficilement rivaliser avec elles.

Au Japon, dont les conditions climatériques devraient logiquement prédisposer aux rhumatismes, cette affection y est cependant peu connue. Or, nous savons que, au Japon, le massage fait presque partie de la toilette. Ce sont les aveugles, très nombreux dans ce pays, qui pratiquent le massage. A défaut de bases scientifiques, ils ont du moins l'avantage de posséder une finesse du toucher et de la palpation qui peut donner à leur massage général, simple, employé dans un but hygiénique, une certaine valeur.

Les émoluments de ces masseurs aveugles sont des plus modestes : à peine 5 centimes par séance.

Dans l'*Histoire des accouchements chez tous les peuples*, par le Dr Witkowski, on trouve des gravures fort intéressantes représentant des manipulations de massage chez les différents peuples anciens et modernes.

Les Égyptiens traitent encore aujourd'hui le rhumatisme, les catarrhes et beaucoup de maladies de la peau par le massage.

Cet art fut importé d'Orient en Europe par les Croisés. Cependant, pendant longtemps il tomba en désuétude et il devint l'apanage de charlatans et d'empiriques qui, par l'application fausse qu'ils en firent, accrurent son discrédit, en sorte que aucun médecin ne voulut plus l'employer. Seul, *Ambroise Paré*, le fondateur de la chirurgie au xvie siècle, décrivit le massage et ses divers effets. Enfin, au xviiie siècle, la massothérapie attira de nouveau l'attention de quelques médecins, au nombre desquels se trouva l'Anglais *Francis Fuller*, qui écrivit un livre intitulé *Gymnastique médicale*. Son livre fut approuvé par beaucoup de personnes, mais le monde scientifique ne prit pas assez garde à son système, en sorte qu'il n'eut aucun retentissement. Plus tard *Joseph Tissot*, un Français, écrivit un traité de *Gymnastique médicale ou Exercices appliqués aux organes de l'homme d'après les lois de la physiologie, de l'hygiène et de la thérapeutique*, où il explique d'une façon très détaillée les différentes applications du massage. En Allemagne, *Hoffmann*, au commencement du xviiie siècle, écrivait un traité sur *la Mécanothérapie* et inscrivait en tête d'une de ses œuvres : « Le mouvement est le moyen thérapeutique le plus efficace pour le corps. » Mais le public ne prêta pas grande attention aux œuvres de ces hommes, parce que cet art avait par trop dégénéré en charlatanisme. Il fallait, pour attirer la confiance, obtenir des résultats attestés par de grandes autorités médicales; ce fut là le mérite de l'*école suédoise*[1]. Ses applications se propagèrent en Allemagne, puis en Hollande, à Amsterdam sous la direction du Dr *Metzger*, le vrai fondateur de cette méthode pour l'Allemagne ; le premier, il la fit reposer sur la physiologie pure et en fit un système solide. Peu à peu, dans les cliniques, on commença à traiter certaines maladies par le massage ; l'empirisme avait disparu et avait fait place à une méthode reposant sur des bases scientifiques. Des autorités médicales telles que : *Billroth*, *Esmarch*, *Von Mosengeil*[2], *Estradere*, *Lebâtard*, *Pierry*, *Nélaton*, *Norström*, *Reibmayr*[3], *Zabludowsky*[4] et beaucoup d'autres médecins reconnurent l'efficacité du massage et le recommandèrent.

Vers 1861, le massage et la gymnastique médicale furent introduits dans la gynécologie par *Thure Brandt*. Il est le vrai père de cette méthode. Thure Brandt n'était pas médecin ; c'était un major suédois qui, au début, rencontra beaucoup d'ennemis dans le monde médical ; ni railleries ni persécutions ne lui furent épargnées. Mais Brandt, quoiqu'il ne fût pas médecin, avait des connaissances en anatomie, en physiologie et en pathologie. C'était un homme d'un grand talent, d'une honnêteté et d'une conviction absolues, d'une patience sans bornes et possédant des aptitudes et une finesse du toucher tout à fait exceptionnelles.

1. Ce fut P.-H. Ling qui, le premier, fonda en Suède en 1812, un établissement de gymnastique médicale.

2. Von Mosengeil, *Ueber Massage, deren Technik, Wirkung und Indikationen*.

3. Reibmayr, *le Massage par le médecin, Physiologie, Manuel opératoire, Indications*.

4. Zabludowsky, *Thérapeutique par le massage* (*Berliner Klinische Wochenschrift*, 28 juni 1886).

Peu à peu sa méthode se fit jour et elle finit par prendre place dans la thérapeutique allemande après qu'il eût démontré vingt-cinq ans plus tard, à Iéna, devant les spécialistes les plus éminents, la supériorité, l'excellence et l'efficacité de son traitement. Des autorités médicales telles que les *professeurs Schulze*, *Profanter*, *Niessen*, *Schauta*, *von Preuschen*, *Seiffert*, etc., l'adoptèrent définitivement. Puis, ces dernières années, ce furent le Dr *Stapfer*, par son travail remarquable, puis les Drs *Ientzer* et *Bourcart*, qui contribuèrent le plus à propager la méthode de Brandt.

Le massage vibratoire, bien que depuis peu d'années étudié scientifiquement, a été employé dans l'antiquité par les habitants de la nouvelle Hollande, par les Chinois, plus tard par les Grecs et par les Romains, qui savaient déjà appliquer non seulement les vibrations manuelles, mais encore les trépidations au moyen de machines et d'appareils [1].

L'escarpolette, connue sous le nom de *Petaurum* ou *Doscellæ*, était une de ces machines, de même que les lits mobiles en forme de berceau, décrits par Oribase, sous le nom de *cunæ*, et les lits suspendus par les quatre angles, *lecti pensiles*. Hippocrate parle aussi d'une machine similaire dont il recommande l'emploi. Pline attribue l'invention de ces lits à Asclépiade de Pruse. Celse, Galien et Hérodotus préconisèrent leur usage.

Cœlius Aurélianus, célèbre médecin du IVe siècle, mentionne une autre machine plus compliquée pour

1. Voyez le si intéressant article du Dr Cabanès dans la *Chronique médicale* du 15 janvier 1899 et la *Sismothérapie* du Dr Louis de Lacroix de Lavalette, auxquels j'emprunte ces notes historiques sur la vibrothérapie.

faire faire de l'exercice, machine qu'il appelle *Macron Sparson* ou *instrumentum rapsorium*.

Au commencement du XVIIIe siècle, Pierre Chirac, mort en 1732, médecin et anatomiste distingué à Montpellier, et premier médecin de Louis XV, recommande déjà, comme remède très efficace contre beaucoup de maladies, le voyage en chaise de poste roulant rapidement sur le pavé. L'abbé Saint-Pierre, inspiré par Chirac, invente un fauteuil trépidant auquel il donne le nom de *trémoussoir* qui est, au fond, l'ancêtre direct du fauteuil trépidant de Charcot. Ce fut le mécanicien Duguet qui, en 1734, d'après les indications de l'abbé Saint-Pierre, construisit le premier trémoussoir; il eut un succès retentissant. L'achat de cette machine fut surtout recommandé, par de grandes réclames, aux gens riches et sédentaires; les moins fortunés pouvaient aussi se la procurer en location chez les chirurgiens. En 1744, Voltaire en fit usage pour le traitement de l'hypocondrie et de la constipation, et il loua fort ses effets bienfaisants.

L'invention de l'abbé Saint-Pierre fut également accueillie avec beaucoup de faveur par le monde médical. Le nom de l'appareil fut adopté et introduit dans l'*Encyclopédie* de Diderot, où nous trouvons à l'article *Trémoussoir* la description suivante : « Dans une foule de circonstances, où le mouvement paraît être le moyen le plus propre à guérir certaines affections, on a imaginé d'imiter, à l'aide d'une machine, celui que peut faire éprouver une voiture mue avec plus ou moins de rapidité. Cet appareil, nommé *trémoussoir* ou fauteuil de poste, peut être construit de diverses manières. En général, il faut que l'étendue, ainsi que la nature des mouvements qu'il communique et la durée du temps pendant lequel on en fait quotidiennement usage soient toujours réglées sur la disposition actuelle des malades. »

Le célèbre professeur de Montpellier, Astruc, vantait beaucoup cette machine, qui permettait de faire de l'exercice sans sortir de chez soi. Dans un article paru en 1735, il entre dans les plus minutieux détails sur les sensations qu'éprouve le malade qui s'assied dans le fauteuil mécanique. « On est exposé, dans ce fauteuil, aux mêmes secousses qu'on éprouve dans une chaise de poste d'en avant-en-arrière, de droite à gauche et de haut en bas. Tantôt ces différents mouvements se succèdent de différentes façons ou tantôt plusieurs à la fois. On peut à son gré les rendre plus brusques et plus doux, plus prompts et plus lents, plus violents ou plus faibles. On peut donc au moyen de cette machine, dont la construction est simple et le mouvement aisé, faire un exercice raisonnable à domicile et un exercice d'autant plus utile qu'il réunit les avantages les plus vantés, surtout si la machine est au grand air; d'ailleurs, toutes les parties du corps et surtout les viscères du bas ventre se trouveront successivement exposés à des trémoussements, des compressions et des secousses fréquemment répétées desquelles on peut régler la vivacité à son gré, qui sont assez brusques et assez promptes pour procurer les mêmes effets que la chaise de poste, avec l'avantage de pouvoir les varier à l'infini, selon son désir, et qu'enfin on peut facilement se le procurer et à peu de frais; cela, sans se déranger de ses affaires, auxquelles on peut vaquer même en étant dans le fauteuil. »

L'invention de Saint-Pierre trouva bientôt des imitateurs et des concurrents en Allemagne, en Belgique, en Hollande et en Angleterre. A partir de cette époque se suivent toute une série de médecins célèbres qui font de la propagande pour ce nouveau genre de traitement. Ce sont Clément-Joseph Tissot, Barthez, les frères Weber, John Pugts, John Barklay, etc. Puis vint Ling qui fonda, au commencement du XIXe siècle, l'Institut de gymnastique médicale à Stockholm. Les *mouvements de tremble de Géorgi* [1], employés au commencement du XIXe siècle, n'étaient pas autre chose que des vibrations manuelles. Zander inventa un appareil vibratoire en 1864. Dix ans plus tard, M. Vigouroux étudia sérieusement les effets des vibrations sur un grand nombre d'hystériques. Il obtint de bons résultats dans le traitement de l'hémianesthésie, et il réussit à calmer les crises douloureuses de l'ataxie locomotrice.

En 1881, Boudet de Paris publia également un grand nombre de guérisons de névralgies et de migraines intenses. C'est à ce temps-là que Mortimer-Granville, à Londres, inventa et lança son *percuteur*, un instrument portatif et pratique. Les résultats obtenus auraient été particulièrement remarquables dans la névralgie faciale, dans la neurasthénie à forme cérébrale ou spinale ainsi que dans la migraine. Les résultats obtenus au moyen de cet appareil ont été moins brillants à Paris qu'à Londres. En 1890, Braun de Trieste présenta une étude de la thérapeutique vibratoire sur les muqueuses du nez, du larynx et des oreilles.

Deux ans plus tard, en 1892, le professeur Charcot publiait la description de son fauteuil trépidant et du casque vibrant. Comme Chirac et l'abbé Saint-Pierre,

1. Géorgi, *Traitement des maladies par le mouvement*, Paris, 1847.

presque deux siècles auparavant, il fut amené à essayer les vibrations et les trépidations par les observations qu'il fit, sur les effets que produisent les voyages en chemin de fer et en voiture. Il avait appris des malades atteints de paralysie agitante qu'ils se sentaient toujours soulagés par les voyages prolongés en chemin de fer ou en voiture, que les sensations pénibles s'atténuaient d'une manière très remarquable et que le bien-être persistait encore après un certain temps.

En 1894, le Dr Garnault, de Paris, publia un ouvrage remarquable sur les vibrations des muqueuses dans le traitement des maladies du nez, de la gorge et des oreilles. Il est aussi l'inventeur d'un petit vibrateur électrique.

Aujourd'hui la vibrothérapie occupe une large place en gynécologie, en ophtalmologie, en rhinologie et en otologie. Plusieurs autorités médicales ont su tirer un grand profit des vibrations mécaniques dans les maladies les plus diverses de la matrice et de ses annexes.

Le mot « vibrothérapie » a été remplacé par le terme de « sismothérapie », créé par le Dr de Lacroix de Lavalette il y a huit ans environ. Ce terme répond bien au vrai sens de cette science.

Au traitement appliqué par des vibrations manuelles, il a donné le nom de « chirosismothérapie »; à celui appliqué par des appareils ou des machines, celui de « mécanosismothérapie ».

CHAPITRE II

CONSIDÉRATIONS GÉNÉRALES

Et d'abord qu'est-ce que le massage? Le massage peut être défini : « Une manipulation systématisée d'après un mode scientifique, employée dans le traitement d'un grand nombre de maladies. » Je dis d'après un mode scientifique, parce que ce serait une grande erreur de croire que le massage peut se pratiquer sans connaissances de physiologie, d'anatomie et de pathologie.

Je ferai aussi remarquer que l'étude la plus approfondie de la technique ne sert à rien sans la pratique. Le meilleur physiologiste, connaissant à fond le mécanisme des mouvements de la natation, assez simple par le fait, et pouvant même admirablement bien le démontrer dans une chambre, ne saurait se maintenir sur l'eau s'il n'avait pas pratiqué dans cet élément.

Le massage ne doit être fait que sur l'ordre d'un médecin ; malheureusement beaucoup d'entre eux le connaissent encore imparfaitement. Souvent ils y ont recours trop tard, quand tous les autres moyens ont échoué. Il est évident que le massage ne peut plus alors donner les résultats désirés. La massothérapie peut rendre de grands et de réels services ; elle peut être un auxiliaire précieux de tout autre traitement, et marcher de pair avec l'électrothérapie, l'hydrothérapie et la mécanothérapie. Mais il faut y recourir à temps et ne pas attendre que les autres moyens soient épuisés, bien que, même dans ces cas, il donne quelquefois encore de bons résultats.

Il ne faut pas vouloir en faire une panacée universelle, car, si la kinésithérapie peut soulager ou guérir un grand nombre de maladies, dans beaucoup d'autres ce traitement est absolument à proscrire.

En Suède, en Allemagne, en Autriche et en Italie, il existe, dans quelques facultés de médecine, des chaires spéciales pour l'enseignement de la massothérapie. Quand la kinésithérapie fera partie du programme des études de médecine, les élèves étudieront le massage et la gymnastique médicale au même titre que les autres branches. On ne verra plus alors le massage confié à un valet, à une bonne ou à un garçon de bain, comme on le voit si souvent actuellement.

On peut aussi être excellent médecin et ne pas avoir des mains aptes à pratiquer un bon massage. Il y a des mains faites pour le massage, comme il y a des mains faites pour pratiquer la chirurgie.

Les médecins, en général, n'ont certainement pas le temps de pratiquer le massage chez leurs malades ; il leur faut par conséquent des auxiliaires. Mais, pour que ces derniers leur soient utiles, il est nécessaire qu'ils soient choisis parmi des spécialistes ayant fait des études sérieuses, possédant beaucoup d'expérience, des connaissances suffisantes en physiologie, en anatomie et en pathologie. L'état du patient doit être continuellement surveillé et, suivant les modifications que l'on peut observer dans son état et les effets produits par le massage, il faut aussi en modifier le genre. Le traitement par le massage demande souvent un temps assez prolongé, et le médecin ne pouvant assister à toutes les séances, le masseur intelligent et instruit peut lui communiquer ses observations et devenir ainsi un auxiliaire précieux. M. le professeur Championnière (je crois) a insisté sur ce point, disant que, souvent le masseur découvre, au cours du traitement, des symptômes qui échappent au médecin le plus consciencieux dans un premier examen du malade, symptômes qui, du reste, peuvent faire défaut pendant un temps et reparaître à un autre. Cette constatation de la part du masseur s'explique du reste parfaitement. Ses mains, palpant les mêmes organes pendant une série de jours et étant en contact journalier avec eux pendant dix, quinze, vingt minutes, peuvent, après un certain nombre de séances, faire des découvertes dont on ne supposait pas l'existence. Il y va donc de l'intérêt du malade et du médecin.

Il est souvent aussi impossible au médecin d'indiquer d'avance, au masseur, les manipulations à employer et leur intensité exacte. Fréquemment on n'arrive que par tâtonnement à trouver les mouvements et le genre de massage convenable. Il faut, comme a déjà dit Galien, « tâter la susceptibilité, non seulement de chaque malade, mais encore de chaque organe à masser ».

Le masseur doit, par conséquent, avoir une certaine liberté d'action ; sinon, il devient une machine inconsciente qui ne peut être que préjudiciable au patient. Là encore, il faut, pour le masseur, beaucoup de discernement, d'observation, d'expérience et des connaissances médicales indispensables.

Le massage ne peut pas non plus être prescrit, par

le médecin, à des doses précises, comme un médicament au milligramme. Des indications comme : énergique, léger, avec prudence, etc., sont toujours très élastiques. L'interprétation individuelle de chaque masseur, sa force musculaire, la souplesse de sa main peuvent singulièrement faire varier l'intensité des mouvements.

En règle générale, il faut commencer par un massage très doux dans toute la signification du mot et par des séances de courte durée; puis, peu à peu, en observant le malade, augmenter et d'intensité et de durée, suivant le cas, l'individualité et l'effet produit.

Il existe des écoles de massage dirigées par des médecins où souvent, dans l'espace de quelques mois, de quelques semaines même, on forme des masseurs et des masseuses, contre espèces sonnantes naturellement. Un diplôme en règle leur est délivré à la fin du cours. Les uns et les autres y trouvent peut-être leur compte, excepté le malade. Les élèves de ces cours n'ont très souvent reçu qu'une instruction primaire des plus élémentaires. Dans ces mêmes écoles, des cours de manucure et de pédicure sont parfois donnés.

Si les notions inculquées pendant quelques semaines sont suffisantes pour être bon masseur, je trouve qu'il est superflu de s'adonner à de longues et pénibles études afin d'obtenir le diplôme de médecin, pour ne s'occuper ensuite que d'une spécialité dont les connaissances peuvent être acquises en un mois.

Si, au contraire, comme affirment beaucoup de docteurs, le massage ne devrait être pratiqué que par les médecins, je ne comprends pas bien la raison des cours donnés dans les conditions précitées. Je ne juge ni ne critique cet état de choses; je constate seulement les faits, desquels chacun peut aisément tirer ses conclusions.

En Suède, pour obtenir le diplôme, il faut trois années d'études à l'Institut royal de massage et de gymnastique médicale. La dernière année est spécialement destinée à suivre les cours de pathologie et les cliniques. En sortant de l'Institut, les élèves portent le titre de médecin-gymnaste. Pour les médecins, la durée des études à l'Institut est fixée à une année.

De là, il ne faudrait pas conclure que tous les masseurs suédois aient fréquenté cet Institut; beaucoup sont loin d'avoir fait des études si complètes, tout en jouissant du renom des premiers.

Les masseurs et les masseuses ignorants acceptant des malades sans ordonnance du médecin peuvent faire beaucoup de mal, surtout dans le massage abdominal ou par des manipulations précordiales, à cause de l'influence directe qu'ils peuvent exercer sur un cœur faible.

J'ai vu ainsi traiter, par le massage centripète, des cas d'arthrite tuberculeuse, de rhumatisme aigu et même le cancer. J'ai vu appliquer un massage général très énergique avec tapotement, pétrissage profond et tapotement de l'abdomen à des artério-scléreux au dernier stade.

Les dangers auxquels s'exposent les personnes s'adressant à des masseurs et à des masseuses n'ayant comme qualité que leur titre sont assez sérieux. Les accidents souvent observés, causés directement par un massage mal entendu sont les suivants :

1° Rein mobile et augmentation d'une pointe de hernie par le massage abdominal;

2° Myosite et névrite;

3° Des affections aiguës passent à l'état chronique (luxations, entorses, etc.);

4° Une affection chronique et subaiguë peut passer à l'état aigu : l'arthrite sèche se transformer en arthrite aiguë; une pleurésie chronique, en pleurésie aiguë;

5° Dislocation dans les cas de fractures de l'olécrâne et de la rotule;

6° Fractures dans les cas où le callus n'est pas encore assez solide, surtout chez les enfants et chez les vieillards;

7° Des abcès multiples par irritation locale;

8° Furonculose avec issue fatale, surtout chez les diabétiques.

Si le massage mal appliqué devient un charlatanisme dangereux, bien employé, et surtout employé à propos, il devient un moyen thérapeutique puissant. Son effet dans le massage général, surtout lorsqu'il est suivi, est surprenant. Il a une triple action : 1° il rend la peau plus flexible par l'augmentation de l'exhalation à la surface; 2° il active la circulation du sang et de la lymphe; 3° il rend les parties qui entourent les surfaces articulaires plus molles et plus souples. Après de longues marches, après des excès, ou après une fatigue occasionnée par des exercices violents, le massage général fait disparaître la sensation de fatigue et produit un sommeil tranquille et sain.

Les lubrifiants ne doivent être employés que modérément; je préfère toujours, autant que possible, le massage à sec. Par le massage à sec, on obtient un effet plus rapide, la circulation lymphatique et sanguine se fait beaucoup mieux, l'élévation de la température locale est plus grande; l'action sur les muscles profonds aussi est plus grande et plus sûre.

En abusant des lubrifiants, il est plus difficile de bien saisir et de bien manipuler les couches profondes; le toucher et la palpation perdent aussi de leur finesse.

Il est cependant souvent bien difficile de se passer d'un lubrifiant. Dans beaucoup de cas d'hyperesthésie de la peau, chez les personnes qui ont la peau ou trop sèche ou trop humide, chez celles prédisposées à l'eczéma, le massage à sec ne convient pas toujours. Si le sujet a le système pileux très développé sur le corps, le massage à sec peut provoquer une folliculite pileuse. Ces accidents sont quelquefois inévitables, aussi bien exécuté que soit le massage. J'ai pratiqué pendant longtemps et sans exception le massage à sec, sans qu'aucun de ces inconvénients ne se soit produit chez mes malades, même chez ceux qui m'affirmaient n'avoir jamais pu supporter le massage à sec. Puis un jour je me suis trouvé en face de sujets ne supportant absolument pas un traitement à sec. Chez les uns, il provoqua une folliculite après quelques séances ; chez les autres, une irritation de la peau très désagréable. Ces faits ne se produisirent que très rarement, je puis dire même qu'exceptionnellement. Il n'en résulte pas moins de ce qui précède que, si par un massage à sec bien exécuté ces effets fâcheux ne se produisent que fort rarement, il est cependant des cas où il n'est pas supporté. Une prédisposition individuelle et particulière ou temporaire peuvent en être la cause.

On conseille souvent de raser les parties couvertes de poils avant de les soumettre au massage ; ceci présente des inconvénients qui ne sont pas en rapport avec les avantages que l'on en pourrait tirer. Si le traitement devait être de quelque durée, il faudrait répéter, tous les trois ou quatre jours, cette opération à laquelle le malade ne se soumet pas volontiers.

S'il s'agit de masser une grande surface couverte de poils, ce procédé deviendrait réellement par trop compliqué et par trop désagréable pour le patient. Mieux vaut certainement employer un lubrifiant dont on peut, en règle générale, user, mais non pas abuser.

On a proposé un grand nombre de lubrifiants : le talc, la poudre de riz, l'amidon, l'ondine, un savon composé, etc. Personnellement je préfère la vaseline américaine blanche ou jaune (plutôt jaune) à tous les autres produits. Les poudres salissent beaucoup, ne sont pas résorbées ; les poudres végétales peuvent, si elles ne sont pas fraîches, provoquer chez les eczémateux des poussées aiguës; elles bouchent les pores de la peau et forment, lorsque la sueur s'y mélange, une pâte. Le savon est peu pratique.

Par contre, la vaseline ne présente aucun de ces inconvénients, à condition qu'elle soit très pure; puis on l'enlève facilement en se servant d'un peu d'eau de Cologne dont l'emploi, après le massage, pour terminer la séance, offre plutôt un avantage qu'un inconvénient.

Certains spécialistes demandent que le massage soit exclusivement pratiqué par dessus le linge; d'autres, non moins autorisés, prétendent que le massage pratiqué dans ces conditions est du pur charlatanisme. Pour moi ce n'est qu'une question d'opinion et d'habitude, mais il y a certainement de l'exagération de part et d'autre.

Le massage par dessus le linge présente l'avantage de choquer un peu moins la pudeur chez la femme, bien que celle-ci s'habitue vite à un massage immédiat. Pas n'est besoin, du reste, de la découvrir entièrement et inutilement; le tact est le guide le plus sûr dans ce cas. Cette méthode présente aussi l'avantage de pouvoir se passer de lubrifiants.

La crainte d'exposer les patients à une infection de la peau, ne peut être une raison sérieuse pour préconiser l'application exclusive du massage par dessus le linge ; parce qu'il faut supposer que toutes les précautions hygiéniques et toutes les mesures de propreté sont prises. Il est évident qu'une propreté minutieuse des mains et de la peau est de rigueur, autrement on s'expose à provoquer chez le malade des affections cutanées et des follicules pileux. Cependant, j'admets qu'un massage puisse, dans bien des cas, être fait par dessus le linge, mais à la condition seulement que le ou la patiente porte, comme linge, un tricot, absolument moulé au corps, bien tendu et d'un tissu sur lequel les mains glissent facilement. Or, il est souvent difficile de décider les personnes à se procurer un pareil costume ; elles y voient une complication et elles préfèrent se faire masser directement sur la peau. Il est évident que, si le linge n'est pas bien moulé et bien tendu, il forme des plis qui gênent beaucoup l'opérateur et rendent les manipulations défectueuses. Le linge est aussi plus nuisible à la finesse du toucher et de la palpation que l'emploi d'un peu de vaseline.

D'autre part, le massage à même la peau présente cet avantage de la débarrasser des cellules épithéliales desquamées qui se produisent continuellement sur sa surface. En un mot, il enlève tous les produits inutiles gênant la respiration cutanée, obstruant les conduits excréteurs des glandes cutanées.

Par ce qui précède on voit qu'il ne faut exagérer

en rien et que l'on peut, suivant les cas et les circonstances, appliquer l'une ou l'autre méthode sans être exclusif, ce qui est toujours préjudiciable aux malades.

La durée d'une séance de massage varie suivant les cas et les tempéraments; l'expérience a cependant démontré qu'elle ne devrait qu'exceptionnellement dépasser quinze minutes pour un massage local. Dans les affections aiguës et récentes, il vaut mieux ne masser que pendant quelques minutes, mais répéter la séance une ou deux fois par jour. Pour les maladies chroniques, des séances aussi fréquentes ne sont pas nécessaires, mais elles seront plus prolongées. Le massage général demande des séances d'une demi-heure à une heure.

L'heure de la séance a son importance. Le massage abdominal ne doit se faire qu'à jeun ou trois à quatre heures après un repas un peu copieux, deux à trois heures après un petit déjeuner. Un massage doux de l'estomac, deux heures après le repas, peut accélérer une digestion trop lente.

Pour le massage des membres, l'heure de la séance n'a pas une si grande importance ; il est cependant mieux de ne pas le faire immédiatement après un repas copieux et d'éviter surtout la gymnastique active et les mouvements avec résistance.

Pour que le traitement par la massothérapie soit efficace, il faut au moins une séance par jour. Dans beaucoup de cas aigus, fractures fraîches, entorses, foulures avec fort épanchement, etc., plusieurs séances journalières très courtes sont nécessaires au début. C'est le seul moyen d'obtenir un prompt résultat et une résorption rapide des liquides extravasés.

Le massage dans le bain ou sous la douche est

actuellement assez en vogue. J'ignore le nom de l'inventeur de cette méthode ; mais, à mon avis, le massage pratiqué dans ces conditions est un non-sens, à moins qu'il n'agisse sur l'imagination. Probablement l'inventeur ne l'a jamais pratiqué lui-même. Je suis certain que, après réflexion, tous mes confrères spécialistes partageront mon opinion.

Le massage pratiqué sous l'eau présente de telles difficultés techniques qu'il est absolument impossible de le faire correctement. L'eau est un obstacle sérieux pour l'effleurage, les frictions, le pétrissage, et il est impossible d'y pratiquer un tapotement. Il est vrai que, dans les établissements d'hydrothérapie, les valets de bain pratiquent cette méthode ; mais il ne peut être question d'un massage médical d'une valeur thérapeutique quelconque. Quiconque essayera cette méthode sera obligé de m'approuver.

Dans l'eau toute la finesse du tact et de la palpation se perdent ; le sens du toucher est absolument faussé. Même si ces difficultés techniques n'existaient pas, je me demande quels pourraient être les avantages appréciables de cette méthode au point de vue thérapeutique. Il est certain que, si bon résultat il y a, c'est à l'hydrothérapie qu'il faut l'attribuer et non au massage fait dans ces conditions.

La *sismothérapie* ayant pris une extension considérable dans son application, il est bon de mettre les masseurs en garde contre les abus.

La sismothérapie est certainement un moyen thérapeutique des plus précieux. Son application donne des résultats souvent surprenants. Il n'en faut cependant pas abuser et ne pas vouloir guérir toutes les maladies par les vibrations ; c'est un moyen thérapeutique à deux tranchants. On trouvera plus loin, dans le chapitre qui traite des vibrations, les indications et les contre-indications de la sismothérapie.

Certains masseurs négligent absolument tous les autres modes de massage et ne travaillent plus qu'avec leur vibrateur. Pour eux, hors les vibrations pas de salut; ils sont atteints de ce que j'appellerai la vibromanie ; ce sont de véritables vibromanes.

La question de l'attitude du patient et de l'opérateur a une certaine importance.

Et d'abord le patient. Il doit choisir une position commode tant pour lui-même que pour le masseur, afin que ni l'un ni l'autre ne se fatiguent inutilement ; et à ce propos je ne saurais assez recommander l'accès libre des deux côtés du lit qui ne doit être ni trop haut ni trop bas. Le malade doit avoir une position telle que tous les tissus soient bien relâchés. Il faut donner aux membres une attitude intermédiaire entre l'extension et la flexion ; un appui pour les membres est quelquefois indiqué.

Le patient doit seconder le masseur dans la mesure du possible. Il faut qu'il ait de la patience et de la confiance dans le traitement qu'il subit et qu'il ne se laisse pas décourager si, après quelques séances, l'amélioration désirée ne se fait pas sentir. Un grand nombre de maladies exige un traitement de quelques semaines et même souvent de plusieurs mois; ce dernier cas est presque toujours celui des affections chroniques. Il faut de la persévérance pour le traitement par la massothérapie, comme il en faut pour toute autre méthode.

Et maintenant au masseur. Il doit s'habituer à respirer profondément et régulièrement pendant son travail; à ne pas laisser son corps entier suivre les mouvements des mains et des bras, qui seuls doivent travailler. Le masseur, inhabile à observer ces règles, se fatigue beaucoup, transpire et surmène son cœur.

Il doit avoir les mains bien entretenues, les ongles bien coupés, le poignet doit être élastique et souple, solide et résistant. Les mains doivent être tièdes et il doit éviter de saisir le corps du malade avec des mains trop froides. L'opérateur doit non seulement bien se laver les mains avant et après le massage, mais encore souvent se les désinfecter. Pour le massage de l'utérus, de la prostate, etc., on ne saurait prendre trop de précautions aseptiques. Pour l'entretien des mains, il est bon d'ajouter un peu d'ammoniaque ou de borax à l'eau et de s'enduire les mains, le soir, avant de se coucher, d'un mélange de blanc d'œuf et d'alun.

Le masseur doit toujours commencer son massage à la périphérie en allant vers le centre (sauf exception comme nous le verrons plus loin), dans la direction des courants lymphatiques et veineux ainsi que dans le sens des fibres musculaires.

Afin de dégager les vaisseaux, il est bon de commencer le massage en amont du point affecté pour le diriger vers le centre, c'est-à-dire que, s'il s'agit d'un membre, il faut commencer près de sa racine, puis progressivement atteindre l'extrémité et continuer alors le massage en commençant les manipulations au-dessous du point douloureux et malade, jusqu'à l'extrémité du membre pour remonter dans le sens centripète au-dessus du point malade. Cette règle est surtout à observer dans les cas d'engorgement des vaisseaux et d'infiltrations.

La force à employer dans l'exécution du massage dépend de la nature de l'affection autant que de l'individualité du malade. Chaque séance doit être commencée et terminée par un effleurage, excepté dans les cas d'hyperesthésie de la peau où un frôlement ou un attouchement léger n'est généralement pas supporté.

Comme règle générale, il ne faut jamais employer une force herculéenne, dans l'application du massage. Ce procédé n'a d'autres effets que de produire chez le malade des ecchymoses qui, à leur tour, nécessiteraient un massage plus doux, afin d'activer la résorption de tous ces liquides extravasés.

Chez les personnes très nerveuses, quel que soit le genre de massage et de manipulations, les mouvements doivent toujours avoir une direction centrifuge, c'est-à-dire aller du centre à la périphérie : c'est le seul massage supporté par les personnes nerveuses et produisant un effet calmant. Les manipulations centripètes sont stimulantes et excitent les personnes nerveuses. Mais, s'il s'agit d'un traitement purement local, quand il faut dégager les vaisseaux, activer la résorption d'un épanchement, etc., il est évident que le massage ne peut être que centripète et doit être dirigé dans le sens des courants lymphatiques et veineux.

Il est très utile pour tout praticien de tenir des feuilles d'observation dans lesquelles seront consignés les cas, leur mode de traitement, la marche et la durée de la maladie, le résultat obtenu. De cette manière les expériences acquises seront d'une plus grande valeur.

Le massage pour tous. — On m'a souvent demandé d'écrire un petit « Traité de massage pour tous », s'adressant spécialement aux personnes habitant un lieu trop éloigné d'une ville pour pouvoir recourir à un spécialiste.

La chose n'est pas aisée à faire. Nous avons vu que la pratique du massage demande des études sérieuses et spéciales. Cependant ceux qui ne peuvent, pour une cause quelconque, recourir à une personne expérimentée dans l'art du massage, feront bien d'étudier, aussi bien que possible, sa technique et son application, sans omettre le chapitre concernant les considérations générales et l'effet physiologique du massage. Mais qu'elles se bornent à l'application de l'effleurage, du pétrissage, à un tapotement très doux des gros muscles et du dos, mais seulement sous forme de hachures, les doigts écartés, à quelques mouvements passifs et actifs limités; comme massage abdominal, à un simple effleurage circulaire. L'application de toutes les autres manipulations par des mains inexpérimentées doit absolument être écartée.

Ceux qui ont l'intention d'approfondir l'art du massage étudieront le traité entier, mais à ceux-là comme aux autres nous dirons : Pour faire un bon masseur il faut des bases scientifiques et beaucoup de pratique, car il est aussi impossible d'expliquer les mouvements pour faire un bon massage que d'expliquer comment il faut poser les doigts sur un instrument pour exécuter un morceau tel que l'exécute un artiste.

Il ne faut pas croire que l'étude d'un livre suffise pour en posséder la technique. Afin de bien comprendre les manipulations, il faut les avoir vu exécuter, se les être senti appliquer et les avoir pratiquées ensuite.

DEUXIÈME PARTIE

MASSAGE

I. — TECHNIQUE SPÉCIALE DU MASSAGE

II. — APPLICATION GÉNÉRALE ET LOCALE DU MASSAGE

CHAPITRE I

TECHNIQUE SPÉCIALE DU MASSAGE

La technique du massage est soumise à beaucoup d'appréciations différentes, on peut même dire que chaque masseur a sa méthode spéciale. L'école française a de beaucoup augmenté la terminologie du massage ; elle a également créé une foule de subdivisions dans chaque mode d'application, subdivisions qui, du reste, ne sont nullement indispensables.

Les différentes manipulations du massage sont :

a. L'*effleurage ;*

b. Le *massage à frictions*, l'*écrasement ;*

c. Le *pétrissage*, le sciage et le foulage ;

d. Le *tapotement*, qui se subdivise en hachures, claquement, frappement, tapotement à air comprimé, percussions pointées et grattage ;

e. Les *ondulations ;*

f. Les *vibrations*, qui se subdivisent en vibrations pointées, en vibrations profondes, en vibrations nerveuses.

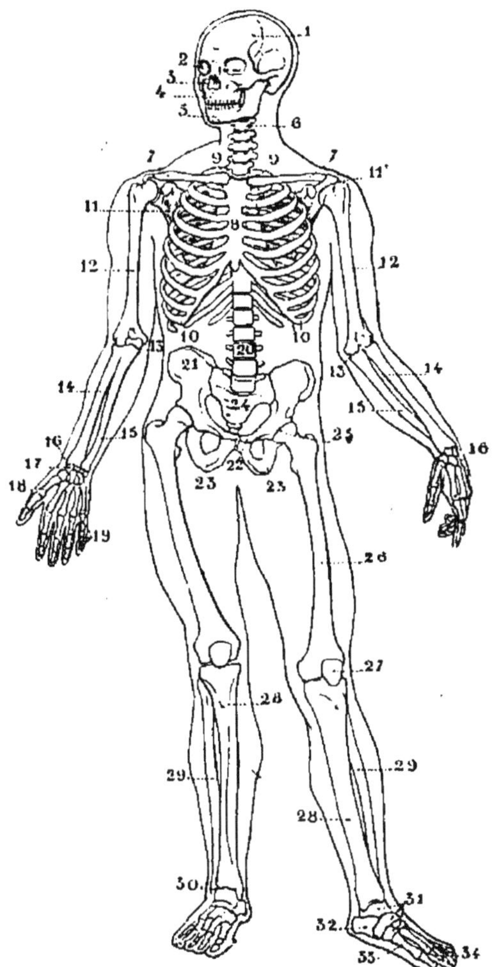

FIG. 1. — Squelette (face antérieure).

1. Os frontal. — 2. Orbite. — 3. Fosses nasales. — 4. Mâchoire supérieure. — 5. Mâchoire inférieure. — 6. Vertèbres cervicales. — 7. Clavicule. — 8. Sternum. — 9. Première côte. — 10. Dernière côte inférieure. — 11. Omoplate. — 11'. Articulation de l'épaule. — 12. Humérus. — 13. Articulation du coude. — 14. Radius. — 15. Cubitus. — 16. Articulation de la main. — 17. Os du carpe. — 18. Os du métacarpe. 19. Phalanges des doigts. — 20. Vertèbres lombaires. — 21. Os iliaque. 22. Pubis. — 23. Ischion. — 24. Sacrum. — 25. Articulation de la hanche. — 26. Fémur. — 27. Rotule et articulation du genou. — 28. Tibia. — 29. Péroné. — 30. Articulation du pied. — 31. Tarse. — 32. Calcanéum. — 33. Métatarse. — 34. Phalanges des orteils.

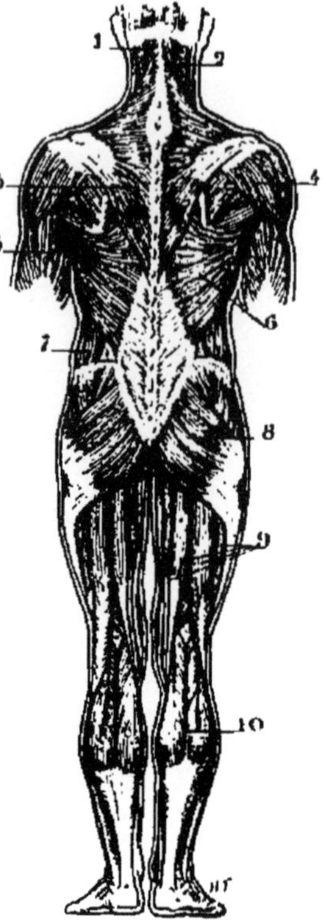

1. Grands complexus. — 2. Splénius. — 3. Trapèze. — 4. Deltoïde. — 5. Triceps brachial. — 6. Grand dorsal. — 7. Grand oblique. — 8. Grand fessier. — 9. Muscles postérieurs de la cuisse. — 10. Muscles jumeaux, interne et externe.

Fig. 2. — Muscles superficiels de la face postérieure.

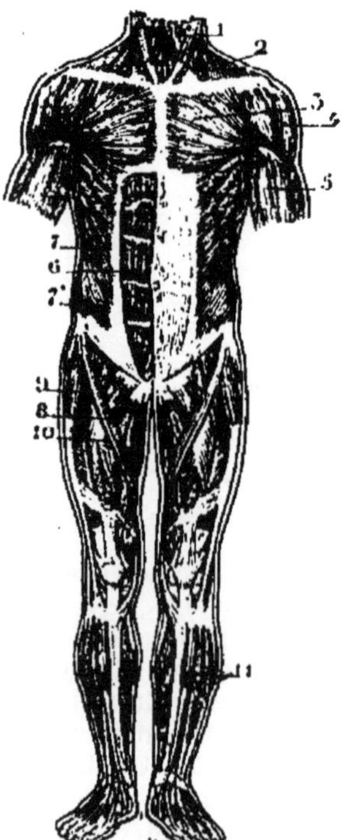

1. Sterno-cleïdo-mastoïdien. — 2. Trapèze. — 3. Grand pectoral. — 4. Deltoïde. — 5. Biceps brachial. — 6. Grand droit de l'abdomen. — 7, 7'. Grand oblique avec son aponévrose. — 8. Couturier. — 9. Vaste externe. — 10. Droit antérieur. — 11. Muscles de la jambe.

Fig. 3. — Muscles superficiels de la face antérieure.

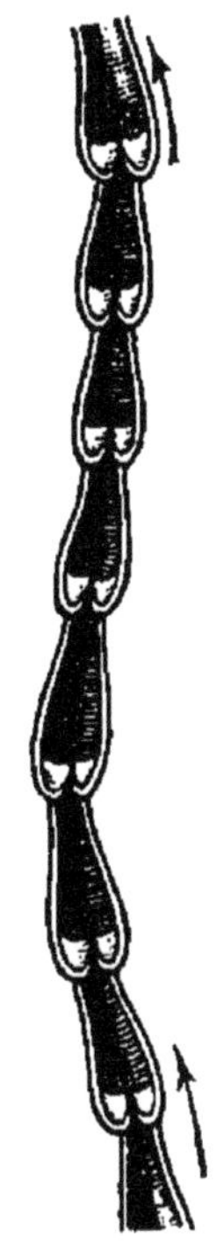

Fig. 4. — Valvules d'un vaisseau lymphatique.
(Les flèches indiquent le cours de la lymphe.)

a. — EFFLEURAGE

L'effleurage est un mouvement qui consiste à passer légèrement la main sur la surface du corps, en allant des extrémités au centre, c'est-à-dire au cœur, et toujours dans le sens des fibres musculaires. Exception est faite pour les neurasthéniques excités chez lesquels, pour produire un effet calmant, l'effleurage général superficiel se fait dans la direction centrifuge, c'est-à-dire en procédant du centre aux extrémités. L'effleurage centripète et profond est plutôt stimulant. L'effleurage du dos se fait dans les deux directions à cause des deux courants lymphatiques. Quand l'effleurage doit spécialement agir sur les lymphatiques on dirige les mouvements vers les ganglions.

C'est une espèce de frôlement doux et lent dont les mouvements se succèdent avec plus ou moins de rapidité. Le but de l'effleurage est d'agir, par une pression variable, sur les circulations lymphatique et veineuse, afin de provoquer des mouvements péristaltiques passifs.

L'effleurage peut être superficiel ou profond, il peut donc y avoir dans l'effleurage un attouchement extrêmement léger et le même mouvement peut être accompagné d'un plus grand développement de force et de vitesse; l'effleurage devient alors une friction.

L'effleurage superficiel calme la douleur en ce qu'il agit sur les extrémités des nerfs sensitifs de la peau; l'effleurage profond détermine la disparition des liquides et de la stase veineuse. Les deux formes peuvent être appliquées, lentement ou rapidement selon les circonstances.

Pour l'effleurage superficiel, dans le traitement d'une affection locale, il faut commencer les manipulations à l'extrémité du membre; pour l'effleurage profond, il faut commencer plus haut que le gonflement.

Supposons une jambe dans laquelle nous avons des exsudats à faire disparaître. La jambe du malade repose sur les genoux de l'opérateur assis en face; celui-ci tient la jambe de la main gauche, tandis que, de la main droite, il exécute de bas en haut un mouvement d'effleurage profond qu'il commence d'abord au-dessus de l'épanchement, descendant peu à peu et donnant à chacun de ses mouvements une direction normale vers le haut.

L'effleurage doit commencer au-dessus des limites de l'exsudat afin que la quantité de liquide à faire disparaître soit moins grande. Si l'on commençait à l'extrémité du membre, au-dessous de l'exsudat, la quantité de liquide à déplacer serait trop grande, et ce mouvement produirait une tension trop forte et une trop vive douleur sur le point sensible.

On peut pratiquer l'effleurage de plusieurs manières différentes, suivant la maladie à soigner et suivant aussi la partie du corps qu'il s'agit de traiter. Les principales manières sont les suivantes :

1° Avec le pouce seul (*fig.* 5) ;
2° Avec les doigts (*fig.* 6) ;
3° Avec la main entière (*fig.* 7) ;
4° Avec les deux mains (*fig.* 8).

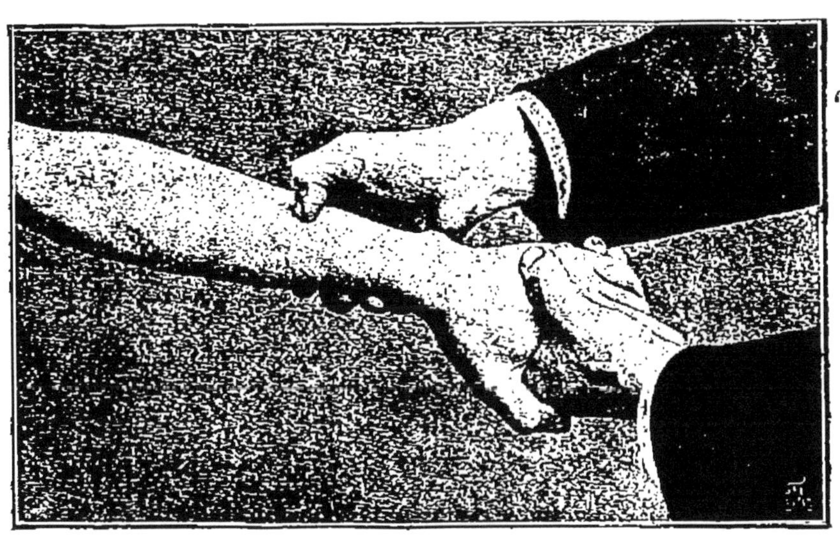

Fig. 5. — Effleurage avec le pouce seul, qui est appuyé perpendiculairement entre les muscles, afin de stimuler la circulation locale.

Dans le quatrième cas, celui où l'effleurage s'opère à deux mains, la manipulation est souvent appliquée de la manière suivante : pendant qu'une main monte, l'autre descend, sans toutefois toucher le membre. Norström dit à ce sujet : « Avant que la main droite ait tout à fait terminé son mouvement, on le recommence avec la gauche en partant du même point. »

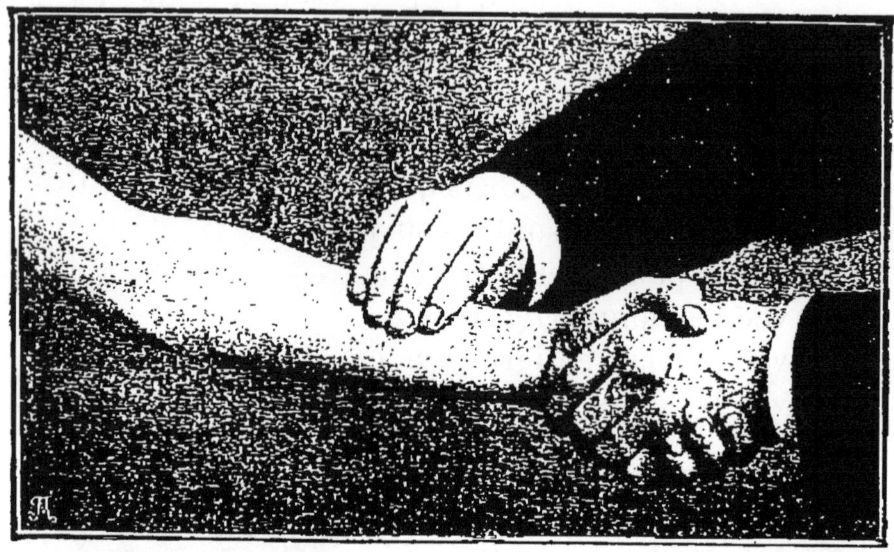

Fig. 6. — Effleurage exécuté avec l'extrémité des doigts portés plus ou moins rapidement de bas en haut, en ayant soin de rester autant que possible dans les espaces intermusculaires.

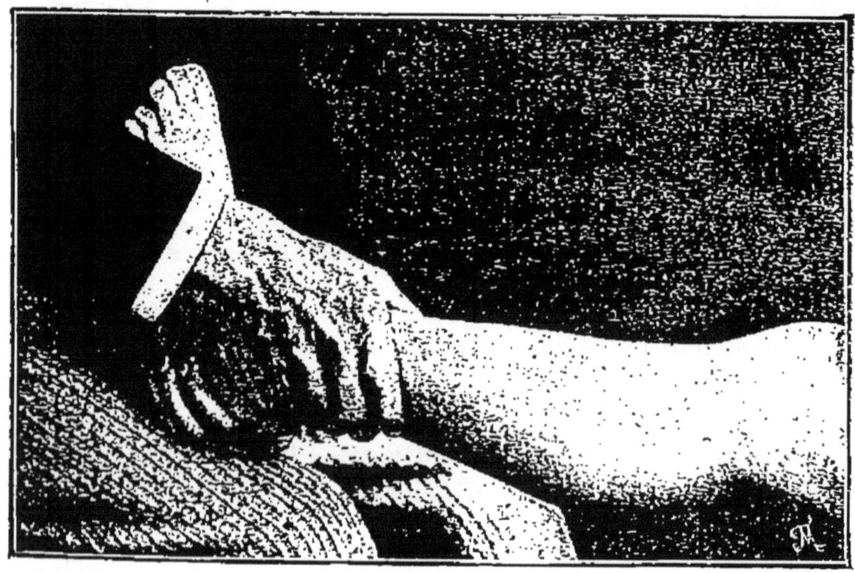

Fig. 7. — Effleurage exécuté avec toute la surface de la main, qui est portée plus ou moins rapidement vers le genou.

L'effleurage sera d'ailleurs modifié suivant la région ; il serait impossible, par exemple, d'employer la paume de la main pour une région phalangienne.

Quelle que soit la manière adoptée dans l'effleurage (traitement avec le pouce, avec les doigts, avec une main ou avec deux mains), il faut toujours le commencer lentement et augmenter, suivant le cas, la vitesse et la pression du mouvement.

Beaucoup de masseurs font précéder leur traitement d'un effleurage comme excellent moyen pour préparer les autres parties du massage ; le Dr Kellgren d'Edimbourg, au contraire, trouve que cette manière

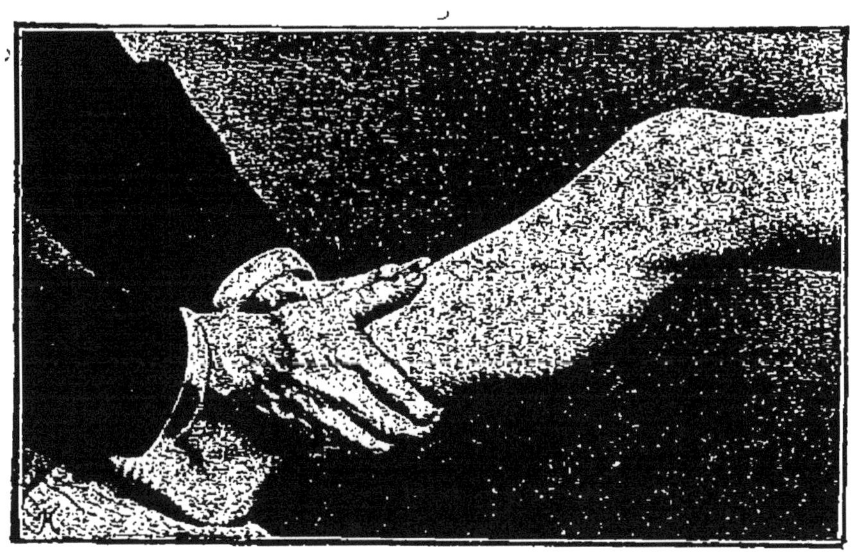

FIG. 8. — Effleurage appliqué avec les deux mains en même temps.

de procéder n'est pas nécessaire et qu'il vaut mieux commencer le traitement immédiatement par les modes de massage propres à la maladie qu'il s'agit de traiter. Quant à moi, je préfère commencer et terminer chaque séance par un effleurage.

Quelques masseurs font un effleurage fort et

rapide ; d'autres, doux, lent et modéré ; je trouve qu'aucune règle précise ne peut être posée ; c'est à l'opérateur de savoir discerner et au médecin à indiquer quel est le mode de traitement à appliquer, effleurage ou friction (selon le cas).

b. — MASSAGE A FRICTIONS OU ÉCRASEMENT

Le massage à frictions est une espèce d'effleurage exécuté d'une façon énergique et rapide. Il peut être fait avec toute la surface palmaire de la main ou simplement avec les doigts ; il peut être aussi combiné, c'est-à-dire exécuté avec les deux mains. Le massage à frictions est surtout employé dans les affections articulaires ; il réduit d'une manière mécanique les épaississements et les dépôts qui se trouvent autour des articulations. Quelques auteurs appellent cette manipulation « écrasement ». Ce massage se compose d'un effleurage, d'une friction et d'un pétrissage réunis.

Le procédé de massage à frictions le plus employé dans les affections articulaires est le suivant : La face palmaire d'une des mains repose sur le membre, et, comme pour l'effleurage, exécute un mouvement de bas en haut toujours dans le sens des courants lymphatiques et des faisceaux musculaires ; l'autre main, cependant, reposant sur la jointure, exécute d'autres frictions énergiques, mais d'un mouvement circulaire. L'extrémité des doigts, surtout celui de l'index, joue le principal rôle, et chaque main exécute une manipulation spéciale. Le massage à frictions comprend donc deux mouvements distincts, le premier vertical et centripète, le deuxième rotatoire.

Une autre méthode consiste à exécuter le mouvement rotatoire avec l'extrémité du pouce seul au lieu de se servir, comme plus haut, de l'extrémité de tous les doigts (*fig.* 9). Les deux méthodes ont la même influence et donnent le même résultat.

Ce massage présente de grandes difficultés pour les masseurs novices, et il en est même qui ne peuvent le pratiquer, car il faut que les deux mains exécutent des mouvements différents dans des temps égaux en conservant une grande symétrie dans l'action. Or nul n'ignore que ces mouvements sont extrêmement difficiles à accomplir.

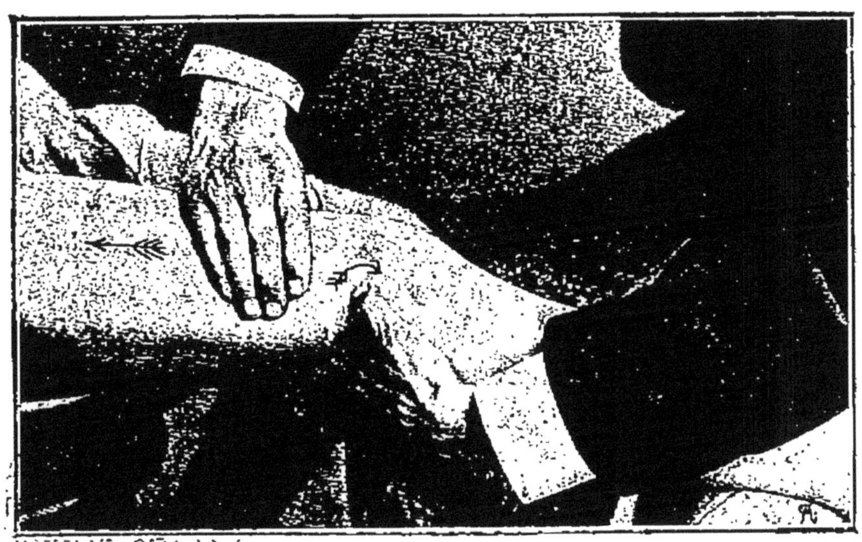

Fig. 9. — Massage à frictions.

c. — PÉTRISSAGE

Le pétrissage est une manipulation dans laquelle le masseur se propose d'agir sur la peau, les tissus sous-cutanés et plus particulièrement encore sur les muscles et les tissus profonds. Il consiste à saisir entre les doigts une portion des tissus à travailler, à les rouler et à les soumettre à une pression ferme ; la pression doit tantôt augmenter, tantôt diminuer, et les mains doivent se mouvoir ensemble, mais dans des directions différentes. Il faut prendre garde, en pratiquant le pétrissage, à ce que les articulations du poignet et des doigts restent sans raideur, car ceci excluerait l'élasticité des mouvements et causerait des douleurs au patient. Le pétrissage doit toujours se faire de la racine d'un membre à son extrémité, mais tout en procédant par pétrissages successifs et centripètes ; on comprime les muscles comme pour exprimer l'eau d'une éponge sans cesse imbibée. Il est très important que dans le pétrissage la peau se meuve en même temps que les autres tissus, autrement cette manipulation deviendrait douloureuse pour le patient. Une main s'arrête, l'autre lui succède ; ainsi tous les tissus sont travaillés et subissent la même action ; il faut surtout bien se garder de sauter d'un endroit à un autre, car les mouvements doivent être uniformes. Pour le pétrissage, il est absolument indispensable que les muscles soient bien relâchés ; il est essentiel de bien se rendre compte de la nature des tissus, et c'est là que le masseur devra faire appel à ses connaissances anatomiques; on ne peut pas faire du pétrissage avec des tissus résistants comme celui des os ; le pétrissage est applicable aux muscles, mais non aux os, quoique certains masseurs pratiquent cette manière de faire.

Pour opérer le pétrissage, on imprime aux parties contenues entre les mains du masseur un mouvement de balancement allant tantôt sur un seul point, tantôt sur toute une partie du corps. Pour pratiquer cette manipulation, il faut donc pouvoir bien saisir les tissus afin de les séparer complètement des parties avoisinantes. Ce mode de massage sera employé pour les

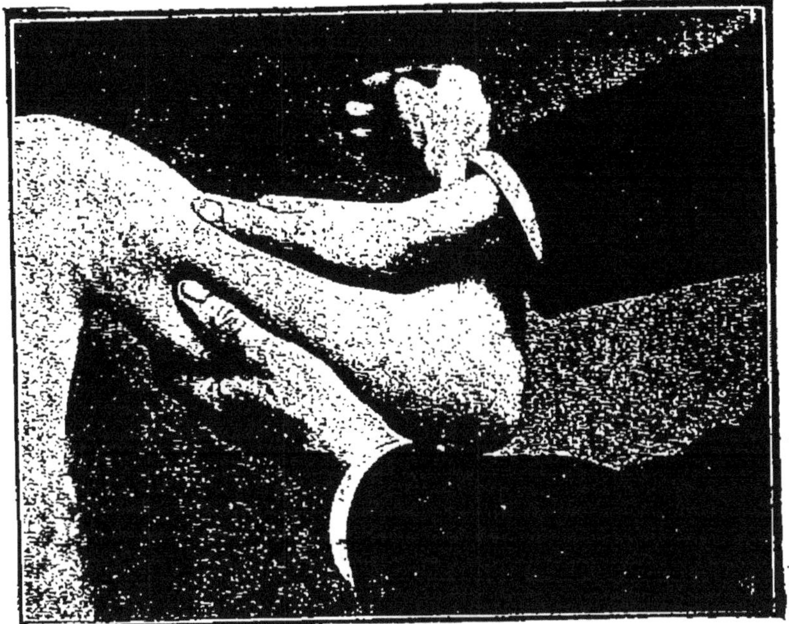

Fig. 10. — Pétrissage des muscles avec mouvements de ballottement.

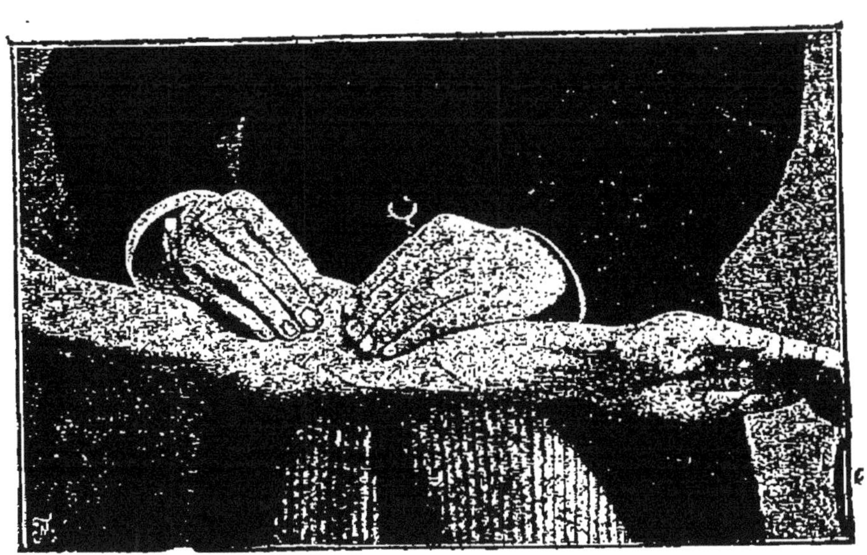

Fig. 11. — Pétrissage des muscles du bras exécuté avec l'extrémité des doigts.

masses musculaires des membres, de la nuque, de l'abdomen, etc. Le procédé le plus connu de pétrissage consiste à saisir entre les doigts d'une main un muscle ou un groupe de muscles, à le travailler en l'écartant de sa place et à le laisser revenir en place de lui-même, sous l'effet de son élasticité naturelle ; les doigts doivent serrer fortement les tissus pendant que ceux-ci se tiraillent. Un groupe musculaire ne pouvant se travailler comme un muscle simple doit s'empoigner à deux mains et se comprimer dans tous les sens (*fig.* 10 et 11).

Enfin, comme complément du pétrissage, il faut joindre aux diverses manipulations déjà indiquées la rotation.

La rotation est un mouvement circulaire autour de l'axe d'un membre et se fait avec les deux mains. Les muscles étant bien relâchés, on saisit le membre entre les deux mains et on lui imprime un mouvement rotatoire comme si l'on roulait vivement un bâton entre les deux mains (*fig.* 12). Ce dernier mouvement est employé comme stimulant et produit un effet très agréable au malade.

Une erreur très commune, lorsque le masseur pratique le pétrissage, est d'employer les extrémités des doigts et du pouce, les dernières phalanges fortement fléchies. Pratiqué dans ces conditions, le massage demande une forte tension des muscles, ce qui occasionne une grande raideur de la main et du poignet ; le masseur perd la souplesse de ses mouvements, le malade contracte ses muscles de douleur sous l'influence de cette manipulation défectueuse, et l'effet du pétrissage est nul ou même nuisible.

Dans quelques cas on peut se servir du pouce entier jusqu'à l'éminence thénar ; ceci est le cas surtout pour les exsudats provenant de luxations et d'entorses.

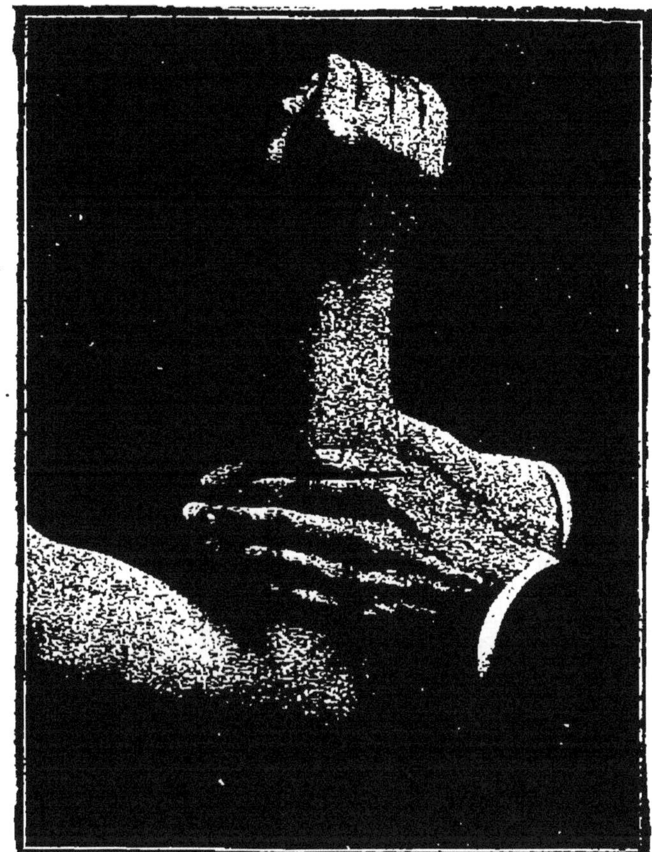

Fig. 12. — Rotation des membres pour produire un effet stimulant.

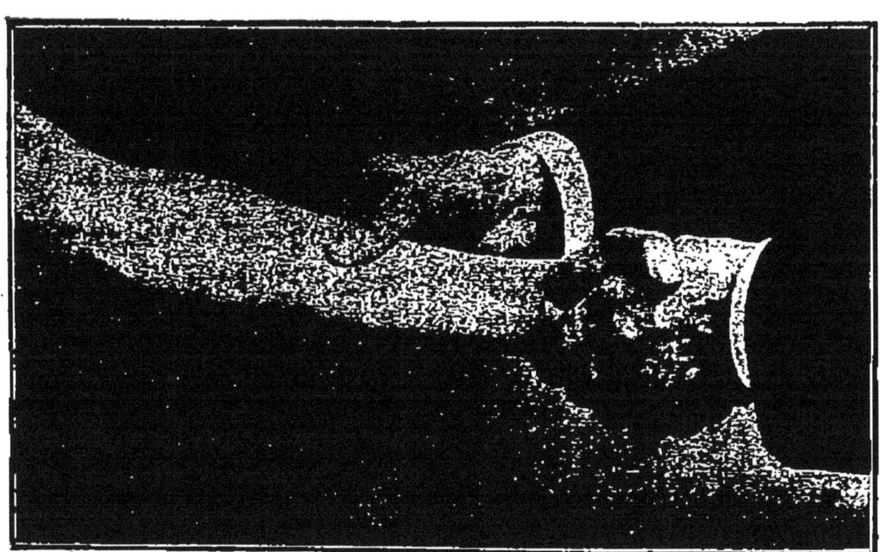

Fig. 13. — Pétrissage avec un seul doigt pour faire disparaître les exsudats.

Voici comment l'on procède pour ce mode de pétrissage (*fig.* 13).

Pour que la peau ne soit pas tendue et irritée et que le mouvement n'ait que peu d'influence par une progression trop rigide du pouce, on le place un peu au-dessus de l'endroit à pétrir et on l'abaisse sur la région à traiter plus particulièrement. Le pouce, se déplaçant des extrémités au centre, exécute un demicercle en pressant toujours un peu plus fort; ensuite, on le ramène légèrement, au point d'où il est parti avec une diminution de pression; puis le mouvement recommence. Cette manipulation doit toujours être lente et méthodique.

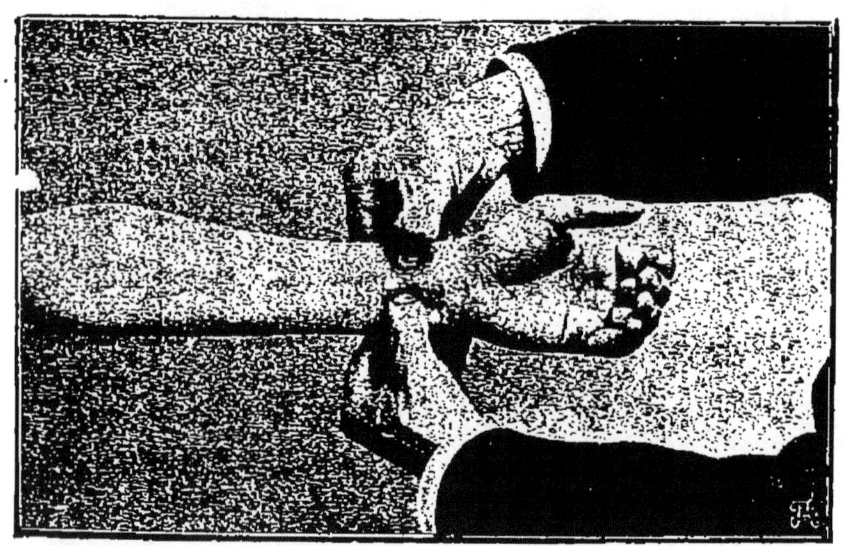

Fig. 14. — Pétrissage avec les deux pouces (traitement des tendons).

On emploie aussi l'extrémité des deux pouces pour pratiquer le pétrissage sur un point limité et peu profond, un tendon par exemple. Mais il faut avoir eu soin préalablement de bien raser ses ongles (*fig.* 14).

Le pétrissage est beaucoup plus difficile à pratiquer que l'effleurage; c'est au moyen de ce procédé que l'on réveille l'énergie nerveuse, que l'on influence la circulation capillaire et celle des parties profondes; il modifie d'une manière favorable le processus des échanges vitaux.

Le pétrissage a surtout pour effet de contracter les muscles. Cette contraction est due, d'après Cl. Bernard, à une propriété spéciale de la fibre musculaire, mais non pas à une influence nerveuse. Cette contraction passive des muscles donne plus d'énergie à leurs fibres et plus d'activité à la circulation; la nutrition et l'énergie vitale des cellules musculaires sont augmentées d'autant en éliminant plus rapidement les déchets.

1° LE SCIAGE

Le sciage n'est qu'une sorte de pétrissage exécuté avec le bord interne ou cubital des mains et qui consiste en un mouvement de va-et-vient sur les muscles relâchés. La peau, qu'on recouvre généralement d'un linge ou d'un léger vêtement, doit se déplacer avec la main qui exécute le mouvement. Ce mouvement est peu employé.

2° LE FOULAGE

Le foulage, en allemand *Walkung*, est surtout usité comme massage de l'abdomen. Il s'exécute avec le bord interne de la main dont on se sert comme d'une cuiller qui tend à séparer le contenu du ventre de haut en bas. Le foulage de l'abdomen doit être précédé d'un effleurage concentrique et spiral. Ce mode de pétrissage est employé contre la dyspepsie flatulente.

d. — TAPOTEMENT

Le tapotement est une espèce de percussion exécutée de différentes manières, tantôt avec l'extrémité des doigts, tantôt avec la face palmaire de la main, ou avec sa face dorsale (*fig.* 15), ou encore avec son bord cubital, et enfin aussi avec la main fléchie pour former un coussin à air. On peut également faire le tapotement à poings fermés.

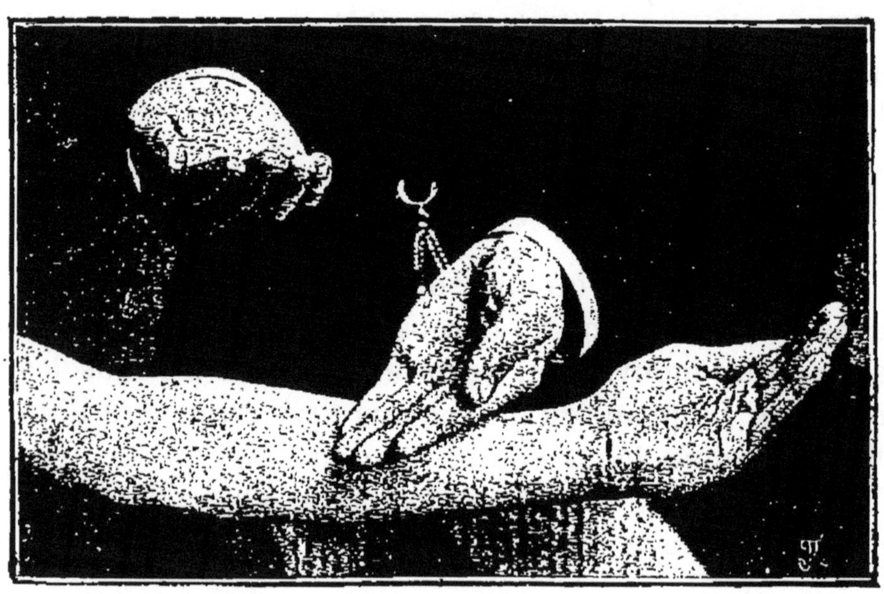

Fig. 15. — Tapotement des muscles par la surface dorsale des doigts de la main fléchie, afin de provoquer des contractions.

Chacun de ces différents modes de tapotement a reçu un nom particulier; ce sont, comme nous l'avons déjà indiqué : 1° les *hachures;* 2° le *claquement;* 3° le *frappement ;* 4° le *tapotement à air comprimé;* 5° la *percussion pointée.*

Il est clair que ces subdivisions ne sont nullement indispensables et peuvent être toutes classées sous la rubrique *tapotement*. Nous parlons néanmoins ici de ces différentes subdivisions afin d'en donner une idée nette; mais il est évident que, dans la pratique, on obtient de très bons résultats sans entrer dans tous les détails.

Quel que soit le mode de tapotement, il faut qu'il soit appliqué d'une façon très souple et que le mouvement ait toujours lieu dans les articulations. Cette souplesse n'est pas du tout facile à acquérir; le masseur rencontre à cet égard les mêmes difficultés que le pianiste qui, tout en conservant une assez grande force dans la main, doit garder son poignet très souple. Il faut aussi faire attention à ce que le malade occupe toujours une position qui lui permette d'avoir les muscles relâchés.

Le tapotement produit une forte hypérémie locale, favorise la nutrition, excite les terminaisons nerveuses, puis produit enfin une anesthésie locale et agit contre l'atrophie musculaire. -- Le tapotement du dos élève la tension artérielle et diminue le nombre des pulsations.

Le but du tapotement est, en général, de mettre en vibration les fibres musculaires, d'exciter leurs contractions, d'augmenter l'activité des vaisseaux superficiels et profonds. La durée des divers modes de tapotement est généralement courte.

Le tapotement peut s'exécuter dans quelques cas exceptionnels d'une façon indirecte, en se servant, au lieu de la main, d'un coussin rempli de plumes de cygne légèrement tassées, mais il est très rare qu'on ait recours à ce procédé.

Pour le tapotement du dos, le malade est assis ou

debout (*fig.* 16-17) ou bien dans le décubitus ventral (*fig.* 25). La manipulation s'exécute de la nuque au

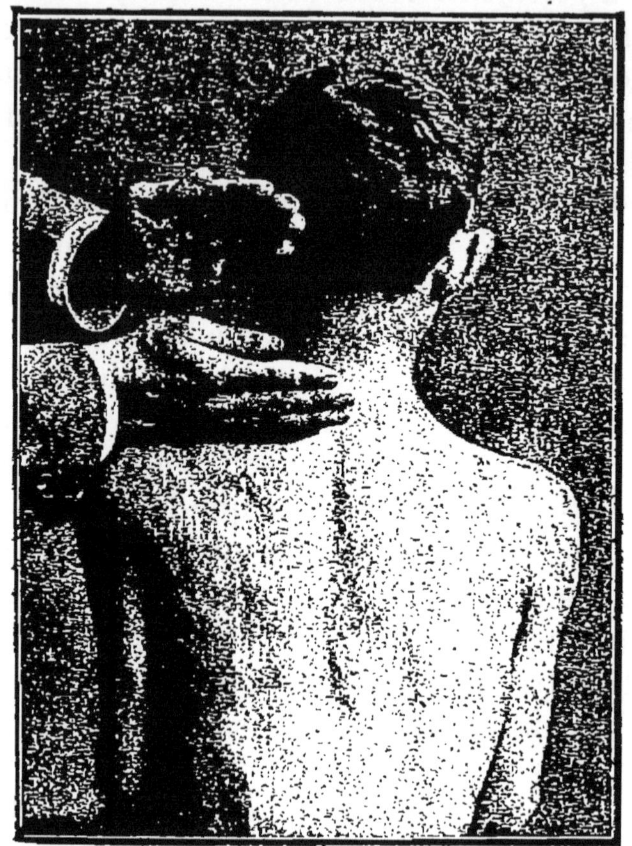

FIG. 16. — Tapotement avec le bord cubital des mains (hachures).

sacrum ; elle doit être très faible en haut et, à mesure que l'on descend le long du dos, on augmente d'intensité.

1° LES HACHURES

Elles consistent à faire succéder rapidement le bord cubital de chaque main (*fig.* 16-17). Le masseur doit conserver les articulations du poignet, du bras de la main très souples afin de donner plus de légèreté aux diverses manipulations à accomplir; une grande force n'est pas nécessaire, il suffit de beaucoup d'élasticité afin que l'effet puisse s'en faire sen-

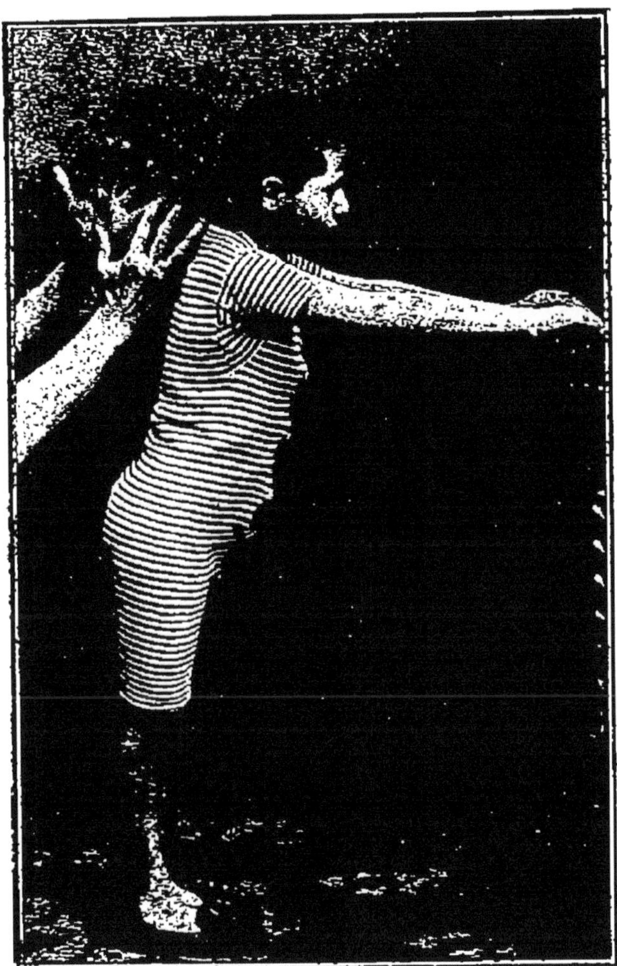

Fig. 17. — Hachement du dos avec le bord cubital, les doigts écartés.

tir jusque dans les couches profondes. Quand on veut rendre les hachures moins dures, on écarte simplement les doigts (*fig.* 17).

Rapidement appliquées sur la tête avec les extrémités des doigts, elles sont stimulantes; appliquées lentement, légèrement avec la face palmaire des doigts et suivies d'un effleurage léger, elles ont un effet calmant dans certaines affections nerveuses et dans les cas d'insomnie.

Le hachement du dos est une des manipulations les plus employées dans les cas de lumbago, de rachialgie, de faiblesse des muscles, dans certaines affections du cœur et des poumons. Il se fait en général de haut en bas en descendant le long de la colonne vertébrale et en frappant de chaque côté ; puis latéralement le long des côtes.

2° LE CLAQUEMENT

Le claquement, comme son nom l'indique, est un mouvement pratiqué d'une manière légère et rapide, avec la main ouverte à plat. Le mouvement se fait surtout dans l'articulation radio-carpienne.

Ce procédé excite la contractilité vasculaire et l'excitabilité nerveuse.

Le claquement est surtout employé sur le thorax dans la station verticale debout avec élévation latérale des bras. On l'utilise principalement dans les bronchites, l'emphysème : pour activer et faciliter la respiration. Il est bon de terminer le claquement du thorax par quelques vibrations latérales.

3° LE FRAPPEMENT

Il faut exécuter cette manœuvre avec le poing fermé, mais ce sont les phalanges qui doivent frapper à coups rapides et précipités afin que la manipulation augmente d'intensité. Il faut cependant bien prendre garde à ce que les doigts ne soient pas raidis par une flexion trop forte. Ce mode de tapotement est recommandé et employé avec succès dans les maladies

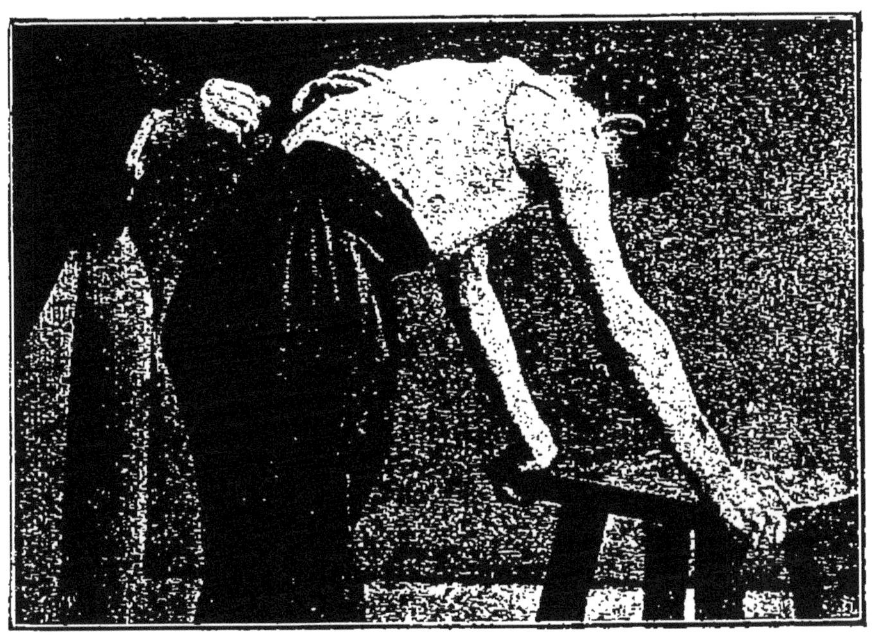

Fig. 18. — Tapotement avec les poings fermés. Ce mode de traitement est appliqué quand on veut réagir sur les parties profondes (frappement).

de la vessie et dans celles des organes génitaux des deux sexes; alors il est appliqué sur la région sacrée et fessière (*fig.* 18). Au reste, nous entrerons plus loin dans des détails plus amples.

4° LE TAPOTEMENT A AIR COMPRIMÉ

Lorsqu'on veut agir sur les extrémités nerveuses, on a recours au tapotement à air comprimé qui peut ou exciter ou anesthésier suivant l'énergie et la durée des mouvements. Il se fait avec la main fléchie et creusée afin d'obtenir, au moment du contact de la main avec le corps, une espèce de coussin à air comprimé.

Le tapotement à l'air comprimé est souvent usité comme complément du massage de l'abdomen (*fig.* 19), mais il doit être exécuté avec beaucoup de

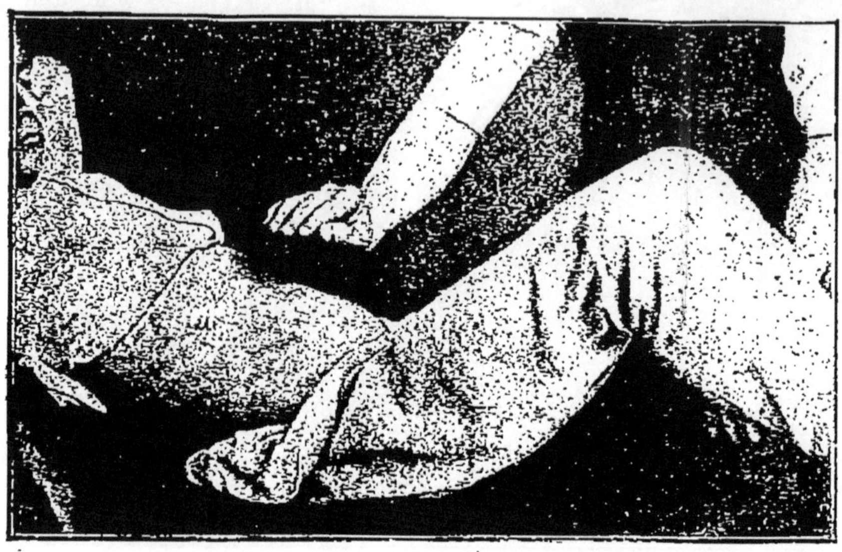

Fig. 19. — Tapotement à air comprimé qui agit sur les extrémités nerveuses ; il est excitant ou anesthésique suivant l'énergie et la durée qu'on lui donne.

prudence et en toute connaissance de cause. Le tapotement abdominal, en général, doit se faire avec beaucoup de circonspection, dans des cas bien limités, à cause de sa grande influence sur le cœur.

5° PERCUSSION POINTÉE ET GRATTAGE

La *percussion pointée* est exécutée avec la pulpe des doigts plus ou moins écartés. C'est exactement le mouvement de tambouriner que l'on exécute quelquefois sur une table ou sur une fenêtre et qui consiste à faire suivre les doigts plus ou moins rapidement les uns après les autres dans leurs mouvements (*fig.* 20).

On associe quelquefois la percussion pointée rapide aux vibrations sur la tête dans le traitement des céphalalgies.

La percussion profonde et lente de l'estomac se

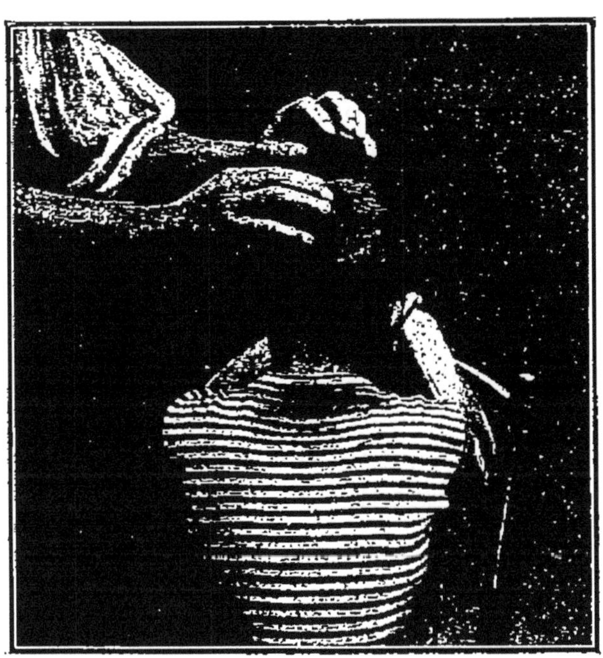

Fig. 20. — Percussion pointée.

fait sur la grande courbure vers le pylore. On s'en sert avec utilité dans la dilatation de cet organe.

Le *grattage* se fait avec les ongles par dessus un linge sur les différentes régions abdominales. Ces deux manipulations sont employées pour tonifier les muscles abdominaux dans l'atonie gastro-intestinale, pour exciter l'action glandulaire ; on les utilise aussi dans la dyspepsie et la digestion trop lente.

e. — ONDULATIONS

Le massage par ondulations se fait de bas en haut. Les doigts du masseur seront légèrement écartés et appliqués à leur extrémité un peu au-dessous de la partie affectée, puis il les élève en décrivant une succession de petits cercles et en opérant une légère pression jusqu'au-dessus de la partie douloureuse.

Le massage par ondulations est recommandé dans les cas de lumbago. Il faut alors commencer la manipulation d'un côté de la partie médiane, puis continuer la même manipulation de l'autre côté pour recommencer au point de départ, insistant plus particulièrement sur le côté le plus douloureux, et en augmentant la pression proportionnellement à la douleur décroissante. Au bout de dix à quinze minutes de ce traitement, on continue la même manipulation avec les éminences thénar et hypothénar, et on peut, pour terminer, appliquer une bande serrée modérément.

f. — VIBRATIONS

(Voyez les *fig.* 59-61)

Comme nous l'avons vu dans l'*Historique du Massage*, les vibrations ne sont pas un mode de traitement tout à fait nouveau, quoiqu'elles n'aient pas été appliquées dès leur origine d'une manière aussi complète qu'aujourd'hui. Ling et ses élèves les employaient déjà [1]. Georgi pratiquait également ce qu'on appelle des *mouvements de tremble de Georgi*.

1. Voir le chapitre qui traite de l'*historique des vibrations*.

L'application toute moderne des vibrations est surtout due à Kellgren.

Les vibrations sont des mouvements exécutés avec tout ou partie de la main ou des doigts. Les muscles actifs doivent se contracter rapidement ; il y a flexion et extension modérée du coude, la main reposant immobile ; les articulations radiale et cubitale sont fléchies sans raideur. Il faut éviter la pression qui peut être dangereuse pour certaines régions et qui se produirait si l'on forçait l'extension et la flexion des muscles ; leur contraction doit être à peine perçue par une main étrangère.

Il faut surtout que le masseur s'abstienne de produire des vibrations par une forte contraction des muscles de la main, du bras ou de l'épaule ; le patient, le cas échéant, en ressentirait une grande douleur ou pourrait tomber en syncope par suite de l'application défectueuse précordiale ou abdominale ; l'effet en serait néfaste sur un cœur délicat ; de plus, la manipulation serait très pénible pour le masseur qui perdrait bientôt, par une trop grande fatigue, la sensation de la pression légère et délicate qu'il est obligé d'exercer ; il lui serait impossible de continuer son traitement pendant quelques minutes.

Au contraire, si les vibrations sont bien exécutées et bien comprises, elles doivent calmer la douleur quelle que soit son origine, puisqu'on les emploie surtout dans les cas où la douleur est forte. Il est donc facile de se rendre compte que, si les vibrations sont exécutées, lorsque le bras et le poignet sont raides, elles produiront l'effet contraire. Souvent les vibrations réussissent là où les autres manipulations du massage échouent.

L'exécution correcte des vibrations demande une

longue pratique. Pour arriver à une dextérité moyenne, il faut des exercices journaliers de plusieurs mois. Même, une fois maître de la méthode, il ne faut jamais rester un jour sans s'exercer, si on ne veut pas, en peu de temps, perdre toute la dextérité si péniblement acquise.

Le Dr Kellgren recommande le procédé suivant afin de se rendre compte de la bonne exécution des vibrations : On applique l'extrémité des doigts sur une table de moyenne grandeur au milieu de laquelle on a placé un verre d'eau, puis on exécute les vibrations; si les vibrations sont bien faites, la surface de l'eau se ride au centre du verre; si, au contraire, elles sont mal exécutées, l'eau se portera en masse d'un bord à l'autre.

Une autre méthode de contrôle plus exacte est le contrôle graphique au moyen d'un appareil enregistreur. Cet appareil indique la qualité et la quantité des vibrations. A l'aide de cet instrument on peut s'initier au massage vibratoire manuel et surtout au massage interne des muqueuses.

Cette seconde méthode de contrôle est incontestablement la meilleure, mais elle présente un inconvénient : c'est que tout le monde n'a pas toujours cet appareil sous la main; de plus, il est assez coûteux. Je propose donc un autre genre de contrôle qui indique également la quantité et la qualité des vibrations et qui est fort simple.

On prend un crayon et l'on exécute sur un grand papier posé sur une table, en dirigeant la main dans toutes les directions, mais toujours en ligne droite, des mouvements vibratoires continuels. Ces mouvements doivent être exécutés pendant deux ou trois minutes. On obtient alors le graphique A ou le graphique B, selon la bonne ou la mauvaise exécution des mouvements. Ce même exercice doit être exécuté dans le sens vertical, c'est-à-dire sur un papier collé contre une paroi.

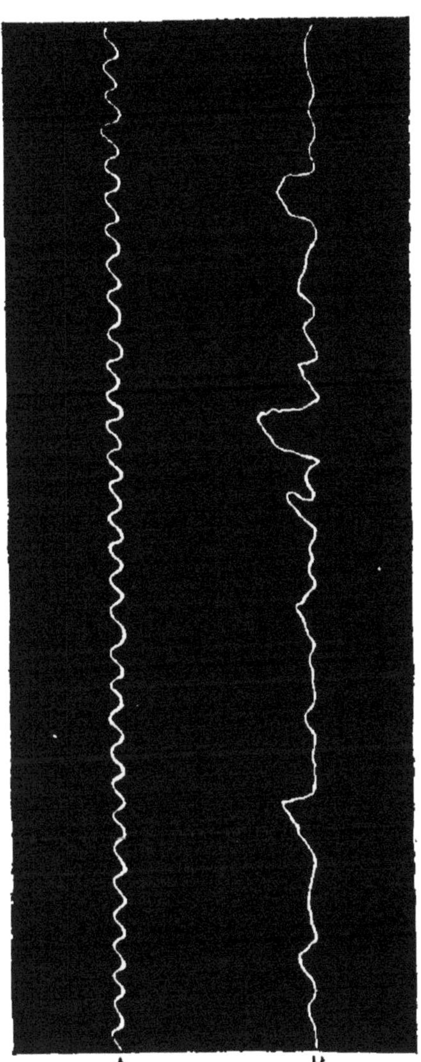

Fig. 21. A, B.
Graphique des vibrations.

Le nombre des vibrations est facile à compter et on peut également se rendre compte de la différence dans la qualité et dans la quantité des vibrations exécutées pendant la première minute et pendant les suivantes.

Je conseille, comme exercice, d'employer alternativement la méthode de *Kellgren* et la mienne.

La figure 21, A, montre le graphique de vibrations exécutées par une main exercée.

La figure 21, B, montre le graphique de vibrations exécutées par une main inexpérimentée.

Les vibrations manuelles présentent de grandes difficultés pour être apprises et exécutées correctement. C'est la manipulation la plus difficile et la plus fatiguante; en absorbant toute l'attention de l'opérateur, celui-ci néglige sa respiration (ce qui se produit aussi pour le tapotement); cet état devient dangereux pour son cœur, qui, tôt ou tard, sera atteint de troubles sérieux. Il faut, par conséquent, que le masseur apprenne à bien respirer surtout pendant cette opération. Ce n'est, du reste, pas le seul inconvénient que présente, pour le spécialiste, l'application manuelle des vibrations.

Il est impossible à l'opérateur de les pratiquer journellement plusieurs fois en séances prolongées; il serait bientôt atteint d'un spasme, d'une névrose professionnels dans les muscles des bras et des avant-bras, spasme absolument identique à celui observé chez les écrivains, les pianistes et les violonistes. Cette affection est très opiniâtre et l'empêcherait absolument de pratiquer pendant longtemps des vibrations manuelles. Le nombre des séances de vibrations manuelles qu'un masseur peut donner par jour, sans préjudice grave pour sa santé, est donc très limité.

L'emploi d'un appareil pour le massage vibratoire est, par conséquent, préférable à la main. Le masseur le plus expérimenté peut, tout au plus, produire 600 vibrations par minute, et encore ce chiffre n'est-il atteint que pour la première minute. Puis, rapidement ce chiffre tombe à 300, à 200, et, à mesure que la main se fatigue, les vibrations deviennent irrégulières et dures.

Beaucoup d'appareils ont été inventés pour remplacer les vibrations manuelles, entre autres le vibrateur de Liedbeck, le concusseur d'Ewer, le percuteur de Granville, etc. Le vibrateur de Liedbeck est mis en action par une manivelle, mais il est d'une construction qui ne permet pas de s'en servir sans l'aide d'une autre personne ; ses vibrations sont seulement transversales. Le concusseur d'Ewer est actionné par un tour de dentiste ou par l'électricité ; il est par conséquent peu portatif.

Le percuteur de Mortimer-Granville, à mouvement d'horlogerie, demande à être remonté plusieurs fois par séance, ce qui est un inconvénient ; il produit des percussions et non des vibrations. Tous ces appareils produisent en général plutôt des séries de chocs souvent trop durs ; ce sont des secousses et non des vibrations ; ils peuvent cependant souvent rendre de bons services pour les cas qui exigent des trépidations énergiques.

D'autres vibrateurs, excellents comme qualité, sont mis en action par un moteur électrique, mais, outre leur prix très élevé, ils sont d'un transport difficile.

J'ai fait construire, pour mon usage, un appareil facile à manier, très portatif, ne pesant pas même 500 grammes ; de dimensions très restreintes, il ne mesure que 18 centimètres dans le sens de la longueur. Cet appareil est mis en mouvement par une manivelle ; il peut facilement donner 6.000 vibrations par minute. Ces vibrations, de véritables ondes, sont transversales et axiales. Leur nombre et leur intensité peuvent être réglés à volonté. L'appareil donne un écartement de zéro-1 centimètre ; cet écartement s'obtient au moyen du déplacement d'un poids excentrique mobile. On peut donc, par excellence, produire des vibrations, des ondes vibratoires extrêmement fines, à peine perceptibles ou très énergiques. Le mouvement est entièrement caché et ne peut entrer en contact avec le malade. Le manche de l'appareil peut être déplacé et fixé à volonté ; on peut lui donner la direction voulue, ce qui rend l'emploi de l'appareil des plus pratiques et des plus faciles à manier.

L'appareil est d'une construction excluant toutes réparations onéreuses ou fréquentes. Il est d'un prix de revient relativement modique et pourrait être mis dans le commerce au prix de 60 francs environ.

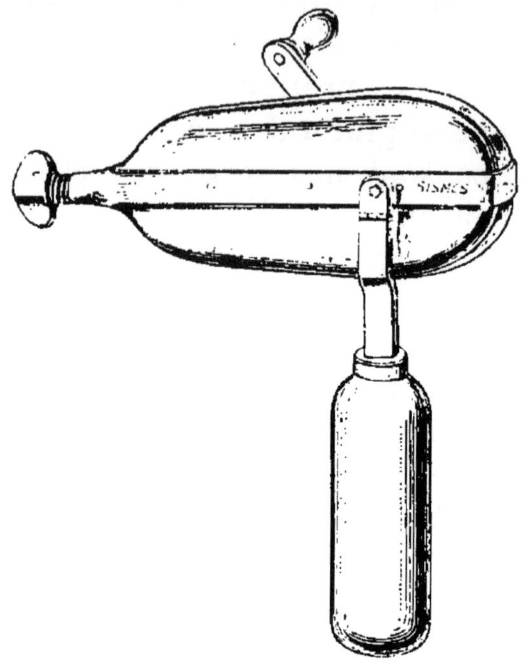

Fig. 22. — Vibrateur, système de l'auteur.

La figure 22 représente le vibrateur; la figure 23 représente ses accessoires.

Les vibrations mécaniques ont un effet centrifuge. On peut s'en convaincre par l'expérience du Dr Saquet de Nantes.

Au milieu d'un plateau en métal on dispose en cône une petite quantité de sable ou d'une poudre quelconque. En exécutant des vibrations rapides sur la surface du plateau, on voit s'effondrer le cône, et le sable ou la poudre s'étaler dans le sens centrifuge sur la surface du plateau.

L'effet des vibrations varie suivant leur vitesse, leur

force et leur application locale ou générale. La vibration générale peu rapide *abaisse la température centrale* dans les *fièvres;* la vibration de tout un membre

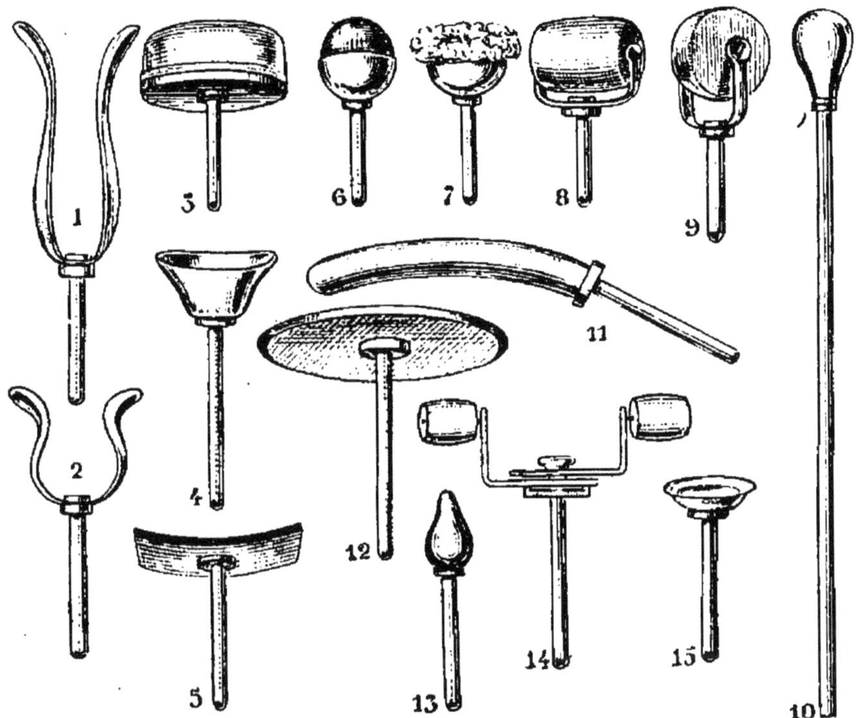

FIG. 23. — Les accessoires du vibrateur.

1. Pince pour la gorge. — 2. Pince pour le nez. — 3. Grand ballon de caoutchouc souple pour les vibrations douces, le cœur, etc. — 4. Cône concave pour le globe de l'œil. — 5. Contact pour la vibration des grandes masses musculaires de la jambe, de la cuisse, etc. — 6. Petit ballon en caoutchouc pour les petites surfaces. – 7. Éponges en caoutchouc pour les sujets très sensibles. — 8-9. Rouleaux en caoutchouc, usages divers. — 10. Bouton pour les vibrations du col utérin. — 11. Bougie rectale pour la prostate. — 12. Plaque ronde pour les grandes surfaces. — 13. Bouton pointu pour l'oreille. — 14. Pièce de contact avec deux rouleaux en caoutchouc pouvant être écartés et rapprochés, pour les vibrations des deux côtés le long de la colonne vertébrale. — 15. Petite pièce concave en caoutchouc pour les articulations.

abaisse sa température. Une vibration locale rapide de 30 secondes élève la température de la peau à l'endroit vibré de 1° à 1°,5 C., et la peau reste plus chaude pendant quelques minutes.

La sismothérapie rend les plus grands services dans diverses affections, telles que : désordres dans la circulation du sang, battements précipités et irréguliers du cœur, tachycardie et autres affections cardiaques ; céphalalgie, surdité, bourdonnements d'oreille, otalgie, névralgies, coliques hépatiques et néphrétiques ; catarrhe du larynx, du pharynx et du nez, catarrhe de la vessie, maladies utérines, affections des voies digestives et respiratoires, affections inflammatoires, exsudats, etc.

Par les vibrations un exsudat est résorbé 5 à 6 fois plus vite que par un massage simple. L'action des vibrations sur la sécrétion est très marquée et très nette. Elles augmentent la sécrétion biliaire, la sécrétion du suc gastrique, de l'urine, du sperme, etc.

L'effet de l'excitation vibratoire sur les muscles est analogue à celui de l'excitation électrique; elle aide à la contraction des muscles. Nous étudierons dans les paragraphes suivants d'autres effets des vibrations.

La durée des vibrations varie suivant le cas et le sujet; elle peut être de 30 secondes à quelques minutes.

Les vibrations, comme le tapotement, ont des subdivisions qui sont :

1° Les vibrations pointées ;

2° Les vibrations profondes ou percussions;

3° Les vibrations nerveuses.

1° VIBRATIONS POINTÉES

Elles sont aussi appelées *pointillage*. Les vibrations pointées s'exécutent avec l'extrémité des doigts réunis en un cercle petit ou grand. On les emploie avec succès dans le traitement des abcès ; dans ce cas, elles ont pour but de ramener le sérum sanguin vicié plus rapidement vers le centre de l'abcès, celui-ci perce alors plus vite. Lorsque la tumeur est ouverte, si l'on pratique encore les vibrations pointées, le pus sort de la cavité de l'abcès beaucoup plus facilement et avec beaucoup moins de douleur que par la méthode ordinaire ; la cicatrisation se fait beaucoup mieux et laisse moins de traces.

2° VIBRATIONS PROFONDES

Dans cette manipulation, une ou les deux mains sont enfoncées à plat dans la profondeur des muscles ou des viscères, et, s'il s'agit de pratiquer des vibrations profondes sur l'abdomen, les parois abdominales doivent être relâchées. La vibration profonde est très usitée dans les cas de diarrhée, pour faire disparaître les douleurs provoquées par cette maladie.

Les vibrations profondes ont aussi quelquefois été appelées *aérations*, à cause de l'effet salutaire qu'elles produisent dans le traitement de l'asthme.

3° VIBRATIONS NERVEUSES

(*fig.* 59-61)

Ce mode de traitement est très usité en Suède et en Angleterre ; il donne de très bons résultats.

Les divers modes d'application des vibrations des nerfs dépendent de la position des nerfs et des divers organes qui les avoisinent. Les vibrations peuvent être produites par des frictions transversales sur les nerfs ou bien par des frictions suivant le trajet du nerf, c'est-à-dire longitudinales. Si l'opérateur suit le nerf dans tout son trajet, il y a deux cas qui se présentent : ou bien il détermine les vibrations avec la pointe de ses doigts en allant de l'extrémité au centre où ce nerf prend naissance, ou bien il tient ses doigts fixés et ne détermine les vibrations que juste au-dessus des parties les plus douloureuses du nerf. Pour que cette manipulation obtienne l'effet désiré, il faut que tous les tissus placés entre le nerf et les doigts soient mis en mouvement avec les doigts. Pour cela, il faut que le masseur connaisse bien son anatomie, car il est souvent nécessaire de produire les vibrations non seulement sur la branche affectée du nerf, mais il faut étendre le traitement jusqu'au plexus, ou au tronc nerveux.

Les effets des vibrations des nerfs sont nombreux et variés : *elles possèdent un effet analgésique remarquable dans les douleurs de toute nature en les diminuant, surtout dans les gastralgies, les maladies des femmes, le rhumatisme musculaire, les névralgies, les migraines, les maux de tête, etc.* Cette action est quelquefois instantanée et durable. *Elles déterminent la contraction des petits vaisseaux sanguins ; elles aident à la contraction des muscles*, ainsi que l'on peut s'en apercevoir chez les personnes dont le système nerveux est très irritable ; *elles augmentent la sécrétion des glandes.* En faisant, par exemple, des vibrations sur le nerf facial, nous obtenons de suite une augmentation de salive. Cette manipulation sera donc employée avec succès dans les cas de *paralysie*, d'*ataxie locomotrice*, de *paralysie infantile*, *etc.*

Certaines autorités reconnaissent encore, outre les trois sortes de vibrations dont nous venons de parler, une quatrième subdivision à laquelle elles donnent le nom de *secousses*. Nous n'en parlons ici que pour mémoire, car les secousses ne sont autre chose que des vibrations exécutées d'une manière plus énergique, et dont les chocs se succèdent moins rapidement; le masseur peut, selon le cas, augmenter ou diminuer l'énergie et la vitesse des mouvements pour produire des secousses ou des vibrations.

CHAPITRE II

APPLICATION GÉNÉRALE ET LOCALE DU MASSAGE

Après avoir traité la théorie des différentes manipulations du massage, nous allons nous occuper de son application pratique en temps que massage général ou du corps entier ; puis nous étudierons son application spéciale, sur les diverses parties du corps, c'est-à-dire sur les divers points malades. Suivant que le massage sera général ou partiel, nous obtiendrons des effets spéciaux par une technique différente; c'est pourquoi nous étudierons chacun de ces cas dans des paragraphes différents en commençant par le massage général du corps; nous étudierons ensuite les diverses applications du massage dans telle ou telle maladie nécessitant le traitement d'un seul ou de plusieurs organes, ou encore le massage d'une partie quelconque du corps.

1° LE MASSAGE GÉNÉRAL

Sous le nom de massage général, on entend les diverses manipulations que l'on accomplit sur le corps entier : massage des muscles des bras, des jambes, du dos, de la poitrine et de la nuque. Ce massage général est, comme nous l'avons vu dans notre rapide aperçu historique, très usité chez les peuples orientaux, qui le font généralement précéder d'un bain. L'usage du massage général s'est de plus en plus répandu dans nos pays. Il produit un bien-être physique et moral des plus agréables. Le massage général est très recommandé à toute personne qui, par ses occupations sédentaires, ne peut s'adonner aux exercices physiques indispensables à la santé.

La technique du massage général demande beaucoup de circonspection, car chaque partie doit être massée spécialement suivant l'épaisseur de la peau et la quantité d'amas graisseux. D'une manière générale, on peut dire que des frictions d'une force modérée allant des extrémités au centre, combinées avec un pétrissage modéré des muscles, peuvent produire de très bons effets.

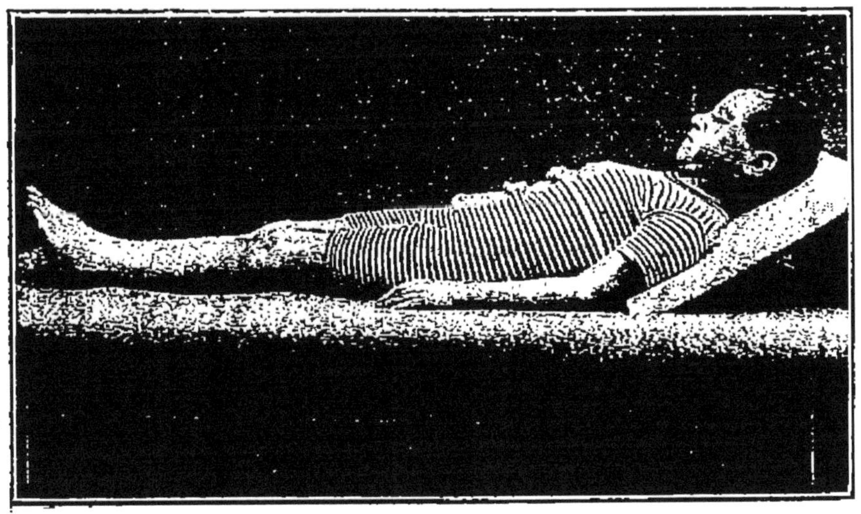

Fig. 24. — Station demi-décubitus dorsal.

Voici la technique du massage général :

Le patient est couché dans le demi-décubitus dorsal, les mains derrière la nuque ou bien les bras reposant librement le long des côtes (*fig.* 24 et 32). Il doit absolument être dans une attitude qui lui permet un relâchement complet des tissus soumis au massage.

Nous conseillons le massage général de préférence dans l'ordre suivant : débuter par le massage abdominal, ensuite entreprendre les membres inférieurs droit et gauche, puis les membres supérieurs dans le même ordre. Continuer par le thorax et le cou (le cou dans la station assise) et terminer par la nuque et le dos.

Pendant le massage abdominal le sujet doit respirer la bouche ouverte ; la respiration doit être thoracique (non abdominale), profonde et régulière, mais exempte d'effort. — La position des mains derrière la nuque rend la respiration plus libre ; certaines personnes relâchent les muscles plus facilement en laissant reposer les bras le long des côtes. — On choisira donc l'une ou l'autre des deux positions, selon l'individualité.

Le massage doit se faire à jeun ou deux à quatre heures après le repas. Le patient prendra soin de vider sa vessie auparavant.

On commence le massage abdominal par un effleurage circulaire autour de l'ombilic en agrandissant peu à peu le rayon des cercles ; on continue par l'effleurage et le pétrissage des muscles abdominaux et du gros intestin dans le sens physiologique des matières ; on peut terminer, suivant le cas, par quelques vibrations sur la vésicule biliaire et le bord inférieur de l'estomac.

Sur les membres on pratique l'effleurage, le pétrissage, quelquefois le tapotement, et on termine par un nouvel effleurage.

Le pétrissage des membres commence toujours près de leur racine, se dirigeant vers leur extrémité, mais tout en procédant dans le sens *centripète ;* enfin on prêtera une attention particulière aux articulations ; chaque doigt et chaque orteil seront traités isolément ; les petites articulations seront roulées entre les doigts ; on fera un effleurage circulaire autour des jointures ; le pétrissage aura toujours lieu de la racine à l'extrémité et en manipulant dans la direction centripète. On terminera par un effleurage de l'extrémité jusqu'au coude et du coude jusqu'à l'épaule pour les membres supérieurs, de l'extrémité jusqu'au genou et du genou jusqu'à la hanche pour les membres inférieurs.

Quand il s'agira de masser les gros muscles du mollet, de la cuisse et du bras, les deux mains doivent entrer en action en même temps, afin que les muscles se contractent et se relâchent alternativement. A de courts intervalles, le masseur saisit le membre des deux mains, fait un effleurage accompagné d'une légère pression de bas en haut, pétrit les muscles en redescendant et termine par un effleurage.

Après les membres on entreprend le thorax ; le patient a les mains derrière la nuque. On pratiquera l'effleurage et un léger pétrissage des muscles du thorax dans le sens de leurs faisceaux. Pour le grand pectoral, on procédera de la clavicule et du sternum vers l'aisselle ; puis on massera le grand dentelé, le grand oblique de l'abdomen. Les muscles intercostaux seront tout spécialement soignés. Le tapotement sera appliqué avec prudence, ayant connaissance de l'état du cœur.

Pour le massage du dos, le patient prend la position du décubitus ventral (*fig.* 25) ou bien encore la station assise à califourchon sur une chaise élevée, les avant-bras appuyés sur le dossier (*fig.* 26). — Je n'aime pas le décubitus latéral que quelques au-

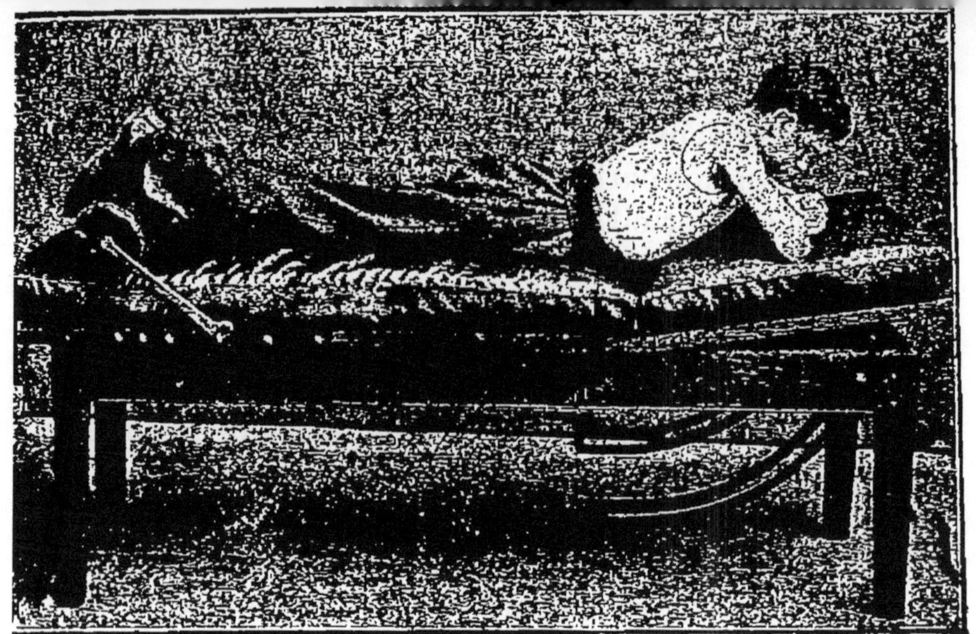

Fig. 25. — Station décubitus ventral.

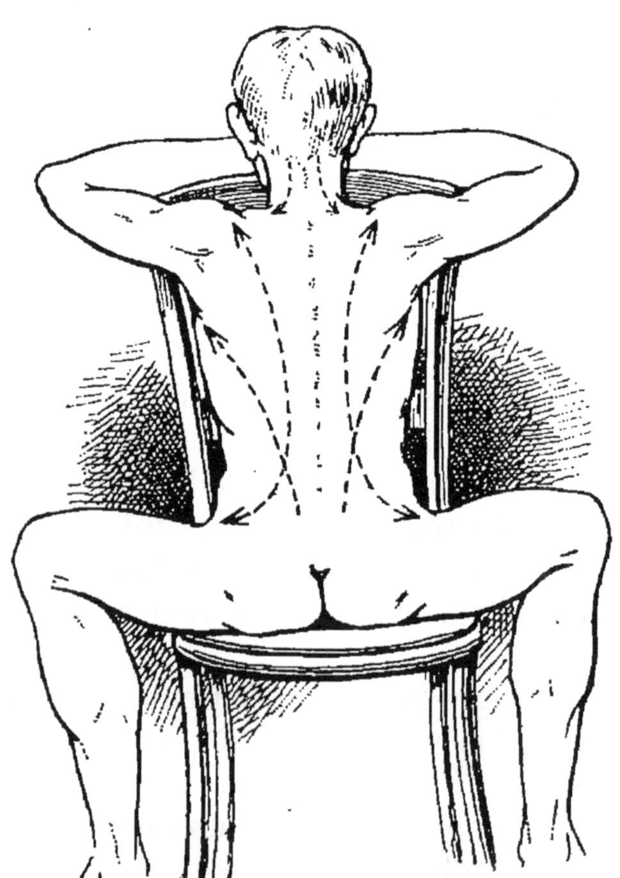

Fig. 26. — Position pour le massage du dos. Les flèches indiquent la direction dans laquelle le massage doit être dirigé.

teurs conseillent, la position étant peu favorable pour l'application du massage.

Le massage du dos se fait dans les deux directions, de haut en bas et de bas en haut, en raison des deux systèmes lymphatiques indépendants se dirigeant l'un de haut en bas, l'autre de bas en haut (*fig.* 26).

Le massage du dos comprend l'effleurage, le pétrissage, le tapotement et les vibrations.

Le masseur commence par l'effleurage et le pétrissage de haut en bas des muscles de la nuque. Il place ensuite ses deux mains sur les épaules du patient,

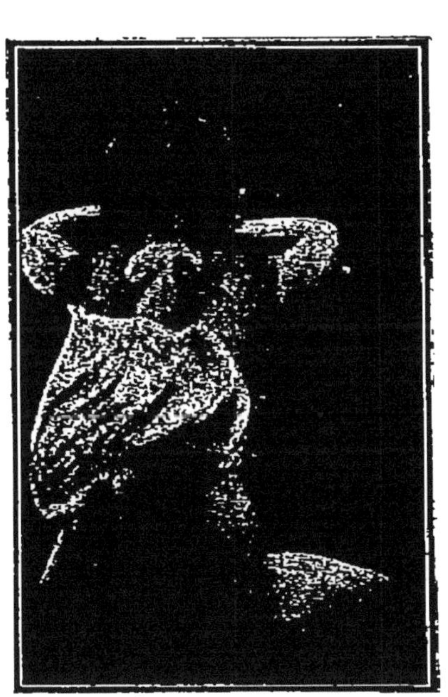

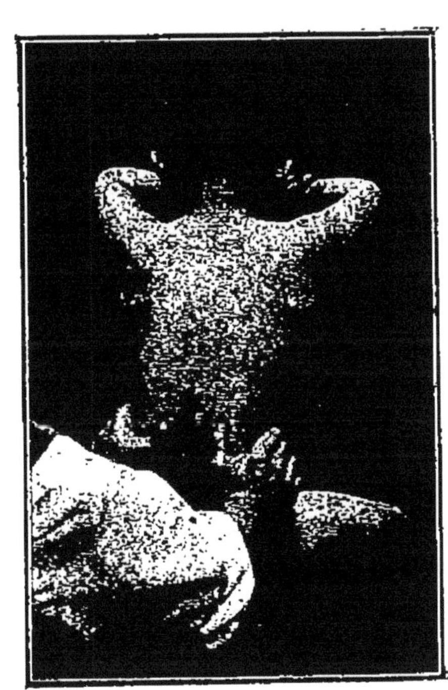

Fig. 27 et 28. — Position des mains et du sujet dans le massage du dos.

(*fig.* 27) les pouces de chaque côté de la colonne vertébrale. Les deux mains glissent alors le long du dos jusqu'au sacrum, les pouces longeant de près les deux côtés de la colonne vertébrale; mais les doigts, arrivés à la partie moyenne des omoplates, décriront en dehors un quart de cercle ayant le pouce pour centre. A la hauteur du sacrum, les mains, en suivant la crête iliaque, se dirigeront vers les côtes jusqu'à l'aine (*fig.* 28).

Les mains remontent ensuite, se dirigeant dans le sens inverse pour arriver au point de départ. Puis on soumet à un massage particulier les muscles de la région sacro-lombaire, le grand dorsal, les muscles spinaux postérieurs, le grand rond, le trapèze. On procède toujours dans le sens des faisceaux musculaires et en se dirigeant du rachis en dehors. Le muscle trapèze, dont les faisceaux suivent trois directions diverses, doit être traité de la façon suivante : pour les faisceaux ascendants, de bas en haut et en dehors vers l'épaule, pour les faisceaux moyens en ligne horizontale du rachis vers l'épaule, pour les faisceaux supérieurs et descendants de la nuque, en bas et en dehors vers l'épaule. Pour le massage des faisceaux supérieurs, la tête est légèrement tournée et inclinée du côté en traitement.

Le massage du dos peut être terminé par un tapotement de haut en bas, des hachures latérales et quelques vibrations latérales du thorax dans la station assise ou debout. Le tapotement, très léger en haut, augmentera d'intensité en descendant pour arriver à son maximum dans la région lombaire.

Comme règle générale, on traite tout d'abord la surface, la peau seule, ensuite un peu plus profondément les tissus sous-cutanés et, plus profondément encore, les grosses masses musculaires. On aura soin de bien pénétrer dans les interstices des faisceaux musculaires, si l'on veut agir sur les lymphatiques profonds. On voit que le vrai masseur doit constamment faire appel à ses connaissances anatomiques.

Il sera souvent utile d'associer au massage général quelques mouvements passifs, tels que : flexion, extension, allongement et roulement de tous les membres, ainsi que quelques mouvements respiratoires.

La séance d'un massage général varie d'une demi-heure à une heure.

Comme nous avons déjà fait remarquer ci-dessus, pour obtenir un effet calmant chez les personnes très nerveuses, le massage se fait dans la direction *centrifuge*. On doit alors s'abstenir de toutes les manipulations stimulantes.

La durée des séances est dans ces cas très courte : vingt à trente minutes au plus.

Le massage général est employé pour régulariser les fonctions des divers organes du corps, afin de les tonifier et de les stimuler; dans les maladies constitutionnelles, il exerce une influence des plus favorables. Dans la chlorose et dans l'anémie, il est très recommandé comme accessoire d'autres traitements. Le massage général augmente la diurèse, la tension artérielle et le nombre des pulsations (Voyez part. IV, chap. I et II).

Le massage général est très utilement employé dans un grand nombre de maladies nerveuses. Un des premiers symptômes des maladies nerveuses, l'insomnie, disparaîtra certainement après l'application du massage général léger pratiqué dans le sens centrifuge; dans ce dernier cas, le massage général combiné avec des exercices de gymnastique modérés donnera un résultat excellent.

Le traitement d'assimilation de *Weir-Mitschell* est une combinaison de l'isolement, du repos, de la suralimentation, de l'électricité et d'un massage général modéré. Il est mis en pratique chez les personnes arrivées à un extrême degré de nervosité, par exemple chez les hystériques et chez les personnes atteintes d'une affection nerveuse de l'estomac ; ce dernier cas amène surtout un amaigrissement extraordinaire et une faiblesse complète du sujet. Dans ce traitement, on cherche à obtenir une augmentation des forces et de l'appétit, une amélioration du système nerveux, un renouvellement du sang et de la graisse, et enfin une augmentation de poids du patient. Pour atteindre ce but, une suralimentation est nécessaire et en même temps que la suralimentation, le massage, afin que toutes les parties nutritives des aliments soient assimilées plus facilement. Le malade doit jouir d'une tranquillité morale.

Le malade sera éloigné de son milieu habituel afin d'éviter les troubles et les ennuis qui sont inhérents à la vie journalière; il sera donc isolé et laissé dans le repos le plus complet : le repos au lit lui sera nécessaire pendant les premiers jours ; toute conversation, toute lecture, toute écriture, en général toute dépense physique et intellectuelle lui sera interdite. Mais, comme ce repos absolu pourrait avoir une influence fâcheuse sur l'état général du patient, il est nécessaire de suppléer au manque d'exercice par un massage général, afin que les muscles ne s'engourdissent pas et conservent leur activité, et aussi pour que les fonctions physiologiques continuent régulièrement. Le massage doit être pratiqué dès le premier jour de la cure. Chaque partie du corps sera massée, selon le cas, pendant cinq à dix minutes, en sorte que le massage, une fois terminé, aura duré d'une demi-heure à une heure.

Le massage général est non seulement un moyen physique employé pour procurer au corps les mouvements qui lui sont nécessaires et auxquels le patient n'a pu se livrer pour un motif ou pour un autre, mais encore un moyen psychologique qui, par l'influence heureuse qu'il exerce sur le malade, lui rend la bonne humeur en lui rendant la santé.

2° MASSAGE DU COU

Il n'y a presque pas de partie du corps où les vaisseaux lymphatiques et sanguins soient aussi superficiels et d'un accès aussi facile au masseur que le cou. Ce n'est que depuis peu de temps que le massage de cette partie du corps a été mis en pratique : les expériences faites jusqu'ici ont obtenu un si grand succès qu'on ne saurait trop le recommander dans plusieurs affections de la gorge. Il n'y a pas de meilleur procédé, pour décongestionner cet organe que l'effleurage du cou bien exécuté.

Il existe plusieurs modes de traitement du cou ; les plus connus et aussi les plus usités sont ceux du Dr *Gerst* de Würzbourg et de *Hœffinger*. Nous allons nous en occuper en commençant par celui du Dr *Gerst* :

« Le patient, la poitrine découverte, la tête renversée en arrière, les épaules tombantes, doit être placé debout en face du masseur. Cette position a l'avantage d'augmenter la surface à masser en allongeant le cou ; elle est aussi, pour le masseur, beaucoup moins fatigante que si le malade était assis. Il faut que le patient soit immobile et respire naturellement. Cette dernière recommandation n'est pas inutile ; au commencement, le malade porte toute son attention sur les manipulations auxquelles on le soumet, et il retient sa respiration ou ne respire qu'incomplètement et irrégulièrement. Il en résulte un ralentissement de la circulation du sang dans les veines, qui contrarie l'effet du massage. Ces mesures de précautions prises, on peut commencer l'effleurage, qui se décompose en trois temps :

Premier temps. — Les deux mains sont placées à droite et à gauche, sur le cou, la face palmaire tournée en haut, le bord cubital seul touchant la peau, de telle façon qu'à l'apophyse mastoïde correspondent l'extrémité de l'annulaire et le petit doigt, et que, au sillon, situé sous la branche horizontale du maxillaire inférieur, corresponde l'éminence hypothénar. Puis, sur la partie supérieure du cou, en avant et en bas, on glisse de chaque côté le bord cubital des mains.

Deuxième temps. — Pendant la manipulation qui précède, la paume de la main a fait un quart de tour sur son axe de sorte que maintenant ce sera le bord radial qui s'appliquera au point que le bord cubital vient de quitter ; toute la face palmaire touche le cou et sert aux frictions. Il faut éviter soigneusement de comprimer, avec le pouce et l'éminence thénar, la jugulaire et les cornes de l'os hyoïde, car cette pression occasionnerait des douleurs et des quintes de toux. Il faut également faire grande attention de ne pas comprimer les vaisseaux lymphatiques et sanguins situés sur les côtés du cou. Chaque main doit agir sur les côtés du larynx, sans exercer aucune friction sur cet organe.

Troisième temps. — Enfin, une fois la clavicule atteinte, chacune des mains continuera son mouvement de haut en bas en faisant un second quart de tour, ce qui mettra la main en pronation. A la fin de ce temps, le bord radial de la main seul est employé.

La deuxième méthode, celle de *Hœffinger*, est un

peu différente de celle du Dr *Gerst*. Hœffinger place le sujet sur une chaise élevée, la tête légèrement renversée en arrière, le cou, la nuque et la partie supérieure du thorax complètement dépouillés de tout vêtement. Il se place derrière son malade et lui met

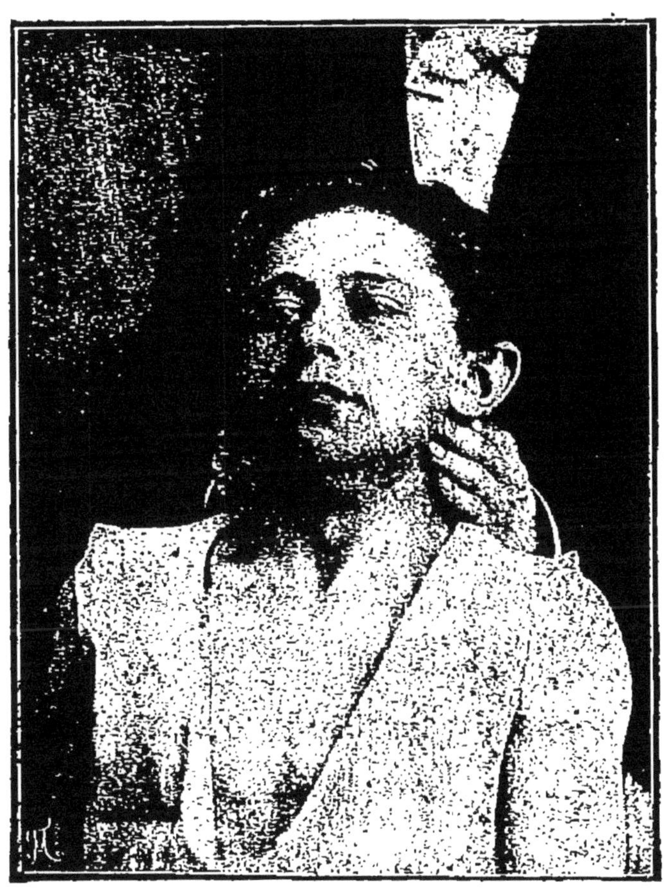

Fig. 29. — Massage du cou, méthode de *Hœffinger*. La tête est rejetée en arrière, et l'effleurage est dirigé de haut en bas afin de décongestionner la tête.

les deux mains sous la mâchoire en appuyant les pouces sur la nuque. Il fait ensuite des frictions douces et régulières dirigées de dedans en dehors et de haut en bas par rapport à l'axe du patient; les frictions sont rapides, mais sans pression; tous les mouvements doivent être souples et légers et se passer dans l'articulation du coude et de l'épaule. Cette position du masseur derrière son malade a l'avantage d'éviter la compression du larynx, de n'être fatigante ni pour l'opérateur, ni pour le patient, et permet à ce dernier de respirer plus aisément et plus régulièrement puisqu'il n'a pas le masseur devant lui (*fig.* 29).

3° MASSAGE DU COU CHEZ LES ENFANTS (*fig.* 30)

Le massage du cou chez les petits enfants nécessite la position suivante :

L'enfant placé en décubitus dorsal, le dos soutenu

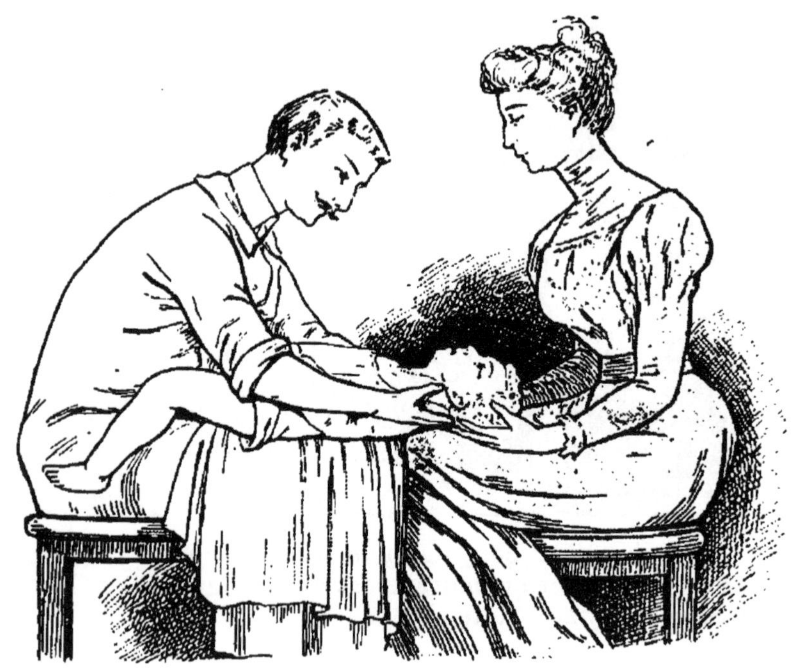

FIG. 30. — Position pour le massage du cou chez les enfants.

sur les genoux de l'opérateur, les jambes placées de chaque côté de l'opérateur, la tête légèrement inclinée en arrière, repose sur les genoux d'un aide assis en face du masseur.

Celui-ci applique alors les doigts des deux mains sur la face postérieure de la tête de l'enfant, dans la région de la nuque et de la colonne vertébrale, pen-

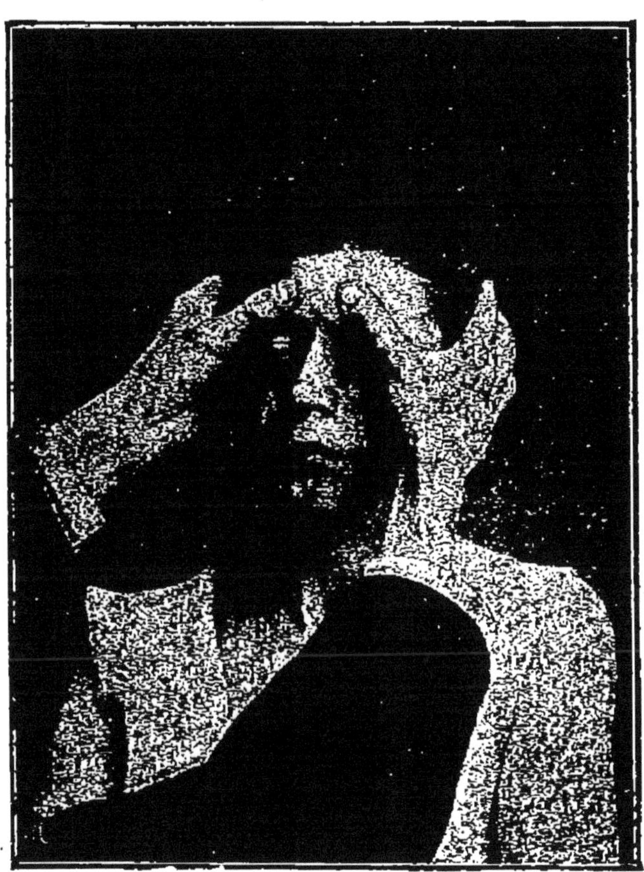

FIG. 31. — Massage du front pour le traitement de la migraine.

dant que les deux pouces, commençant du maxillaire inférieur et aboutissant à la clavicule, exécutent des deux côtés du cou un effleurage avec une pression modérée. Les pouces, atteignant les clavicules, remontent jusqu'au maxillaire, mais sans entrer en contact avec la peau, puis la manipulation recommence de la même manière pendant deux ou trois minutes.

4° MASSAGE DU FRONT (*fig.* 31)

Il est employé surtout dans les cas de migraine et de céphalalgie.

Il consiste en une friction légère du front faite avec les deux pouces. Les mains sont placées de chaque côté de la tête, les pouces commencent la manipulation au milieu du front pour se diriger vers les tempes, et l'opération se répète de cinq à dix minutes. Une explication plus ample sera donnée dans le chapitre qui traite des différentes maladies.

Une autre méthode, moins fatigante pour le patient et pour le masseur, consiste à faire asseoir le malade dans un fauteuil, la tête appuyée sur le dossier; le masseur se place alors derrière le malade. Les doigts sont appuyés sur les faces latérales de la tête, leur extrémité tournée obliquement en arrière et en bas. La manipulation se fait au moyen des pouces comme dans la méthode précédente en descendant jusqu'aux tempes.

5° PÉTRISSAGE ET VIBRATIONS DE L'ABDOMEN

Le massage de l'abdomen, pratiqué depuis longtemps, mais d'une manière très primitive, chez les peuples sauvages, contre les différents troubles des intestins, a été introduit depuis peu de temps seulement, comme méthode scientifique, chez les peuples civilisés. Il se recommande dans plusieurs affections, mais particulièrement dans les cas de constipation provenant de parésie intestinale ainsi que de flaccidité par atrophie des muscles abdominaux.

Parmi les peuples des nations civilisées, le massage de l'abdomen est encore souvent employé d'une manière très primitive et dépourvue de toute méthode scientifique.

Il existe pour le massage de l'abdomen plusieurs méthodes de traitement, celles de *Reibmayr*, de l'*école suédoise*, de *Zabludowsky*, de *Rubens-Hirschberg*, de *Laisné*, *etc.;* la plus employée et la plus connue étant celle de Reibmayr, c'est par celle-là que nous commencerons tout d'abord.

La méthode de Reibmayr se divise en quatre manipulations successives.

Première manipulation. — Le pouce, posé latéralement, sert de point d'appui aux trois doigts du milieu de la main droite qui font des frictions circulaires autour de l'ombilic; on peut exercer, avec les extrémités des doigts, des pressions intermittentes et agrandir le rayon des cercles décrits afin d'augmenter l'énergie de cette manipulation. Dans ce premier temps, les mouvements doivent s'exécuter surtout dans les articulations des doigts, avec la main.

Deuxième manipulation. — C'est la paume de la main qui travaille maintenant; elle décrit les mouvements circulaires, tandis que les doigts restent passifs. La paume de la main doit être en extension forcée, de manière à former presque un angle droit avec l'avant-bras. Les doigts suivent le mouvement, sans appuyer aucunement, tandis que le talon de la main seul exerce la pression.

Troisième manipulation. — La main droite est posée à plat sur la région inguinale droite et les doigts sont dirigés vers la cuisse; la main gauche appuie sur

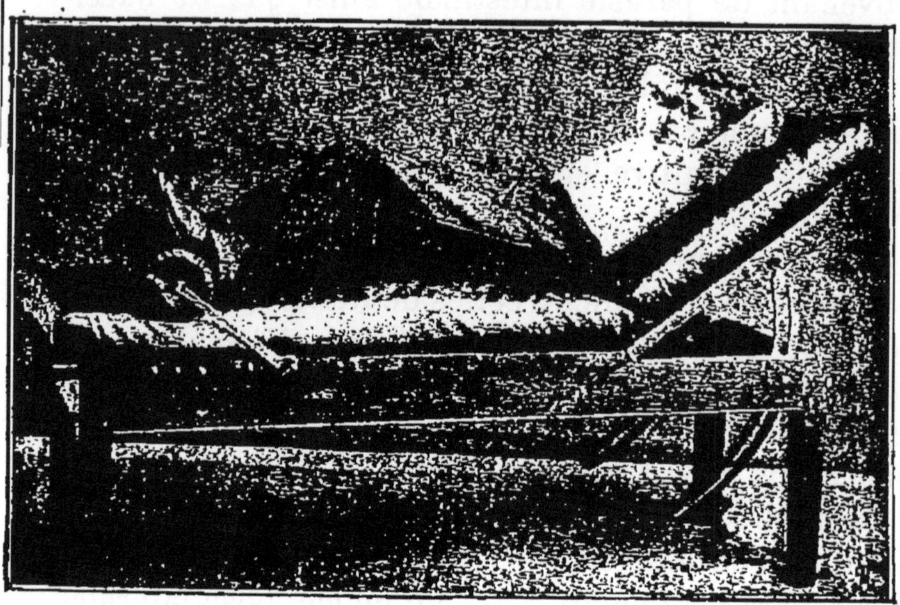

FIG. 32. — Montre la position que le patient doit occuper pour le massage de l'abdomen (Voyez aussi *fig.* 24).

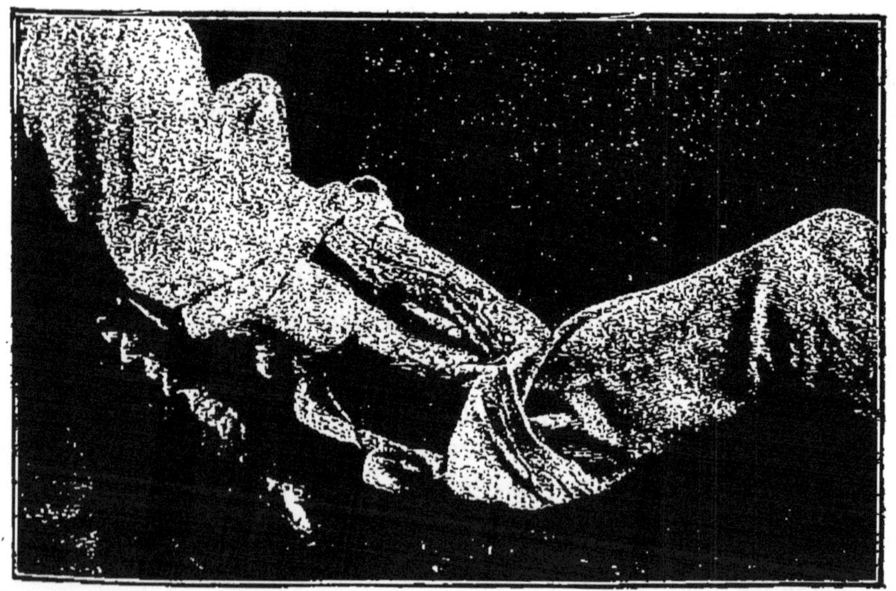

FIG. 33. — Troisième manipulation du massage de l'abdomen (méthode de Reibmayr).

les premières phalanges de la droite. Les deux mains se promènent ainsi sur le trajet du cæcum de bas en haut et de dedans en dehors et sont ramenées à leur point de départ en passant par l'ombilic, sans exercer aucune pression pendant ce mouvement de retour. La main gauche sert dans cette manipulation à renforcer les pressions et à faire adhérer les doigts de la main droite, de façon que, tenus le plus possible à plat, ils puissent agir par toute leur face palmaire (*fig.* 33). Comme nous l'avons déjà dit pour le massage abdominal, il est quelquefois préférable que le malade repose ses bras le long des flancs (*fig.* 24).

Quatrième manipulation. — Le mouvement est exécuté de haut en bas et de dehors en dedans par les doigts de la main droite dirigés en haut vers la rate; du reste, ce mouvement est analogue au précédent et suit le trajet du côlon descendant et de l'*S* iliaque. Il faut relever le haut du corps, faire fléchir les jambes sur les cuisses et les cuisses sur le bassin, en rapprochant les talons des fesses et faire respirer le patient longuement, afin de diminuer autant que possible les contractions des parois abdominales.

Méthode suédoise (*fig.* 34). — Elle consiste à placer la main droite sur l'abdomen; la paume de la main est placée sur l'arcade pubienne, le pouce travaillant à droite de bas en haut, et suivant le trajet du côlon ascendant; arrivée au haut du côlon ascendant, la main exécute un quart de tour vers la gauche, le pouce travaille alors sur le côlon transverse; en suivant la direction du côlon descendant, ce sont les doigts qui procèdent à cette manipulation.

Au commencement, le masseur ressent quelquefois de la fatigue dans les muscles du pouce, mais cette fatigue diminue de beaucoup si l'on place sur le pouce les doigts de la main gauche.

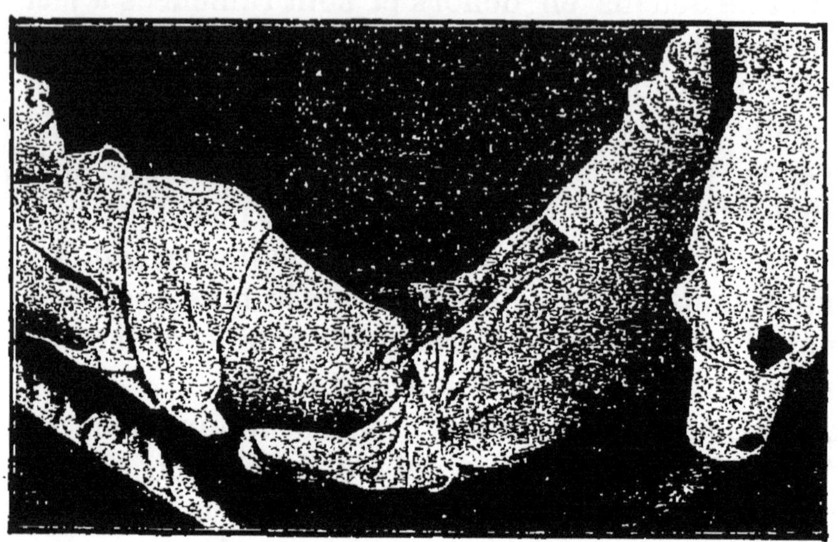

FIG. 34. — Méthode suédoise du massage de l'abdomen.

Méthode de l'auteur. — Pour ma pratique personnelle, j'ai composé la méthode suivante :

1° Le malade occupe la position déjà indiquée ci-dessus. Je commence tout d'abord par un effleurage de haut en bas des muscles abdominaux en suivant la ligne médiane de l'abdomen afin d'agir sur les muscles droits; pour opérer sur les muscles obliques, je pose une main à plat de chaque côté de l'abdomen et j'exécute un effleurage en rapprochant les mains vers la ligne médiane ;

2° Je fais des frictions circulaires autour de l'ombilic, en agrandissant graduellement le rayon des cercles décrits.

3° Je me place du côté droit du patient, de manière à le voir de face. Je pose les mains l'une à côté de l'autre obliquement sur la région inguinale droite, les doigts dirigés en haut de façon à ce que les extrémités de l'index et du médian des deux mains se rencontrent ; les mains forment ainsi un angle de 40 à 50° (*fig.* 35). J'avance alors lentement sur le trajet du côlon ascendant en décrivant continuellement de petits cercles, mais sans déplacer la main de dessus

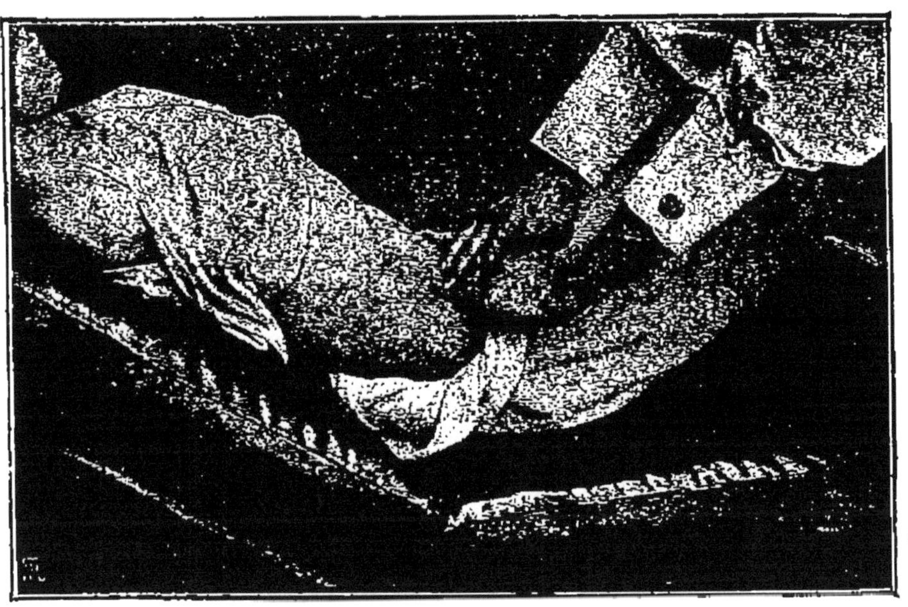

IG. 35. — Méthode de l'auteur. Troisième manipulation du massage abdominal.

la peau, c'est-à-dire que la peau suivra le mouvement circulatoire des mains afin d'agir sur les parties profondes, sur les intestins et non sur la surface seule. Arrivées au sommet du côlon ascendant, les mains font environ un quart de tour vers la gauche du malade et avancent de même manière en opérant sur le côlon transverse, puis je suis la direction du côlon descendant, les mains toujours dirigées en haut vers la rate.

Je répète cette manipulation huit à dix fois par séance.

Comme complément au pétrissage de l'abdomen, je fais toujours exécuter, dans les cas de constipation opiniâtre, la projection en haut des genoux et la circumduction des cuisses décrites dans la gymnastique (*fig*. 63 et 72).

La première manipulation a pour but d'habituer le malade à relâcher les muscles abdominaux. Il arrive très souvent que les patients et surtout les sujets nerveux ont les muscles abdominaux contractés et les contractent encore davantage si l'on commence de suite par un pétrissage profond. Cette manipulation tonifie en même temps les muscles.

La deuxième manipulation est analogue à la première manipulation de la méthode de Reibmayr et a principalement pour but d'influencer l'intestin grêle et quelque peu le gros intestin quand le rayon des cercles prend assez de dimension.

La troisième manipulation correspond à la troisième et à la quatrième manipulation de la méthode de Reibmayr et à celle de la méthode suédoise; elles ont pour but d'agir sur le côlon dans tout son trajet, de réduire mécaniquement les matières alvines, de les pousser en avant vers le rectum et de provoquer des mouvements péristaltiques.

Ma méthode a sur celle de Reibmayr cet avantage que, tout d'abord, l'exécution du mouvement est plus facile et que, par sa position même l'opérateur a constamment les yeux fixés sur son malade, ce qui lui permet de suivre de près la respiration du patient, d'observer les traits du malade et de s'assurer ainsi s'il ne procède pas avec trop de hardiesse.

Au moyen du mouvement rotatoire décrit dans ma troisième manipulation, l'intensité de la pression peut être augmentée sans causer la moindre douleur au malade parce qu'elle peut être mieux graduée. Le sens tactile de l'opérateur garde aussi beaucoup plus de subtilité que dans la méthode de Reibmayr, où la main, glissant sur la surface, subit une friction, ce qui émousse la sensibilité tactile. Les matières sont beaucoup mieux réduites et sont poussées progressivement en avant et non en masse, ce qui a forcément lieu par la méthode de Reibmayr quand on exerce une assez forte pression; si, au contraire, la pression est faible, la main glisse plutôt sur la surface, et la manipulation ne donne aucun résultat mécanique. Ces inconvénients sont évités par ma façon d'opérer.

Dans la méthode suédoise, je trouve que la masse à travailler est trop grande pour une petite surface comme le pouce, puis le travail d'une seule main ou d'un seul doigt ne peut produire une pression aussi réglée et aussi continue que le travail simultané des deux mains. Dans ma méthode, les deux mains exécutant des mouvements uniformes, dans des temps égaux, suivent l'impulsion l'une de l'autre, et par conséquent aucun mouvement ne s'exécute avec raideur, ce qui arrive facilement dans la méthode suédoise, quand on ne travaille qu'avec un doigt ou qu'avec une main, car ce doigt ou cette main a, outre les mouvements à exécuter, à vaincre la résistance qu'oppose toujours la paroi abdominale.

Dans l'exécution du massage de l'abdomen, quelle que soit la méthode employée, il faut faire grande attention à ce que les parois du ventre soient relâchées. Pour atteindre ce but, on fait tenir au patient la bouche ouverte, on le fait respirer largement; la respiration doit être thoracique et non abdominale et on lui fait plier les genoux. Le patient ne doit pas tendre et raidir les parois abdominales, sinon le massage resterait sans effet ou du moins n'atteindrait pas le but demandé. Position demi-décubitus dorsal.

Pour terminer le pétrissage de l'abdomen, on peut exceptionnellement avoir recours au tapotement à air comprimé (*fig.* 19); mais il ne faut jamais exécuter le tapotement dans la région de la vessie. Avant tout massage de l'abdomen, il faut avoir soin de faire uriner le malade. Chez les cardiaques ce tapotement doit être proscrit.

Vibrations de l'abdomen. — La position du patient est la même que pour le pétrissage de l'abdomen. On opère avec toute la surface palmaire de la main en se tenant debout ou assis du côté droit du sujet; puis on fait les vibrations transversales sur toute la surface de l'abdomen. La pression exercée est d'abord très faible, et l'étendue des mouvements, large. A mesure que la pression augmente, l'étendue des mouvements se borne à des vibrations dans l'épigastre, puis dans l'hypocondre en enfonçant bien les doigts sous les fausses côtes, enfin on termine par les larges mouvements du début.

Ces vibrations influencent surtout l'intestin grêle et sont employées avec succès dans les cas de diarrhée.

Si on veut obtenir un effet calmant, on se servira de l'effleurage doux, de vibrations superficielles et profondes. Le pétrissage, le foulage, la percussion pointée et le grattage produiront, au contraire, un effet stimulant.

D'après Cerutti, le massage abdominal agit:

1° Sur l'élément musculaire (contractilité, tonicité des parois musculaires), en rendant plus complète la distribution des aliments sur la surface gastrique et l'évacuation plus rapide. Cette action musculaire associée aux efforts de la gymnastique médicale est encore plus évidente, lorsqu'on pense qu'il n'y a aucune partie des organes de l'abdomen qui ne se trouve en contact immédiat avec les muscles.

Des expériences irréfutables ont démontré, en effet, que, sans massage, le salol ingéré s'éliminait après deux heures et demie dans les urines sous forme d'acide salicylique, tandis qu'après un massage de quinze minutes l'élimination s'accomplissait en une heure et demie ;

2° Le massage agit sur l'élément nerveux, en calmant les douleurs et l'exagération des réflexes et en excitant les centres moteurs ;

3° Il agit sur l'élément glandulaire et en modifie la sécrétion ;

4° Il agit sur la circulation gastro-intestinale (sensation de chaleur après le massage, augmentation de la diurèse) ;

5° Il agit indirectement, mais non moins intensivement, sur les sécrétions du foie, du pancréas, des reins ; et cela non seulement par l'intermédiaire de la circulation, mais aussi par l'action réflexe sur le système nerveux.

Le massage abdominal permet enfin au patient de s'alimenter, de digérer, d'absorber et d'assimiler les aliments qu'il ingère, avec une extrême facilité.

D'après Colombo et Romano, un massage superficiel et léger augmente la tension artérielle ; un massage profond et énergique dilate le système porte et diminue la pression.

Le massage abdominal peut, par conséquent, régulariser les mouvements cardiaques et, suivant la manière d'opérer, diminuer ou augmenter le nombre des pulsations, abaisser ou augmenter la tension artérielle.

6° PÉTRISSAGE ET VIBRATIONS DE L'ESTOMAC ET DU FOIE

La position du malade est toujours la même que pour le massage de l'abdomen. — Le massage de l'estomac doit toujours avoir lieu à jeun ou trois heures au moins après le repas; dans les cas de dilatation de l'estomac, cet intervalle doit être beaucoup plus long. Cependant, exceptionnellement, quand il s'agit de troubles digestifs, on peut faire un massage léger après le repas pour faire disparaître certaines sensations pénibles.

L'opérateur cherche par la percussion à déterminer la ligne inférieure de l'estomac. Cela fait, il commence les manipulations par un effleurage et continue par des pressions légères augmentant d'intensité, pressions produites par la paume de la main et exécutées sur la partie inférieure et gauche de l'estomac en se dirigeant vers le pylore. Alors, les doigts écartés, gagnant la région du pylore et les appuyant sur la limite inférieure de l'estomac, il produit, avec leur extrémité, une légère pression qui augmente peu à peu d'intensité. On peut voir, dans les cas où les parois sont minces, que ces pressions produisent des contractions de l'estomac. Ces manipulations durent environ de quatre à cinq minutes, puis on termine par un pétrissage dans lequel on saisit lentement et légèrement l'organe en donnant aux mains une direction de bas en haut et de gauche à droite.

Vibrations. — Comme complément au massage de l'estomac, on peut appliquer les vibrations, qui sont toujours d'un heureux effet; ce particulièrement dans les affections douloureuses; on les utilise sur le creux de l'estomac et sur la grande courbure dans les cas de dilatation.

En cas de contraction tétanique de l'estomac, il faut abandonner le massage jusqu'à ce que ce symptôme ait disparu.

Massage du foie. — On peut appliquer un léger tapotement sur le côté droit du thorax, puis produire des pressions intermittentes et rapides ou des vibrations légères afin d'augmenter la sécrétion de la bile. Cette manipulation doit être exécutée particulièrement sur la région de la vésicule biliaire; normalement elle est située à la face inférieure droite du foie, juste au-dessous de l'union des cartilages des huitième et neuvième côtes droites[1].

Le massage du foie est recommandé dans plusieurs maladies de cet organe, de l'estomac et des intestins, comme nous le verrons partie IV, chapitre II.

7° MASSAGE DES REINS

On peut les traiter ensemble ou séparément. La position est toujours la même que celle indiquée pour le massage de l'abdomen; il faut que les parois abdominales soient très relâchées afin que l'on puisse enfoncer la main très profondément avant de commencer la manipulation.

Le patient doit faire de profondes respirations; pendant l'expiration l'opérateur pénétrera progressivement avec les pouces, fixés sur les parois abdominales, dans les tissus correspondant aux reins, au-dessous

1. Sa situation varie énormément dans les cas de cholécystite, de péricholécystite, de calculs biliaires, etc., etc.

des côtes, jusqu'à ce qu'il sente les organes. A ce moment, afin que les mouvements des muscles abdominaux ne gênent point le masseur dans ses manipulations, le sujet respirera par le thorax. Alors on fera un pétrissage de dehors en dedans et un peu de haut en bas pour que la pression ait un effet sur la substance corticale et sur la circulation veineuse.

S'il s'agit de traiter un rein seul, on le fait avec la face palmaire des doigts, l'opérateur restant debout ou s'asseyant à l'opposé du côté qui doit être traité. On termine par des vibrations.

8° MASSAGE DE LA VESSIE ET DE LA PROSTATE

Pour le traitement de la vessie, le malade se place dans le demi-décubitus dorsal, comme pour le massage de l'abdomen. Le masseur applique la main droite au-dessus de l'arcade pubienne, le pouce opposé aux autres doigts comme dans la figure 34; puis, avec les doigts et le talon de la main, il exécute un petit pétrissage qui s'étend d'un côté à l'autre.

Pour les vibrations, la position du patient reste la même. On procède à des vibrations profondes de haut en bas et en arrière à partir de la région supérieure de la vessie. On pose la main à plat, les deux dernières phalanges entrant en action.

Quant au massage de la prostate, l'index ou le médian d'une main est introduit dans l'anus, tandis que l'autre main est appliquée à plat sur la région du bas-ventre correspondant à la prostate; on exécute un massage léger et délicat de cette région.

Le traitement de ces organes est indiqué dans les affections de la vessie, dans la prostatite, dans l'hypertrophie de la prostate, etc.

Le massage de la vessie doit être fait très délicatement et avec beaucoup d'habileté ; mal fait, il peut provoquer une cystite.

9° MASSAGE DE L'UTÉRUS

A toutes les époques et chez tous les peuples naturels, le massage a été utilisé comme premier et souvent comme unique moyen de traitement pour faciliter les accouchements soit normaux, soit accidentels. Chez nous, le massage est aussi d'une application très répandue dans la gynécologie, et l'on peut dire qu'un grand nombre de manipulations employées pendant la grossesse ou pendant l'accouchement ne sont au fond que des manipulations de massage.

Dans les temps modernes, le massage gynécologique a gagné un nouveau champ d'action ; il a obtenu des succès frappants et étonnants. On peut dire que, par l'influence du massage, le traitement des maladies de la femme est entré dans une ère nouvelle. Des cas qui, autrefois, étaient incurables, ou pour lesquels une opération avec tous ses dangers et ses suites était nécessaire, sont maintenant guéris dans un temps relativement court, grâce à l'emploi du massage. C'est à *Thure Brandt*, major suédois, que l'on est redevable de la théorie et de l'application raisonnée du massage, en gynécologie.

Nous avons vu dans l'*Historique* que cette méthode fut, au début, très controversée par les médecins ; ceux qui ne la combattaient pas directement en parlaient d'une façon très sceptique, quoiqu'un médecin spécialiste, le Dr *Niessen*, l'ait déjà chaudement recommandée avant 1870. Ce ne fut que lorsque *Brandt* démontra dans la clinique du *professeur Schulze* à

Jéna, par une suite de guérisons, l'efficacité de sa méthode, que l'on y prêta une attention plus soutenue et que le monde savant finit par s'émouvoir. Des docteurs, comme *Schauta*, *Seiffert*, etc., la mirent en pratique, et ce fut le Dr *von Preuschen* qui donna l'explication physiologique de l'influence du massage gynécologique. Alors parut une publication importante de la traduction du livre de *Brandt* sur l'effet de la gymnastique médicale dans les maladies du bas-ventre chez les femmes. En un mot, il est difficile de s'imaginer la rapidité avec laquelle fut répandu le massage comme traitement des maladies de femmes, depuis les expériences de *Brandt* à Jéna.

La méthode de Brandt, exclusivement manuelle, est uniquement composée de mouvements n'ayant aucune influence fâcheuse quand ils sont bien exécutés. De plus, elle présente cet avantage de ne pas aliter la femme et de lui laisser la liberté du travail sans cependant le pousser jusqu'à la fatigue ou à de grands efforts.

L'état de la patiente change rapidement sous l'influence du traitement kinésique bien compris et bien exécuté. Son premier effet est la disparition des douleurs et l'amélioration de l'état local. Avec la cessation des douleurs l'état général s'améliore, la patiente recouvre l'appétit et le sommeil; elle peut en même temps reprendre ses occupations délaissées depuis longtemps à cause de son long séjour au lit. Par cette méthode on mobilise des utérus fixés, on redresse leurs déviations, les symptômes de la maladie disparaissent, les épanchements se résorbent, les périodes deviennent régulières, les méno et métrorrhagies sont enrayées et les prolapsus sont réduits pour un temps limité ou pour toujours, d'une façon complète ou incomplète.

Les manœuvres brutales ne peuvent être supportées par l'appareil génital, extrêmement délicat, de la femme. Le traitement local comprend deux espèces de massage différenciés, quant à leur technique et quant à leurs effets. D'un côté, nous avons le massage qui nécessite une certaine force ; de l'autre, un massage extrêmement léger, un effleurage. Le premier favorise la résorption des épanchements sanguins, ou séreux ; l'autre a une action excellente sur le système nerveux.

La méthode de Brandt se compose de deux espèces de traitement : local et général.

I. Le traitement local consiste en massage utérin et en mouvements de gymnastique passive de la matrice comprenant les manipulations suivantes :

1° La friction circulaire ;

2° L'effleurage ;

3° Le pétrissage ;

4° L'élongation ou l'étirement ;

5° La vibration et la pression digitale des nerfs ;

6° Le malning ou mouvement de meule ;

7° La réduction ;

8° Le soulèvement.

II. Le traitement général comprend la gymnastique médicale suédoise (part. III, chap. II).

Avant de commencer le traitement, il est nécessaire de poser un diagnostic aussi précis que possible. Brandt est arrivé à développer sa méthode grâce à un toucher tout spécial et à un diagnostic rigoureux.

Exploration (*fig.* 36). — Malgré toute l'attention donnée, la fréquence des contractures réflexes de la paroi abdominale rend toujours cette manœuvre pénible et fatigante. C'est pourquoi l'opérateur ne saurait y mettre trop de délicatesse et de ménagement.

Avant de commencer l'examen, le rectum et la vessie doivent être à l'état de vacuité. Il peut se faire dans le décubitus dorsal ou dans la station debout ; le plus fréquemment il s'exécute dans la position couchée, deux ou trois heures après le repas. Le toucher de Brandt est bimanuel ; il se pratique comme suit :

La patiente est couchée sur une banquette basse (plint de Brandt), le dos et la tête légèrement surélevés, les jambes fléchies et les pieds reposant à plat sur la banquette.

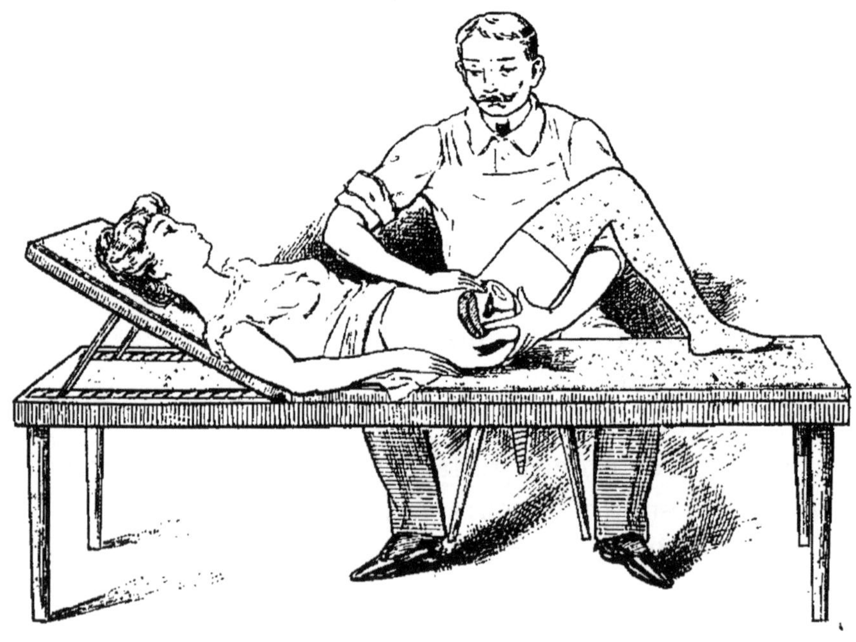

Fig. 36. — Position de la malade et du médecin dans l'exploration et dans le massage.

L'opérateur, placé du côté gauche de la patiente, est assis à califourchon sur un tabouret à vis, lui permettant de s'élever à volonté. La main gauche passe par dessous la cuisse gauche de la malade pour introduire l'index gauche dans le vagin (ou dans le rectum chez les vierges). Le pouce est porté en arrière, en extension complète, les autres doigts se logent dans le sillon interfessier. Si l'on observe cette position, tous les reproches adressés au massage gynécologique au nom de la morale tombent d'eux-mêmes, car il est alors impossible de toucher au clitoris.

On pose la main droite sur la paroi abdominale en la déprimant graduellement, tout en exécutant des mouvements semi-circulaires et de légères vibrations. La figure 36 montre les positions respectives de la patiente et de l'opérateur.

Si la maladie s'est localisée du côté droit, l'opérateur se placera du côté droit de la patiente en introduisant l'index droit dans le vagin.

Si le plint est un peu haut, l'opérateur se tiendra debout à côté de la patiente. Il aura soin alors d'écarter légèrement du tronc l'avant-bras et le coude gauches et de les placer entre les cuisses de la malade, mais en gardant toujours la main droite appuyée sur la paroi abdominale. L'opérateur prend la position inverse, s'il est à droite de la patiente.

Pour l'exploration dans la station debout le masseur se placera, un genou en terre, un peu en arrière et à gauche de la malade. Il introduira l'index dans le vagin ou dans le rectum, suivant le cas, le coude appuyé sur son genou. Ce point d'appui a l'avantage de donner beaucoup d'élasticité aux manœuvres de l'opérateur.

Les avantages que présente la station debout sont les suivants :

Elle donne plus de facilité pour la réduction de

l'utérus. En vertu de leur poids, les organes pelviens s'abaissent et sont plus faciles à atteindre, soit par le vagin, soit par le rectum.

La malade peut soulever une des jambes en appuyant son pied sur une chaise ou sur un tabouret, l'opérateur arrivera ainsi plus haut avec le doigt explorateur.

Le médecin gymnaste, voulant s'occuper de massage gynécologique, doit avoir le sens du toucher très développé et une main légère et douce.

L'examen peut être : recto-abdominal; vagino-abdominal; vagino-rectal, quand l'index est introduit dans le rectum et le pouce dans le vagin. Il est vaginal ou rectal, si le toucher est simple.

Mode opératoire. — Un massage préparatoire de la paroi abdominale doit toujours précéder le massage utérin. Le doigt interne placé au-dessous ou en arrière des organes à masser a pour fonctions de les ramener en avant vers la paroi abdominale. Il doit éviter les mouvements et ne doit changer de place que pour conduire les organes à masser à la rencontre de la main, placée sur l'abdomen. La main externe seule remplit tout le travail dans le massage utérin. Par exception, si l'on se trouve en face d'un épanchement péri-vaginal, l'index interne peut exécuter un léger effleurage avec la dernière phalange; mais, à l'entrée, il doit garder une immobilité complète, tout en conservant sa souplesse.

Il faut débuter par des pressions très légères et de courte durée. Sans perdre prise, on fait plusieurs pauses dans le cours de la séance; plus tard les séances peuvent durer jusqu'à un quart d'heure.

Une rigoureuse propreté antiseptique doit être observée. La durée du traitement des affections utérines est assez longue, de quelques semaines à quelques mois; c'est dire qu'il faut s'armer de beaucoup de patience, si l'on veut obtenir un résultat favorable. De même qu'on ne peut opérer une appendicite aiguë, on ne peut traiter par le massage une affection utérine aiguë. Le massage est contre-indiqué si l'on se trouve en face d'accidents fébriles, d'écoulements purulents ou de fortes douleurs spontanées, de cas douteux et toujours quand on soupçonne l'existence de pus dans les annexes ou dans l'utérus.

Le massage gynécologique est également proscrit chez les tuberculeuses, les cancéreuses, dans les kystes, les salpingites suppurées et naturellement dans la grossesse.

MANIPULATIONS. — 1° *La friction circulaire ou semi-circulaire.* — On exécute cette manipulation avec la pulpe des doigts placés à plat sur l'abdomen, tout en déprimant doucement sa paroi. La main ne doit exécuter aucun mouvement à sa surface. Entraînée par la main de l'opérateur, c'est la peau de l'abdomen qui se meut sur les organes intérieurs. Les doigts, en se déplaçant souvent, sont en contact avec un point, puis avec un autre, d'où il résulte des mouvements alternant avec des pauses. Pour l'effet physiologique, ces alternatives de manipulations et de repos ont une importance de premier ordre.

Il n'est pas toujours nécessaire ni facile de saisir les organes sur lesquels on veut agir. Des troubles circulatoires abdominaux sont souvent la cause d'un grand nombre de maladies utérines ; ce sont, par conséquent, ces troubles qu'il faut viser tout d'abord. La circulation générale est influencée par ces pauses et ces mouvements alternatifs; il se produit une vaso-constriction pendant les manœuvres, une vaso-dilatation pendant les pauses. Comme conséquence, la circulation générale se régularise, l'activité de la nutrition est augmentée; la circulation des organes génitaux est favorisée, et le petit bassin est décongestionné. L'état général devient bientôt meilleur avant même que l'état local ne se ressente d'une amélioration.

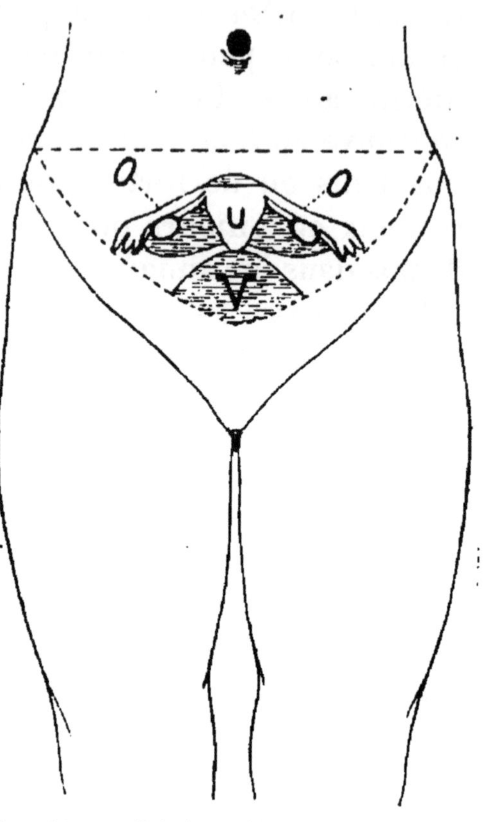

Fig. 37. — Région du massage gynécologique. — U, utérus. — V, vessie. — O, ovaires.

Ces effets bienfaisants ne peuvent être obtenus que par un massage léger et court. Un massage fort et de longue durée provoquerait des stases au lieu de les diminuer, congestionnerait et rendrait la vaso-dilatation plus forte ;

2° *L'effleurage.* — Il s'exécute avec la troisième phalange de l'index gauche, de bas en haut en suivant le cours des vaisseaux lymphatiques et veineux. Il ne se pratiquera jamais de haut en bas. Il doit être d'une douceur extrême.

On le pratique sur les parois du vagin ou du rectum. Il a une influence sur le fond de la matrice, sur ses annexes, sur la circulation des ligaments postérieurs de l'utérus, s'il est pratiqué par le rectum. Il influence, au contraire, sur la circulation générale s'il est pratiqué par le vagin. C'est à cause de cette action que, dans la cellulite douloureuse et dans l'œdème péri-vaginal, il est le seul traitement à préconiser. Il présente cependant un désavantage : la douleur qui l'accompagne toujours durant les premières séances effraye quelquefois les malades ; mais ces douleurs disparaissent rapidement.

3° *Le pétrissage.* — La main extérieure opère les mouvements sur les parties soutenues par le doigt intérieur, qui ne doit se déplacer que dans ce but.

Le pétrissage doit être fait avec plus d'énergie que les autres modes de massage de l'utérus. Il se pratique de la périphérie vers le centre.

Quelquefois, au commencement, il se déclare une irritation passagère de courte durée qui disparaîtra après les premières séances.

L'utilité du pétrissage est reconnue dans les infiltrations chroniques du tissu cellulaire pelvien et lorsque l'on trouve des traces d'inflammation ancienne dans les ligaments larges.

4° *L'élongation ou l'étirement.* — L'élongation est généralement bimanuelle pratiquée par le vagin ou par le rectum. Une grande prudence est nécessaire et il faut se souvenir que cette manipulation a pour but non de rompre, mais d'allonger des tissus rétractés de néoformations. L'élongation se pratique entre la main externe pénétrant à travers la paroi abdominale distendue et le doigt interne. L'action des doigts doit être perpendiculaire ou plutôt légèrement oblique à la paroi abdominale ; les deux mains doivent travailler en sens contraire. On peut répéter cette manœuvre dix ou douze fois.

Un doigt introduit dans le rectum peut soulever un

utérus qui y est collé. S'il s'agit de réduire un utérus, d'allonger des brides, des adhérences ou des ligaments, on se servira de l'élongation ou de l'étirement, quand il faut les ramollir.

Avant de pratiquer l'étirement, on aura soin de faire disparaître, par des frictions et par l'effleurage, la cellulite qui accompagne généralement les adhérences et qui provoque la contracture des ligaments.

5° *La vibration.* — Une légère flexion de l'articulation du coude, les doigts en extension forcée, la main placée à plat sur l'abdomen permettent de pratiquer la vibration. Cette manipulation ne peut dépasser une durée de soixante secondes, à cause de la grande fatigue qu'elle occasionne et de la difficulté qu'elle présente. Son effet est surtout analgésiant et résorbant.

Le vibrateur sera ici d'un grand secours, à cause des vibrations rapides qui conduisent à un plus prompt résultat.

Sous l'influence de vibrations très rapides, les exsudats se résorbent trois ou quatre fois plus vite ; l'utérus change de consistance, les contractions des ligaments diminuent. Appliquées directement sur les ovaires, elles amoindrissent les douleurs. Elles doivent être de courte durée (quarante à soixante secondes) et très rapides dans les métrorrhagies.

Sous l'influence des vibrations rapides, les fibres utérines se *contractent* d'abord, les vaisseaux se resserrent et expulsent le sang veineux. Pratiquées pendant un certain temps, elles provoquent un *relâchement* des fibres utérines. Elles sont efficaces dans la dysménorrhée, dans l'aménorrhée, et elles calment les douleurs

Suivant le degré de sensibilité du sujet, de l'organe et de l'affection, le nombre des vibrations utérines peut varier de 3.000 à 6.000 par minute et leur durée de une à trois minutes.

La méthode par la *pression digitale* des nerfs, inventée par Ling et perfectionnée par Kellgren, fut également employée en gynécologie par Brandt.

Elle consiste en compression des nerfs hypogastriques et honteux internes en exerçant en même temps des vibrations prolongées, soit par le rectum, soit par le vagin. L'intensité des pressions sera assez forte pour produire une légère douleur qui, du reste, diminuera rapidement.

Cette manipulation resserre le canal vulvo-vaginal et combat par conséquent le prolapsus génital.

6° *Le malning ou mouvement de meule.* — Le nom de cette manipulation indique ce dont il s'agit, c'est un mouvement de meule ; une espèce d'effleurage circulaire. Il se pratique de la manière suivante : on introduit l'index dans le rectum jusqu'au-dessus de la partie à masser. On exécute un effleurage circulaire d'avant en arrière et se dirigeant de l'extrémité des veines vers leurs troncs, c'est-à-dire vers le système des veines iliaques et utéro-ovariennes.

Quand la sensibilité des organes en traitement aura diminué, on pourra pratiquer simultanément le massage par la main externe et le « malning » par le doigt interne.

Ce procédé de « malning » est peu agréable, parfois même douloureux pour la patiente ; il faut donc le pratiquer avec beaucoup de douceur et de précaution. Les sensations pénibles ressenties dans les cuisses et les hanches proviennent de l'attouchement des gros nerfs. Lorsqu'on a des exsudats à faire résorber ou que l'on se trouve en face de prolapsus fixe des ovaires, le « malning » est tout indiqué.

7° *La réduction de l'utérus.* — Pour obtenir une amélioration et une guérison par la réduction, il faut avoir beaucoup de patience et de persévérance de part et d'autre, car c'est une manœuvre longue et difficile.

L'utérus ne peut pas toujours être ramené et maintenu dans sa position normale ; mais les manipulations ont, du moins, l'avantage de calmer les douleurs, si elles n'arrivent pas toujours à vaincre une position défectueuse. Le volume de l'utérus, sa consistance ou sa position font subir des variations à la méthode de réduction.

Règles générales pour l'opérateur. — Il faut déployer une force moyenne, pratiquer des manipulations douces et délicates, avoir les mains légères. Une manœuvre vibratoire en cercle est exercée par la main externe sur les parois abdominales déprimées. Le massage est fait par les doigts externes qui suivent les changements lents de place, de l'index soutenant le vagin ou le rectum.

La réduction s'exécute *unimanuellement* ou *bimanuellement*, vaginale ou rectale ; la patiente dans la station debout ou couchée dans le décubitus dorsal ou ventral.

I. *Réduction recto-vaginale.* — L'opérateur introduit l'index aussi haut que possible dans le rectum de la patiente debout ou couchée à plat ventre. Pour amener l'utérus en avant et en haut, il exécute sur le fond utérin des pressions lentes et l'amène en haut et en avant, puis en bas ; le col de l'utérus est refoulé en arrière et en haut par le pouce introduit dans le vagin. On continue ce mouvement jusqu'à ce que l'utérus se trouve en antéversion (*fig.* 38).

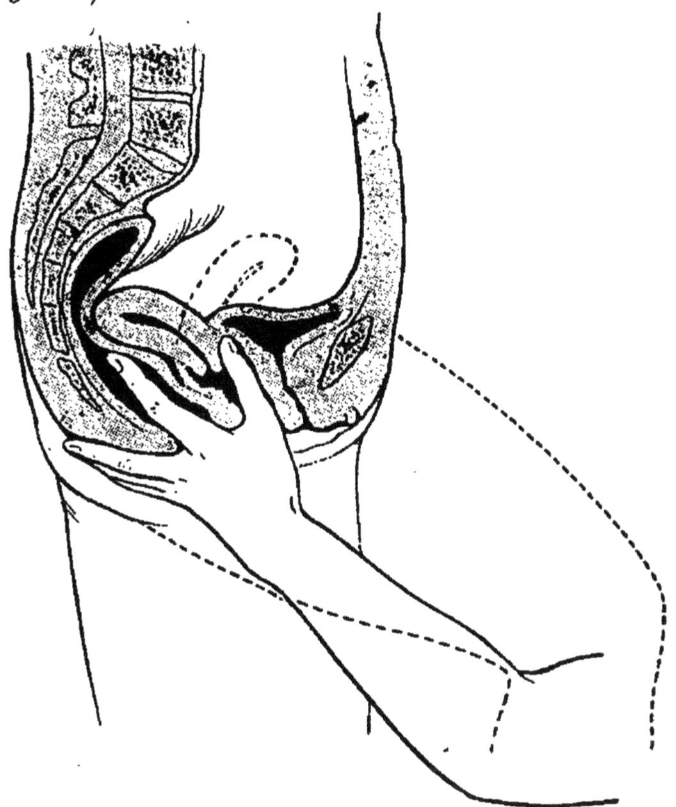

FIG. 38. — Réduction recto-vaginale (renversement).

Cette manœuvre s'applique dans les cas où l'utérus est long, gros et lourd, et quand il ne peut être basculé par d'autres méthodes.

II. *Réduction ventro-vaginale.* — 1° *Mouvement de bascule.* — Cette méthode est bimanuelle; elle est utilisée quand l'utérus est petit et dur ; les attaches antérieures ont conservé leur tonicité. La réduction se fait dans la station demi-couchée.

Dans le but de soulever le fond de l'utérus, l'index gauche introduit dans le vagin exerce une pression sur le devant du col ; à ce moment, les doigts de la main droite, légèrement enfoncés à travers la paroi abdominale, cherchent et saisissent le fond utérin et le ramènent en avant (*fig.* 39).

2° *Mouvement par étreinte ou de refoulement.* — Même position. Utérus court et dur. Les attaches

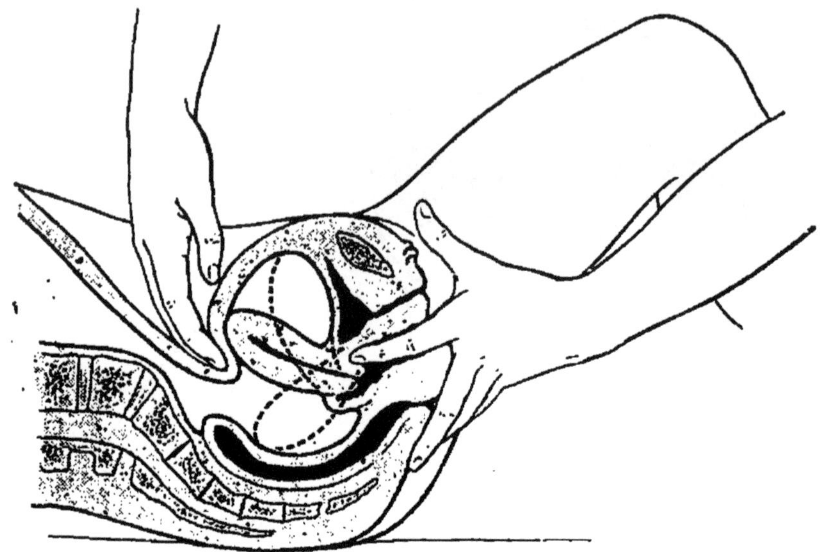

Fig. 39. — Réduction ventro-vaginale : mouvement de bascule.

antérieures ont perdu leur tonicité, et l'utérus est fortement appliqué contre le sacrum.

La main droite, légèrement enfoncée à travers la paroi abdominale, cherche le fond de l'utérus aussi haut et aussi en arrière que possible. Les doigts de la main appliquée en dehors cherchent alors à entourer le fond et à l'*étreindre*, tandis que l'index gauche, placé dans le cul-de-sac antérieur, appuie sur le col et le *refoule* en arrière et en haut. Le fond de l'utérus une fois glissé dans la main droite, celle-ci complète la réduction en l'amenant en avant (*fig.* 40).

3° *Mouvement par accrochement.* — L'index gauche est introduit aussi profondément que possible et en arrière de l'utérus; ses deux dernières phalanges, lé-

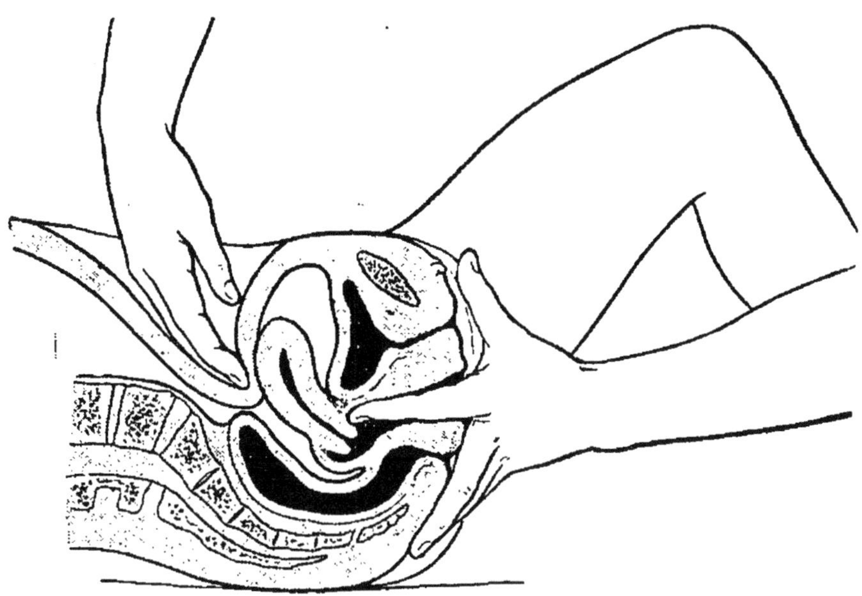

Fig. 40. — Réduction ventro-vaginale : mouvement par étreinte ou de refoulement.

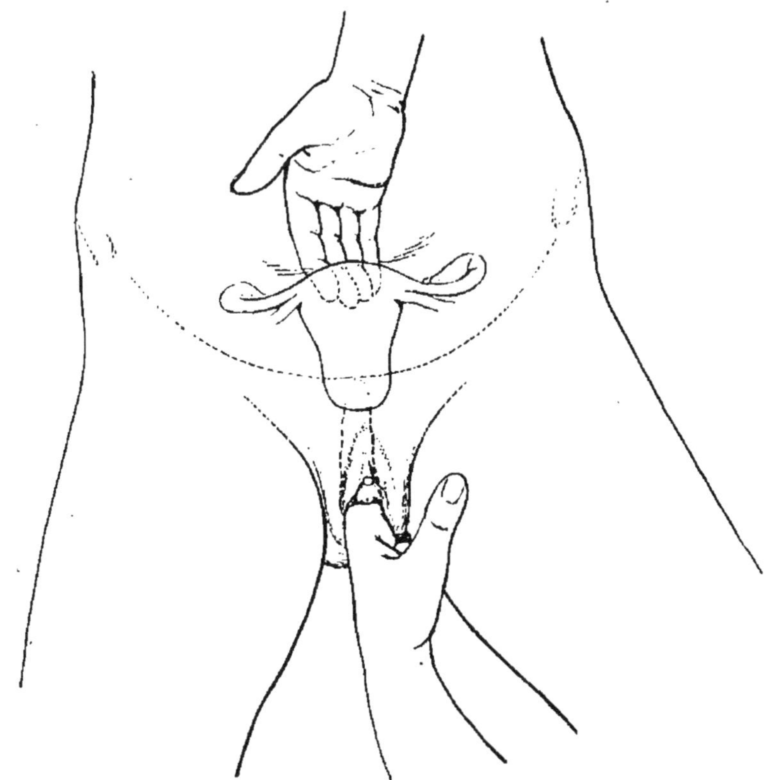

Fig. 41. — Mouvement par accrochement.

gèrement recourbées dans le cul-de-sac latéral droit, se glissent derrière l'isthme en englobant ainsi le corps de l'utérus. L'index soulève alors l'organe à l'encontre des doigts de la main droite qui, à travers la paroi abdominale, passent sous le fond utérin et complètent la réduction (*fig.* 41).

Ce mouvement est employé quand l'utérus est court mais trop flexible.

4° *Mouvement par pression ou par soulèvement.* — L'index, placé dans le cul-de-sac postérieur et enfoncé le plus haut possible, essaie de soulever, vers la paroi

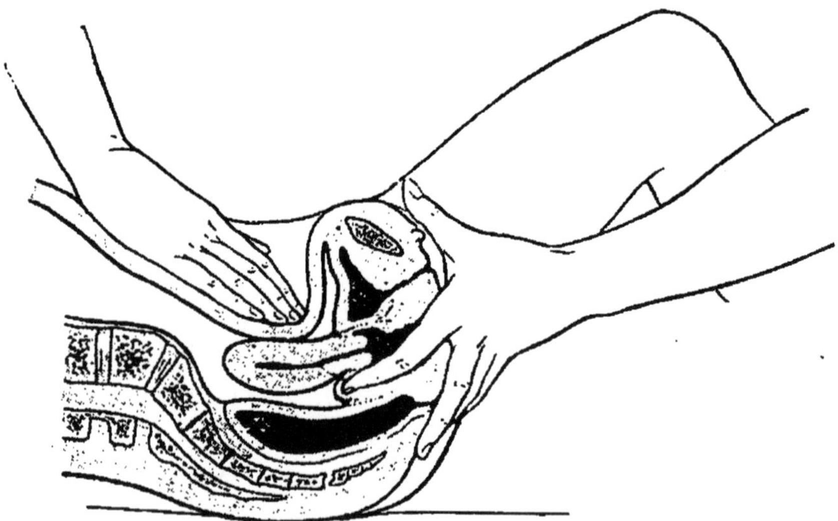

Fig. 42. — Mouvement par pression : 1er temps.

abdominale et en avant, le corps de l'utérus. Pendant cette manipulation la main extérieure ne doit pas abandonner l'utérus qu'elle a amené sur la ligne médiane (*fig.* 42).

Cette main, la face dorsale orientée vers le pubis, la face palmaire dirigée en haut et en avant de l'utérus, fait pénétrer les doigts à travers la paroi abdominale fortement déprimée, jusqu'à la partie supérieure et antérieure de l'isthme. A ce moment, l'index intra-vaginal est placé en avant du col et cherche, en

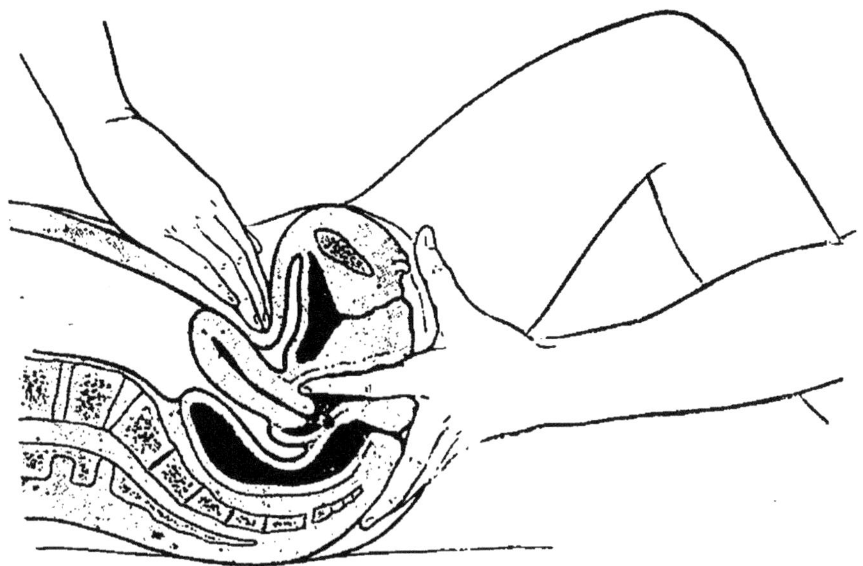

FIG. 43. — Mouvement par pression : 2e temps.

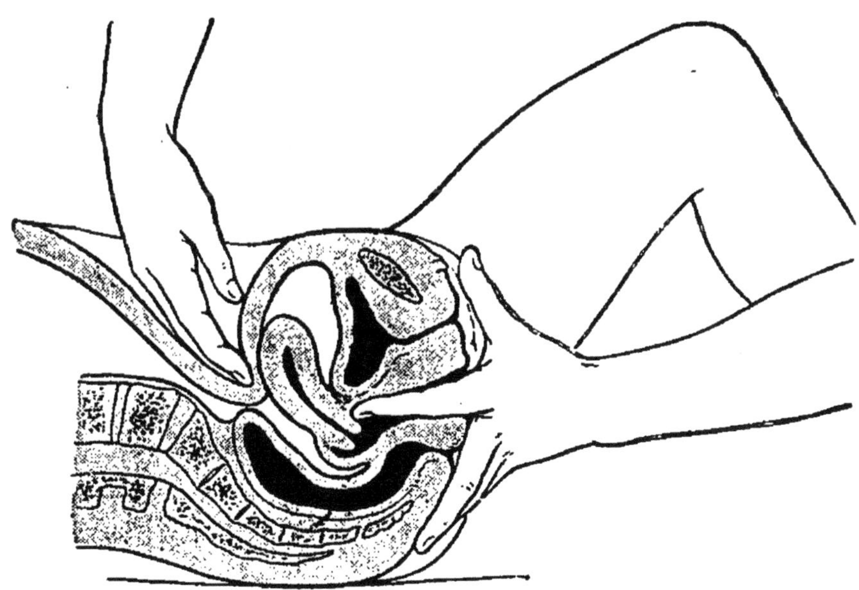

FIG. 44. — Mouvement par pression : 3e temps.

combinant son mouvement avec celui de la main externe, à refouler le col en arrière et en haut le long du sacrum (*fig.* 43). L'index vaginal, sans se mouvoir, fixe l'utérus, pendant que la main externe, sa face palmaire tournée maintenant vers le pubis, fait glisser lentement ses doigts le long et au-dessus de l'utérus. Lorsque le fond de celui-ci est atteint, les doigts pivotent autour du corps utérin pour se placer derrière lui. Ils le soulèvent ensuite et le ramènent dans la position normale (*fig.* 44).

Ce mouvement est indiqué quand l'utérus est court et raide et quand sa partie inférieure est dirigée en avant et fortement appuyée contre le pubis.

III. *Réduction ventro-rectale.* — Quand l'utérus est long, gros et très flexible ou quand on se trouve en

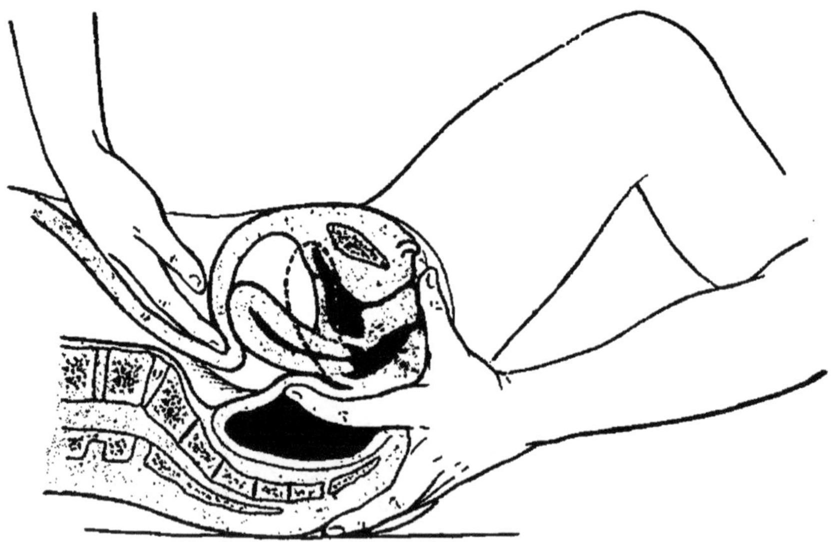

FIG. 45. — Réduction ventro-rectale.

présence d'une vierge, on applique de préférence cette manœuvre (*fig.* 45).

La réduction se pratique comme par la voie vaginale, mais elle est plus difficile à exécuter.

IV. *Réduction ventro-recto-vaginale.* — Quand l'index

ne pourra passer derrière le corps utérin pour l'accrocher, quand l'utérus sera très mou et long, on se servira de cette méthode ; car l'accrochement ne donnerait, dans le premier cas, qu'une flexion plus prononcée.

L'index intra-rectal se place très haut, le pouce de la même main, devant le col, dans le vagin. La main externe, à travers la paroi abdominale, tente de se placer derrière le fond de l'utérus pour repousser

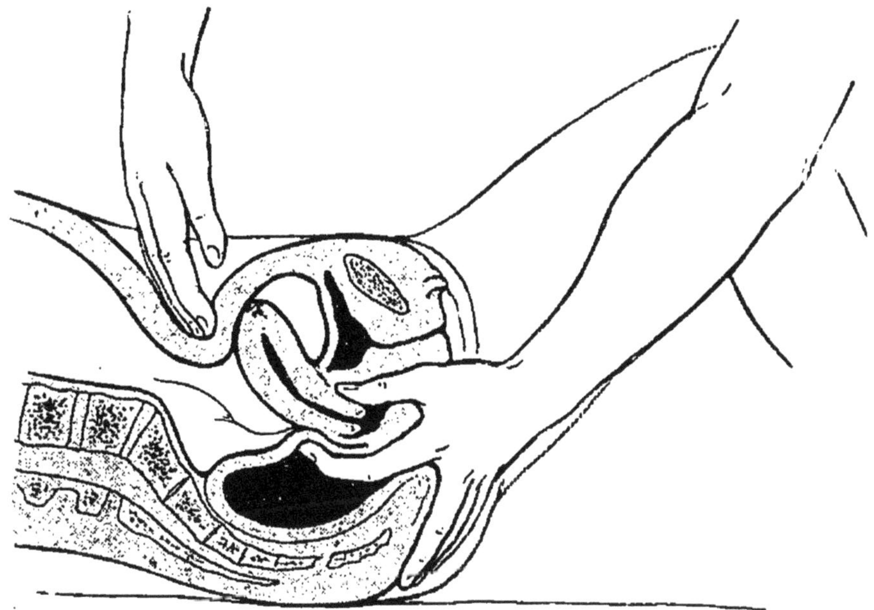

FIG. 46. — Réduction ventro-recto-vaginale.

l'organe en bas sur l'index rectal. Le pouce et la main externe exécutent le travail, tandis que l'index intra-rectal leur sert de guide (*fig.* 46).

V. *Réduction de l'utérus dans l'antédéviation.* — Elle est ou rectale, ou vaginale, ou recto-vaginale. Elle est toujours bimanuelle.

Les doigts de la main externe sont amenés devant le fond de l'utérus, tandis que l'index est introduit dans le rectum et le pouce dans le vagin.

La main externe, en exerçant une pression sur le corps de l'utérus, le tend et le refoule en arrière. La face postérieure de la matrice sert de point d'appui à l'index rectal, tandis que le col est retenu en arrière par le pouce. On arrive de cette façon à redresser l'utérus et même à le porter en rétroversion. Dans cette position, l'index rectal le soutient tout entier (*fig.* 47).

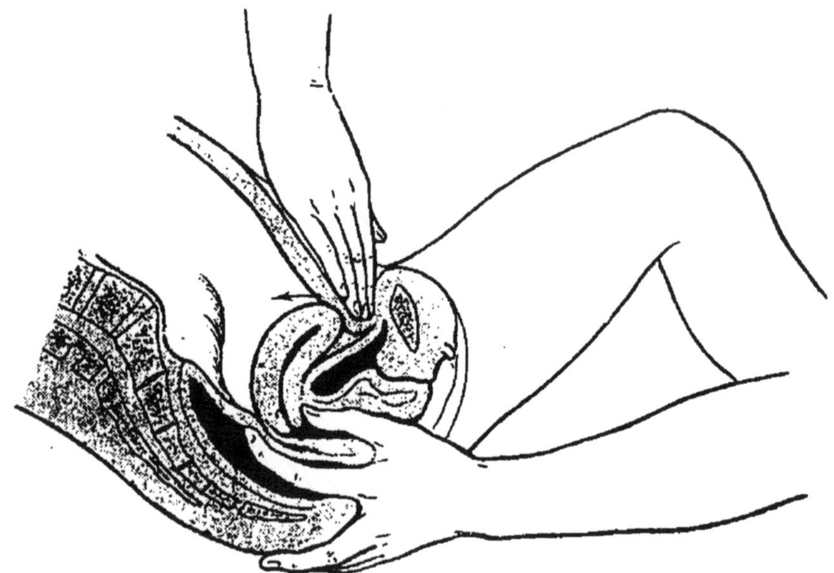

Fig. 47. — Réduction de l'utérus dans l'antédéviation.

Souvent l'antéflexion de l'utérus n'est qu'une exagération de sa position normale. Quand elle est pathologique, elle a généralement pour cause des troubles trophiques, résultant d'une circulation défectueuse. Un massage de la paroi postérieure de l'utérus doit toujours accompagner la réduction.

VI. *Massage de l'utérus combiné avec la réduction.* — Le massage du col seul peut être indiqué ou celui de l'organe entier. Dans ce cas, le massage se pratique comme d'habitude avec la main extérieure, tandis que l'utérus est porté en antéversion et repose sur l'index intra-vaginal ou rectal. Il faut observer beaucoup de prudence en exécutant le massage qui se fait toujours du col vers le fond.

La courbure anormale formée par le col et le corps utérins dans la flexion doit être traitée par un massage

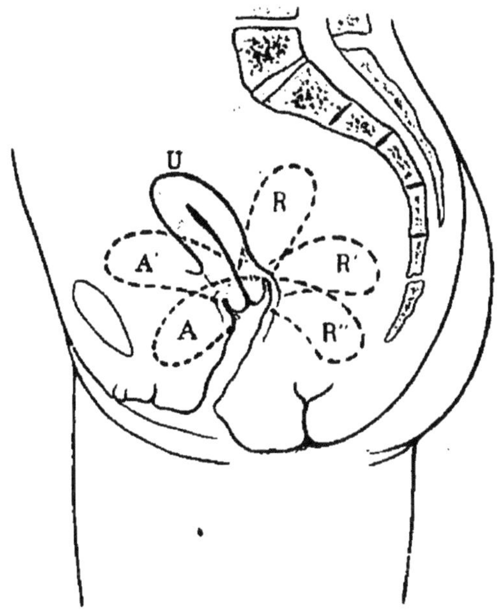

FIG. 48. — Divers degrés de déviations.
A, A', antéversion. — U, position normale. — R, R', R'', rétroversion.

léger et de courte durée. Suivant les causes provoquant cette courbure anormale, la durée du traitement sera plus ou moins longue. Les rétractions cicatricielles mettront beaucoup plus de temps à disparaître qu'une simple atrophie du tissu utérin.

8° *Soulèvement de l'utérus.* — Le principe de cette opération est le suivant :

Les organes situés dans le petit bassin sont soulevés par les mains s'enfonçant dans la paroi abdominale. Ce mouvement se continue jusqu'à la tension des attaches inférieures des organes.

De cette façon, l'utérus et l'intestin seuls peuvent être saisis directement; mais les annexes intimement liées à la matrice, le pelvi-péritoine, les ligaments, le plancher périnéal, les vaisseaux et les nerfs passant à travers le petit bassin, subissent indirectement l'action du soulèvement bien exécuté.

Il existe trois méthodes de soulèvement, méthodes utilisées contre :

a. Les prolapsus de l'utérus;

b. La déviation en arrière;

c. La déviation latérale.

Le concours de deux personnes est nécessaire pour le soulèvement de l'utérus : l'opérateur qui place l'utérus dans la position favorable et surveille le soulèvement, et l'aide qui exécute le mouvement.

a. *Long soulèvement*. — La position de l'opérateur et de la malade est la même que dans la figure 36. L'opérateur, placé à gauche de la patiente couchée, ramène l'utérus, autant que possible dans la position normale par les manœuvres de réduction connues.

L'utérus est placé et maintenu en antéversion pendant l'application des manipulations de l'aide. Pour obtenir cette antéversion, l'opérateur place son index gauche contre la partie antérieure du col en le poussant légèrement en arrière et en haut, afin d'obliger le fond de l'utérus, par un mouvement de bascule, à se diriger en avant et en bas. L'aide pratique alors des mouvements de soulèvement et d'abaissement suivis et dirigés par l'index de l'opérateur.

Pour se rendre compte de la position de l'utérus, et pour écarter les intestins, l'opérateur posera sa main droite à plat sur l'abdomen, la région carpienne tournée vers l'ombilic, les doigts dirigés en bas.

L'aide se place au pied et en face de la patiente,

une jambe reposant sur le sol, l'autre agenouillée sur la banquette, entre les jambes légèrement écartées de la malade. L'aide, ses bras et ses avant-bras en extension, ses mains en extension, l'une à côté de l'autre et les doigts tendus, les place entre le pubis et la main de l'opérateur, sur l'hypogastre de la patiente. La face dorsale des doigts de l'aide suit le rebord supérieur de la symphyse du pubis, jusqu'à ce que l'index de l'opérateur sente l'extrémité des doigts de l'assistant qui leur fait subir une légère flexion pour accrocher l'utérus, aussi profondément que possible. Cette flexion des doigts ne se fait qu'après que l'opérateur a retiré sa main droite de dessus l'abdomen au moment de la rencontre des doigts de l'aide et de l'index de l'opérateur. Une fois l'utérus saisi, on le soulève lentement par un mouvement vibratoire et l'on essaye de le tirer en avant, en antéversion, tout en lui faisant subir un mouvement d'ascension.

Alors l'assistant se relève lentement en repliant les coudes et en les rapprochant du tronc; puis, délicatement, il lâche l'utérus qui reprend sa position primitive. Il faut répéter ce mouvement plusieurs fois de suite.

Il est important de ne pas laisser retomber brusquement l'utérus à sa place. Cette manœuvre aurait une influence fâcheuse sur le traitement et causerait une sensation pénible à la malade. Il faut prendre un temps d'arrêt et commencer de nouveau si la patiente éprouve des douleurs ou si l'on se trouve en face d'un obstacle.

Le soulèvement est contre-indiqué dans les cas d'inflammation de l'utérus, des annexes ou du péritoine pelvien.

b. *Court soulèvement.* — La position des trois personnes est la même que dans la manœuvre précédente.

On place d'abord l'utérus en antéversion. Au moyen de vibrations de bas en haut on commence le soulèvement. Dès que l'opérateur remarque une tension, il commande « halte ». Le soulèvement est alors interrompu par l'aide qui, sans déplacer ses mains, tient les attaches pendant quelques secondes. Au commandement de « lâchez », l'assistant, par un mouvement d'arrière de l'articulation de l'épaule, enlève subitement et en même temps ses deux mains. L'index de l'opérateur contrôle si l'utérus ne retombe pas en arrière.

Cette manipulation se répète plusieurs fois de suite.

Le court soulèvement excite les ligaments ronds; il les étire pour leur permettre la rétraction au moment où l'aide retire ses mains. L'utérus est en partie amené en avant par le réveil de la contractilité des fibres musculaires des ligaments.

c. *Soulèvement oblique.* — Position égale aux précédentes.

L'utérus est amené en antéversion et y est maintenu par l'opérateur jusqu'au moment où les mains de l'assistant ont pénétré assez profondément dans le petit bassin.

Prenons, par exemple, un utérus dévié à droite. L'assistant imprimera à l'utérus des mouvements de translation latérale en enfonçant sur le côté droit sa main gauche comme pour les mouvements précédents; l'autre main se posera sur la ligne médiane. L'utérus est dirigé de l'autre côté de la ligne médiane par les doigts recourbés de la main gauche, tandis que la droite opère un soulèvement vibratoire. Comme nous avons à faire à un utérus dévié à droite, on poussera, par le procédé du long soulèvement, aussi loin que possible le soulèvement du côté droit, par rapport à l'assistant, tandis que du côté opposé (gauche), par le court soulèvement, on s'arrêtera à mi-chemin. La main gauche est donc enlevée un peu brusquement, tandis que la droite est retirée très lentement.

Ce mouvement se renouvelle à plusieurs reprises consécutives.

Les hémorrhagies utérines sont souvent diminuées et quelquefois arrêtées par le soulèvement.

d. *Soulèvement unimanuel ou simple.* — L'utérus est soulevé autant que possible par un ou deux doigts introduits dans le vagin. Pour saisir et soulever le fond de l'utérus, les doigts de la main extérieure pénètrent obliquement et avec douceur, profondément dans la paroi abdominale. L'utérus est maintenu dans cette position pendant une ou deux minutes, et la manœuvre se répète 3 ou 4 fois.

On appliquera cette manipulation toutes les fois que l'on se trouvera en présence d'un relâchement des organes pelviens et d'une descente de l'utérus.

10° EFFLEURAGE ET VIBRATIONS DES YEUX

L'origine du massage en oculistique remonte jusqu'à *Hippocrate*, et les anciens Grecs le pratiquaient déjà largement dans différentes affections des yeux. Mais le massage en ophtalmologie a subi le même sort que tant d'autres bons préceptes, c'est-à-dire qu'il était tombé dans l'oubli.

La réintroduction du massage en ophtalmologie,

comme méthode thérapeutique, est due aux professeurs *Pagenstecher* et *Donders*, qui en ont publié les premiers résultats en 1871-1872. Plus tard, en 1874, ce fut *Heilberg*, de Christiania, qui publia un travail sur le massage dans le traitement des kératites et des taies de la cornée. Depuis, d'autres spécialistes tels que le *professeur Panas*, les Drs *Damalix*, *Ertaud*, *Pédraglia*, *Klein*, *Becker*, etc., ont publié les résultats obtenus par la massothérapie en oculistique.

On raconte que, « le professeur Donders s'étant fait masser, d'après la méthode du Dr *Metzger*, pour des douleurs qu'il ressentait dans l'articulation de l'épaule, fut tellement étonné des prompts résultats obtenus qu'il essaya de faire l'application du massage des yeux, et cela réussit très bien ». Le massage des yeux consiste en vibrations et en effleurages, faits avec un ou deux doigts, qui saisissent légèrement la conjonctive. Il est évident que l'on ne saurait prendre trop de précautions pour un organe aussi délicat, mais le traitement des maladies des yeux par le massage est évidemment une des plus belles applications de cette méthode.

Le malade est assis dans un fauteuil, le masseur se tient derrière le patient et place l'extrémité du pouce ou du médian sur la paupière supérieure ou inférieure, de manière à ce que le doigt ne dépasse pas le bord de la paupière; il pratique alors des frictions avec le bord même de la paupière, et cela aussi vite que possible (*fig.* 49).

On distingue deux espèces de manipulations dans les frictions : l'effleurage radiaire et l'effleurage circulaire. Les premières sont de beaucoup les plus importantes et sont utilisées dans le plus grand nombre de cas. L'effleurage radiaire est dirigé du centre de la cornée dans le sens de l'équateur de l'œil. On masse ainsi une partie de l'œil, puis petit à petit, en changeant de direction, on opère sur toute la circonférence de cet organe. Dans ce cas, il faut faire l'effleurage le plus vite possible, sans cependant exercer une

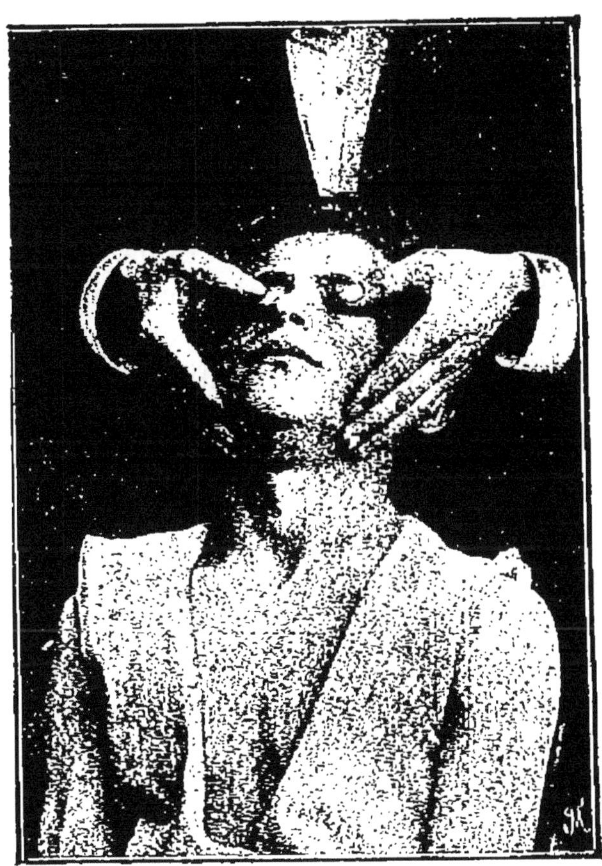

FIG. 49. — Vibrations et effleurage des yeux. Dans cette figure les mouvements sont exécutés avec les pouces.

forte pression sur l'œil; cette condition est indispensable pour arriver à un bon résultat, mais on n'obtient cette légèreté que par une grande habitude. Dans la méthode circulaire, on opère des frictions en cercle sur la paupière supérieure en dépassant les limites de la cornée et de la conjonctive.

Dans les cas où l'on veut opérer très superficiellement sur toute la surface du globe de l'œil, on emploie en même temps le médian et l'annulaire.

Vibrations. — Les vibrations des yeux peuvent donner de très bons résultats dans les maladies de la cornée et de la conjonctive, car elles diminuent l'inflammation et hâtent la guérison. On les applique de deux manières différentes.

En premier lieu, l'opérateur se tient derrière le patient et, appliquant l'annulaire et le médian sur chaque œil, commence les vibrations. Les paupières doivent rester fixées sur le globe de l'œil et ne pas se mouvoir de haut en bas, ce qui empêcherait l'effet des vibrations. Cette manipulation est surtout indiquée dans les affections superficielles.

La deuxième manière vise plus particulièrement les affections profondes des yeux et doit se faire sentir dans le globe de l'œil même. Ces vibrations se pratiquent en appliquant l'extrémité du pouce sur le côté externe d'un œil et celle du médian et de l'index sur le côté externe de l'autre. Pour cette manipulation, le masseur se place devant et un peu à droite du malade, le masseur étant debout, et le patient debout ou assis (*fig.* 50).

Il est évident que le massage mal entendu des yeux, au lieu de diminuer l'inflammation de ces organes, ne fait que l'augmenter.

La durée du massage des yeux est fixée, d'après *Pagenstecher*, à une ou deux minutes pour chaque œil et cela répété une ou deux fois par jour. Cependant il faut tenir compte de la sensibilité du sujet.

En exerçant des vibrations sur le globe de l'œil

même, on stimule les nerfs. On peut aisément faire disparaître par ce procédé les maux de tête et la mi-

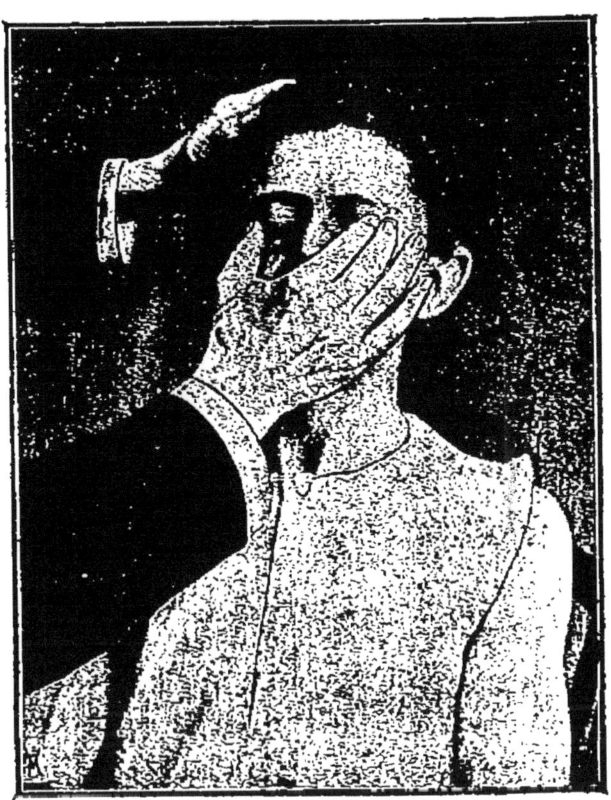

Fig. 50. — Vibrations profondes des yeux. Le patient est assis, et l'opérateur soutient la tête de la main gauche, tandis qu'il exécute des vibrations de la main droite.

graine, surtout quand il est associé aux autres traitements dont nous parlerons plus loin.

11° VIBRATIONS DU PHARYNX

Les vibrations du pharynx sont utilisées dans presque toutes les affections de la gorge et produisent un effet excellent et rapide, si elles sont bien appliquées ; mais, mal exécutées, elles peuvent avoir un effet fâcheux.

Le patient se tient debout, la tête droite. Il est très utile de faire attention à ce dernier point, car le malade a toujours une tendance à baisser la tête, à cause de la douleur que cause la manipulation dans les premiers moments. Le masseur place les doigts d'un côté

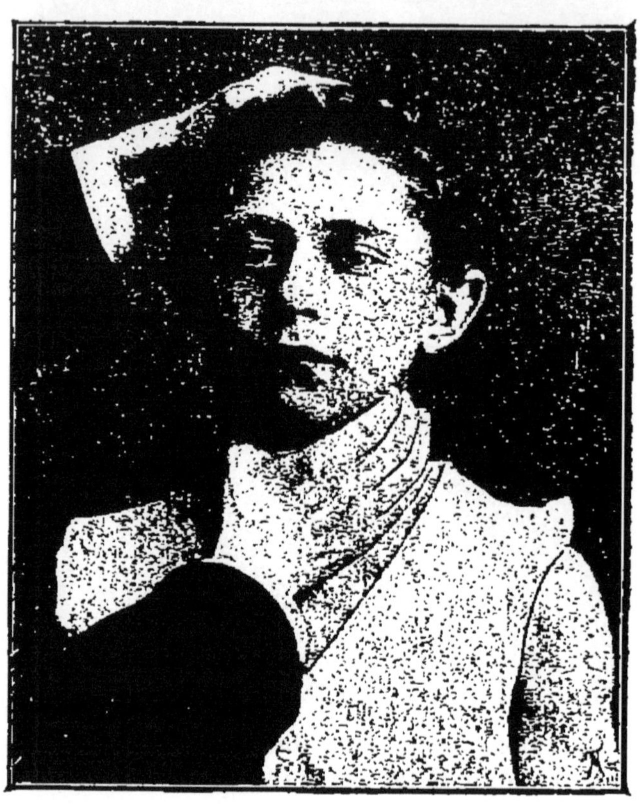

Fig. 51. — Vibrations du pharynx. L'opérateur se tient debout, devant et un peu à droite du patient.

du cou et le pouce de l'autre immédiatement au-dessous des maxillaires inférieurs (*fig.* 51); puis il commence les vibrations dans le sens transversal.

La durée de chaque séance pour les affections de la gorge ne doit pas dépasser cinq minutes pour les vibrations externes et une demi-minute à une minute pour les vibrations internes. On emploie les vibrations internes directement sur les muqueuses dans les affections de la gorge, mais ce dernier mode de traitement devrait seulement être appliqué par un médecin très exercé et spécialiste.

12° VIBRATIONS DU LARYNX ET DE LA GORGE

Le malade debout, la poitrine en avant, les épaules tombantes, la respiration libre doit être large et profonde.

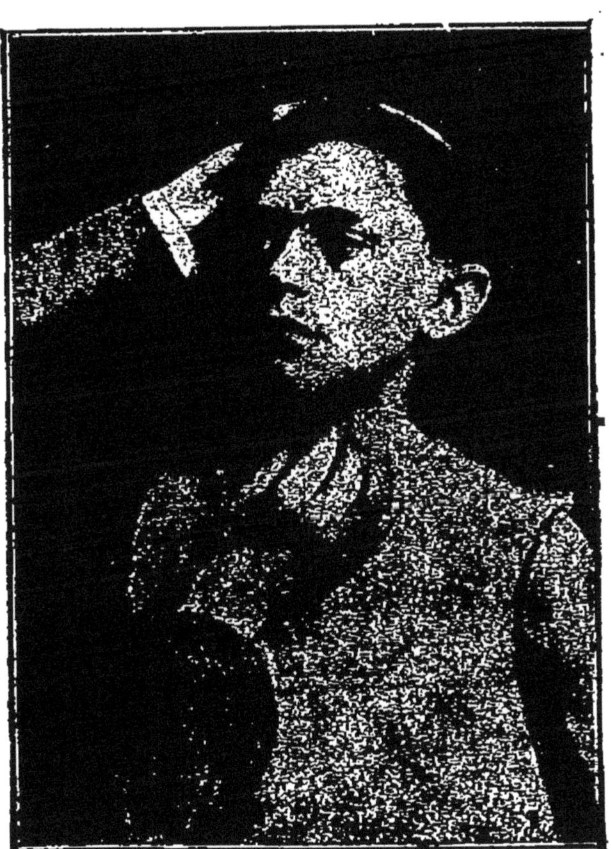

Fig. 52. — Vibrations du larynx.

On place le pouce d'un côté du larynx et trois doigts de l'autre côté (*fig.* 52). Suivant que l'on opère des vibrations transversales ou latérales, on agit plus particulièrement sur la partie de la trachée située au-dessous de la partie massée, ou sur la trachée elle-même. Si l'on se rapproche du sternum, les vibrations latérales agiront en même temps que sur la trachée, sur la poitrine.

On peut, afin d'exercer une influence plus grande sur la poitrine, opérer les vibrations sur la gorge. Pour cela, il faut placer l'index et le médian de haut en bas dans le creux du sternum, de façon à ce que l'écartement entre les doigts et la trachée ne soit pas trop grand, autrement les vibrations n'auraient aucune influence.

Dans les affections du larynx et dans les affections glandulaires de la gorge, les catarrhes et les paralysies suites de diphtérie, on emploie les manipulations dont nous venons de parler.

13° VIBRATIONS LATÉRALES DU THORAX

Avant de commencer les vibrations du thorax, il est bon de faire un léger tapotement, exécuté sur la poitrine et entre les épaules, si toutefois cette manipulation n'est pas contre-indiquée par l'état du cœur.

Le malade se tient debout, les mains croisées derrière la nuque afin qu'il puisse respirer librement et profondément. Le masseur appuie chaque main sur un des côtés de la partie inférieure du thorax et produit sur cette région des vibrations profondes qui consistent en des mouvements successifs et doux de compression et de relâchement : mais dans le relâchement il faut avoir soin que la main ne quitte pas la peau du malade. Ce sont non seulement les organes situés dans la poitrine qui subissent la bonne influence de cette manipulation, mais encore ceux de la cavité abdominale situés au-dessous du diaphragme.

De la région inférieure du thorax, on peut monter doucement et opérer de la même façon jusqu'au creux de l'aisselle. On peut terminer par des vibrations légères sur la partie antérieure de la poitrine, exécutées d'un côté à l'autre du thorax. La durée de cette manipulation doit être environ de une à trois minutes.

Pour que ces vibrations soient efficaces, il faut que le malade fasse une inspiration profonde. Les vibrations doivent alors être imprimées pendant l'expiration seulement, qui doit être aussi complète que possible.

Les vibrations latérales du thorax peuvent aussi se faire en se plaçant derrière le sujet qui se tient debout, les mains derrière la nuque ou bien appuyées sur le dossier d'une chaise (position de la figure 17).

Les vibrations du thorax et du dos augmentent la capacité des poumons et diminuent la production de l'acide carbonique. Elles sont très utiles dans le traitement de l'emphysème, dans les épanchements et les adhérences pleurétiques ainsi que chez les dyspnéiques. Elles stimulent les muscles respiratoires qui se sont affaiblis après certaines maladies chroniques; elles favorisent la respiration et l'expectoration.

14° VIBRATIONS DU COEUR

Les vibrations du cœur ne doivent pas s'effectuer sans une indication toute spéciale du docteur, et encore faut-il que le masseur auquel le malade sera confié ait une main très légère. Il est évident que des vibrations exécutées sur un organe aussi sensible que le cœur peuvent amener des conséquences très fâcheuses, si elles ne sont pas bien faites, surtout quand il s'agit d'un organe affecté. On les emploie dans les syncopes, afin de rétablir les fonctions du cœur dans leur état normal, et aussi dans les palpitations, afin de rendre les battements du cœur plus réguliers.

Pour que le patient ait la poitrine bien saillante, il doit être couché et avoir les mains croisées derrière la nuque ; le masseur opère sur la pointe du cœur.

15° VIBRATIONS DU GRAND NERF SOUS-OCCIPITAL ET DU GRAND NERF AURICULAIRE

(Pour les vibrations de nerfs, voyez les figures 59-61.)

Le grand nerf occipital d'Arnold est une branche postérieure du deuxième nerf cervical. Il sort du canal rachidien entre l'arc postérieur de l'atlas et la lame sous-jacente de l'axis ; il passe au-dessous du muscle grand oblique de la tête, puis se porte en haut et en dedans, traverse le grand complexus et le trapèze et se termine sous la peau de la région occipitale.

Le grand nerf auriculaire se détache de l'anastomose des deuxième et troisième nerfs cervicaux ; il contourne le bord postérieur du sterno-cléido-mastoïdien et se porte obliquement en haut et en avant vers le pavillon de l'oreille. Arrivé au niveau de l'oreille, il se partage en deux rameaux, l'un externe, l'autre interne.

On trouve ces nerfs facilement au-dessous de la

moitié inférieure de l'apophyse mastoïde (*fig.* 53). Les vibrations de ces nerfs donnent de bons résultats dans les maux de tête, la migraine, les congestions

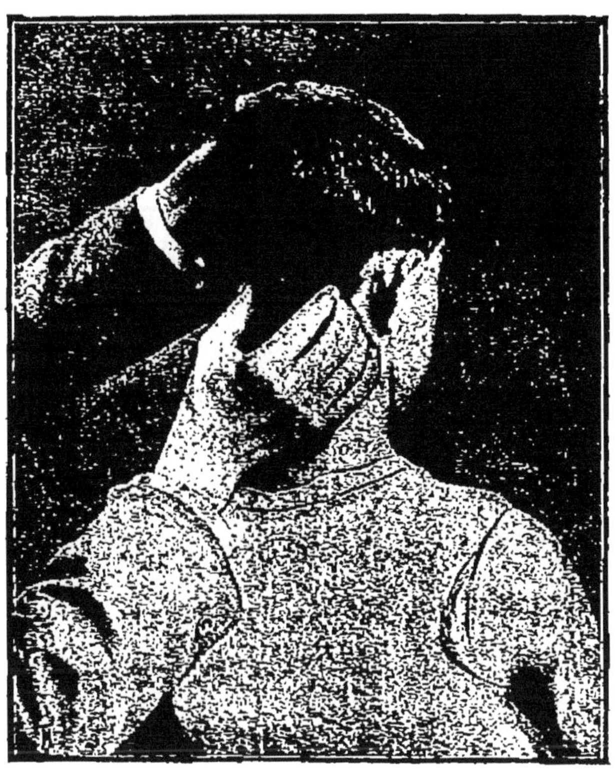

Fig. 53. — Vibrations du grand nerf sous-occipital et du grand nerf auriculaire. Traitement employé dans les migraines et dans les maux de tête.

et les névralgies. Elles doivent se faire de haut en bas. Le malade ressent généralement, au commencement, des douleurs qui disparaissent bientôt pendant le traitement.

Lorsqu'il s'agit de traiter les céphalalgies et les migraines, il est bon de faire en même temps des frictions sur les nerfs temporaux et sur le nerf frontal externe.

16° VIBRATIONS DU NERF SUS-ORBITAIRE OU FRONTAL EXTERNE

Le nerf sus-orbitaire ou frontal externe traverse le trou sus-orbitaire (quelquefois une simple échancrure); il se divise alors en trois ordres de rameaux: 1° en rameaux frontaux ou ascendants qui se perdent

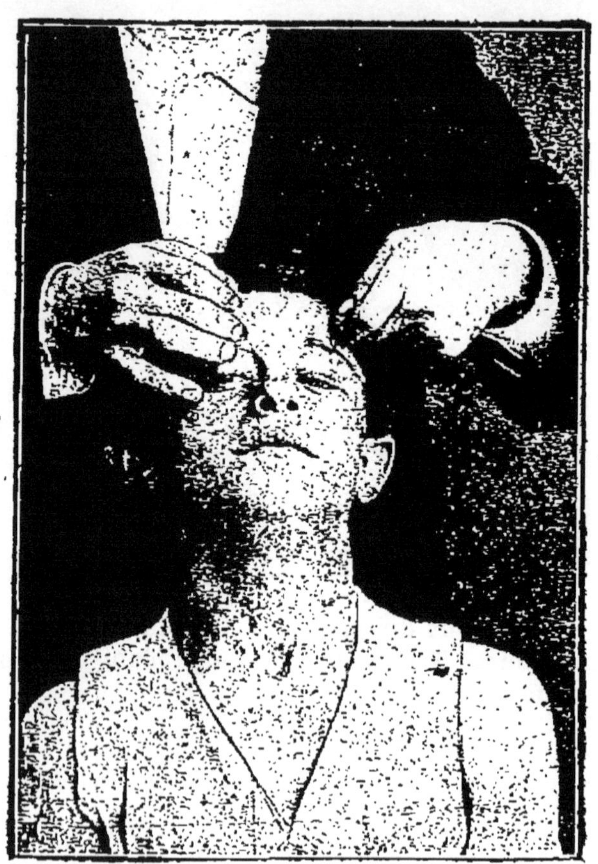

Fig. 54. — Vibrations du nerf sus-orbitaire; la figure montre les mouvements exécutés avec le médian et avec le dos de l'ongle de l'index.

dans le muscle frontal, dans le périoste et dans la peau de la région frontale; 2° en rameaux descendants qui se répandent dans la peau et à la muqueuse de la paupière supérieure ; 3° en rameaux osseux qui s'engagent au niveau du trou sus-orbitaire et se terminent dans le périoste et dans la muqueuse des sinus frontaux.

Les vibrations se pratiquent particulièrement sur les premiers rameaux. Ce nerf est facile à trouver ; le meilleur moyen pour l'atteindre est de placer le médian sur l'arcade orbitaire, on le sent alors un peu après sa sortie de l'orifice. Sur le front, on le sent sous le doigt comme un très mince cordon se dirigeant en haut et en dehors.

Avant de commencer les vibrations de ce nerf, il est bon de tracer son parcours ; on exécute alors des vibrations avec le médian ou le pouce en se dirigeant de son point d'émergence vers le centre. On peut aussi opérer ces vibrations avec le dos de l'ongle, sans cependant toucher la peau avec la partie tranchante. Dans ce cas l'emploi de l'index est préférable à celui du médian ; la figure 54 montre les deux cas.

Dans la névralgie frontale, les vibrations de ces nerfs donnent toujours un bon résultat. On peut également opérer sur les autres branches frontales et compléter le traitement en exerçant les vibrations sur le globe de l'œil même.

17° VIBRATIONS DU NERF FACIAL (*fig.* 55)

Le nerf facial est un des nerfs les plus importants à cause de ses nombreuses fonctions. Il constitue la septième paire des nerfs crâniens ; il envoie les ramifications à tous les muscles peauciers de la tête et du cou. Ce nerf prend une grande part à la sécrétion de la salive, à la perception des saveurs; étant en rapport avec le larynx, il faudra le traiter particulièrement dans les affections de la gorge ainsi que dans les cas de paralysie faciale.

La place où l'on peut le plus facilement opérer des vibrations sur le nerf facial est la région dans

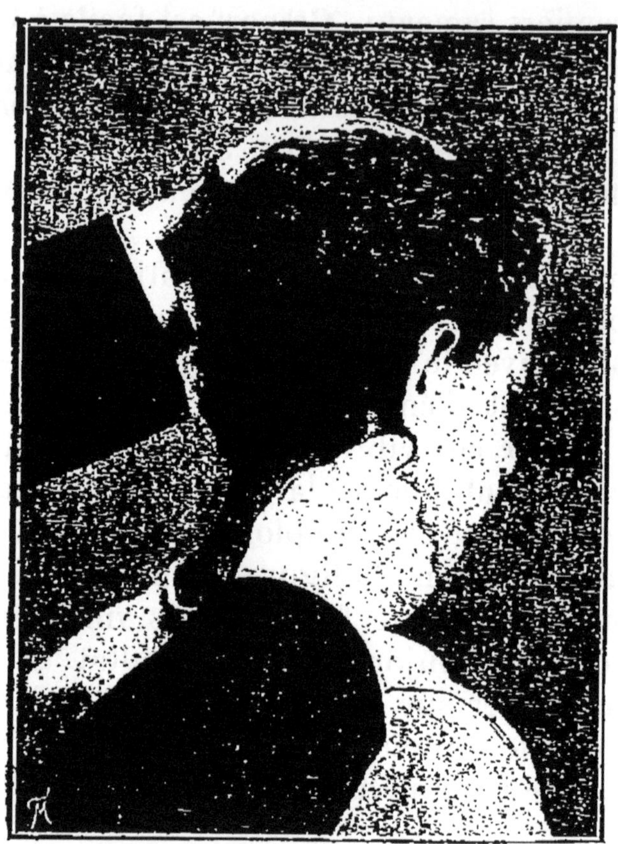

Fig. 55. — Vibrations du nerf facial.

laquelle il se trouve au-dessus de la branche ascendante du maxillaire inférieur, sur une ligne se dirigeant du lobule de l'oreille à la commissure des lèvres.

Les vibrations doivent être faites du haut en bas et d'arrière en avant (*fig.* 55).

18° VIBRATIONS DU NERF MAXILLAIRE SUPÉRIEUR ET DU NERF DENTAIRE INFÉRIEUR (*fig.* 60)

Le nerf maxillaire supérieur est la branche moyenne du trijumeau, il se porte d'arrière en avant vers le trou grand rond qu'il traverse, puis il gagne la gouttière sous-orbitaire et sort enfin du crâne par le trou sous-orbitaire pour former le *bouquet sous-orbitaire*. Avant de s'engager dans le canal sous-orbitaire, il envoie quelques rameaux dans les trous dentaires postérieurs. Un peu avant de sortir du trou sous-orbitaire, il donne lieu au rameau dentaire antérieur qui se dirige obliquement en bas pour envoyer des filets aux racines des incisives et à la canine.

Le *nerf dentaire inférieur* est la plus volumineuse des branches du maxillaire inférieur. Dans son trajet intra-osseux, il fournit quelques filets aux dents molaires et aux gencives. Arrivé au niveau du trou mentonnier, il se divise en deux branches : le nerf incisif et le nerf mentonnier. Le nerf incisif fournit les filets à la canine et aux deux incisives correspondantes. Le nerf mentonnier s'épanouit en un bouquet de filets qui se distribuent à la peau du menton, à la lèvre inférieure et à la muqueuse labiale.

Des vibrations appliquées pendant quelques minutes sur ces nerfs diminuent et guérissent très vite les névralgies dentaires; cet effet peut même se produire quelquefois lorsque les dents ne sont pas tout à fait saines.

19° VIBRATIONS DU NERF NASO-LOBAIRE ET VIBRATIONS INTERNES DU NEZ (*fig.* 60)

Le nerf naso-lobaire est le filet externe du nerf nasal interne. Il traverse le tissu fibreux situé entre le cartilage latéral et le bord inférieur de l'os du nez et se termine dans la peau du lobule du nez.

Il faut commencer les vibrations du côté latéral de la racine du nez et les continuer sur le nerf naso-lobaire, en descendant. Elles seront d'une grande utilité dans les cas de coryza et de catarrhe du nez.

Le massage vibratoire interne du nez surtout donne de bons résultats. Appliqué régulièrement pendant un certain temps comme moyen prophylactique, il peut rendre les sujets les plus sensibles réfractaires à tout coryza. On peut apprendre à faire soi-même le massage vibratoire du nez ; mais pour cela il faut avoir vu appliquer les vibrations du nez et se les être senti appliquer pour pouvoir se rendre compte de la manipulation, car il est impossible d'apprendre ce mode de traitement par une simple description, à cause des difficultés techniques qu'il présente.

20° VIBRATIONS DU NERF MÉDIAN (*fig.* 56)

Le nerf médian s'étend du plexus brachial jusqu'à la paume de la main où il se divise en plusieurs branches. Il longe le bord interne du muscle biceps ; dans sa partie brachiale il est accompagné de l'artère humérale. Arrivé au pli du coude, il passe entre les chefs d'insertion du muscle rond pronateur, puis il se place entre les deux muscles fléchisseurs des doigts. Dans son trajet à travers l'avant-bras, ce nerf occupe le milieu du membre.

Pour opérer sur ce nerf, le patient doit avoir le bras tendu et le porter légèrement vers le haut. S'il

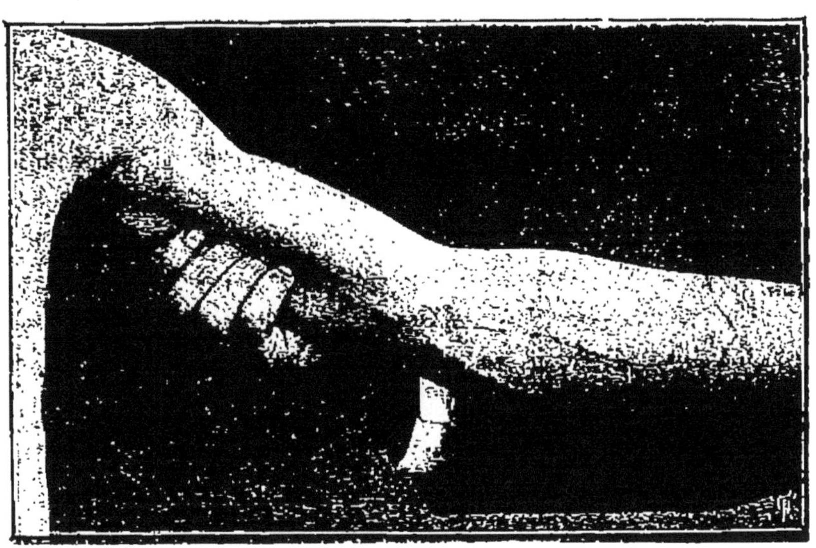

FIG. 56. — Vibrations du nerf médian.

s'agit de traiter la partie supérieure du bras, il faut que le masseur place ses doigts en dedans du tendon ; les vibrations sont alors exécutées transversalement ou longitudinalement.

21° VIBRATIONS DU NERF RADIAL (*fig.* 57)

Le nerf radial, aussi volumineux que le médian, prend son origine à la partie postérieure du plexus brachial. Il se dirige en bas, en dehors et en arrière ; il parcourt la gouttière de torsion de l'humérus entre le vaste interne et le vaste externe ; il longe ensuite le bord externe de l'humérus et arrive à la face antérieure du coude où il se divise en deux branches terminales : la branche antérieure et la branche postérieure.

Il faut, pour que le traitement de ce nerf soit bien appliqué, que le patient replie légèrement le bras,

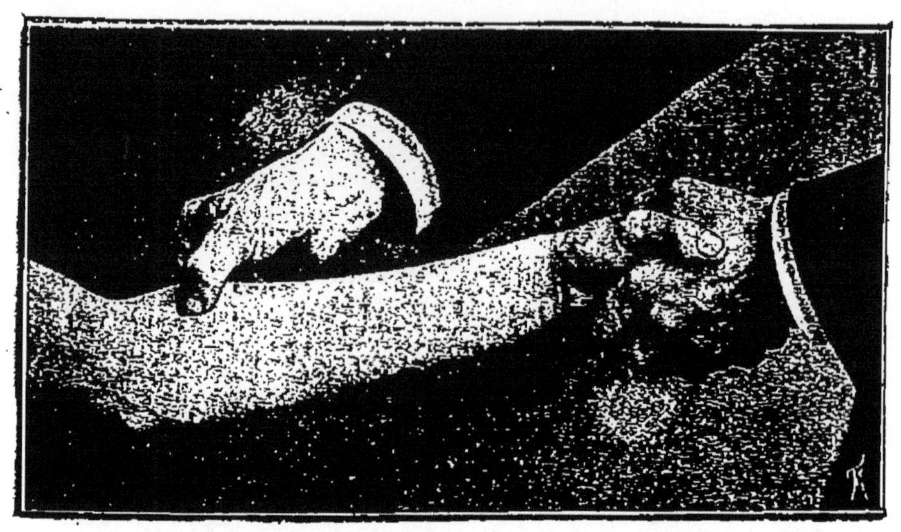

Fig. 57. — Vibrations du nerf radial.

afin de relâcher le muscle huméro-radial. L'opérateur posera l'extrémité de son pouce sur le bord interne de ce muscle, juste au-dessous du pli du coude, et il exécutera des frictions avec le pouce vers l'extérieur et le haut de l'avant-bras en même temps que l'on portera ce membre en pronation.

22° VIBRATIONS DU NERF CUBITAL (*fig.* 58)

Ce nerf s'étend du plexus brachial à l'extrémité des derniers doigts. Il suit d'abord, dans son trajet, la partie interne du bras, traversant toute la longueur du vaste interne ; ensuite il passe en arrière du coude, puis il contourne d'arrière en avant le côté interne du cubitus et gagne la surface antérieure de l'avant-bras, il descend alors verticalement jusqu'à la région palmaire de la main. On peut très bien sentir ce nerf derrière la partie inférieure de l'humérus, dans la

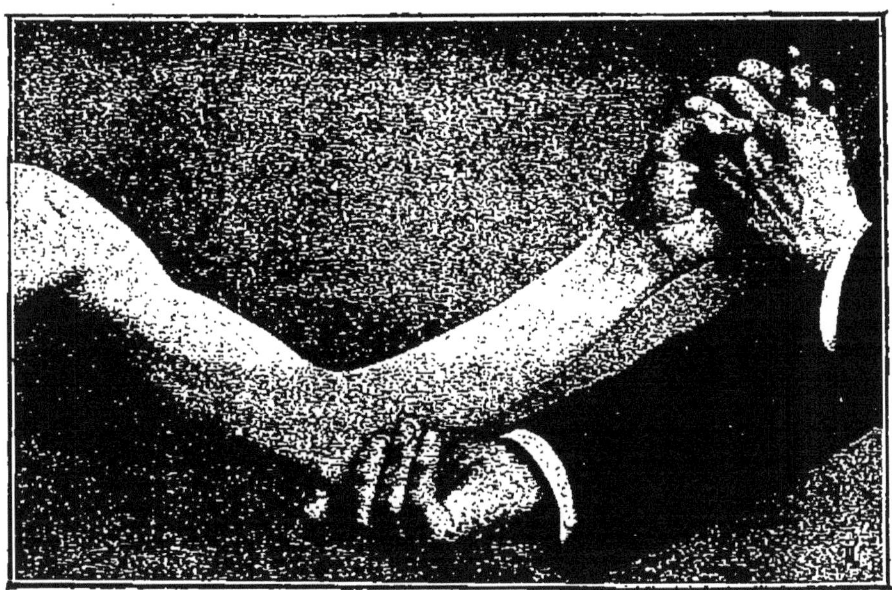

FIG. 58. — Vibrations du nerf cubital. Les mouvements sont exécutés avec l'index.

gouttière formée par l'épitrochlée en dedans et par l'olécrane en dehors.

Pour traiter ce nerf, il faut, comme pour le nerf radial, légèrement plier le bras.

23° VIBRATIONS DES NERFS SENSITIFS DU DOS (*fig.* 59)

Pour le traitement des affections de ces nerfs, le patient est couché en pronation ou assis. On place la deuxième phalange du pouce sur un côté de la colonne vertébrale et celle de l'index, du médian et de l'annulaire sur l'autre côté, puis on exécute de légères frictions et des vibrations le long du dos de haut en bas et de bas en haut. On répète cette manipulation de six à huit fois. Ensuite on traite séparément et les uns après

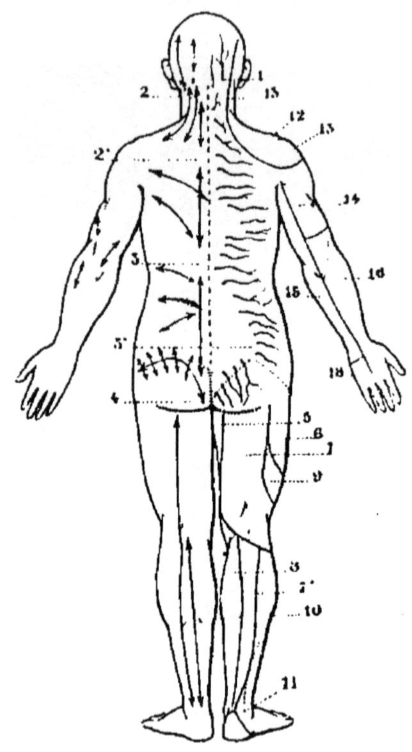

FIG. 59. — Territoire des principaux nerfs à traiter. Face postérieure. — Les flèches indiquent la direction dans laquelle les vibrations doivent être dirigées.

Nerfs rachidiens. — 1. Grand nerf sous-occipital. — 2-2'. Région cervicale. — 2'-3. Région dorsale. — 3-3'. Région lombaire. — 3'-4. Région sacrée. — 5. Nerf obturateur. — 6. Fémoro-cutané. — 7. Sciatique. — 7'. Tibial post. — 8. Saphène int. — 9. Poplité externe. — 10. Cutané péronier. — 11. Saphène externe. — 12. Plexus cervical. — 13-13'. Rameau auriculaire et mastoïdien. — 14. Circonflexe. — 15. Brachial cutané interne. — 16. Radial. — 17. Cubital.

les autres les cinq nerfs sacrés, puis les cinq nerfs lombaires et enfin les douze nerfs dorsaux, toujours en allant de bas en haut et en dehors, vers l'extrémité des nerfs. Pour la région sacrée, nous faisons des vibrations de bas en haut et en dedans en nous arrêtant sur la crête iliaque. On doit prêter une attention spéciale aux nerfs lombaires et prendre soin, dans le traitement général du dos, de suivre la crête de l'os iliaque en exerçant des vibrations sur la région d'où descendent les filets sensitifs.

Il est utile de faire précéder les vibrations d'un effleurage.

Dans les maladies des reins, de la vessie et de la prostate, on doit spécialement traiter les points sensibles des derniers nerfs dorsaux, lombaires et sacrés. Pour les vibrations de tous ces nerfs on doit employer de préférence la surface palmaire de la deuxième phalange du pouce.

Quelques masseurs font ces vibrations avec le dos de l'ongle de l'index, soutenu par le pouce qui lui est opposé.

24° VIBRATIONS DES NERFS INTERCOSTAUX (*fig.* 59-60)

Les nerfs intercostaux, au nombre de douze, sont ainsi appelés parce qu'ils parcourent d'arrière en avant les espaces intercostaux et font ainsi un trajet demi-circulaire autour du thorax ; ils sont constitués par les branches antérieures des douze paires dorsales et sont à la fois sensitifs et moteurs. Chaque nerf intercostal fournit deux rameaux cutanés ou perforants, l'un, le cutané latéral, et l'autre, le cutané antérieur. Les rameaux cutanés antérieurs de la deuxième, troisième et quatrième côte fournissent des filets aux glandes mammaires.

On applique de légères frictions et des vibrations sur ces nerfs dans les névralgies et dans le rhumatisme intercostal, ainsi que dans les cas d'inflammation et d'autres affections des glandes mammaires. Dans ces derniers cas, il est bon de stimuler en même

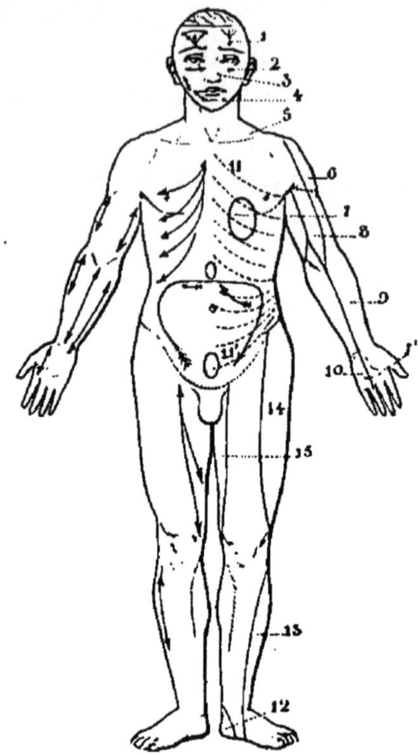

FIG. 60. — Territoire des principaux nerfs à traiter. Face antérieure. — Les flèches indiquent la direction dans laquelle les vibrations doivent être appliquées.

1. Nerf sus-orbitaire. — 2. Bouquet sous-orbitaire. — 3. Naso-lobaire. — 4. Mentonnier. — 5. Plexus cervical. — 6. Circonflexe. — 7. Médian. — 8. Brachial cutané interne. — 9. Musculo-cutané et radial. — 10. Cubital. — 11-11'. Nerfs intercostaux. — 12. Tibial postérieur. — 13. Sciatique poplité externe. — 14. Fémoro-cutané. — 15. Crural.

temps les branches cervicales descendantes qui croisent la clavicule.

25° VIBRATIONS DU NERF GRAND SCIATIQUE (*fig.* 60)

Le *grand nerf sciatique*, le plus long et le plus volumineux des nerfs du corps humain, sort du bassin immédiatement après son origine par la partie inférieure de la grande échancrure sciatique, entre le pyramidal et le jumeau supérieur, descend ensuite verticalement à la face postérieure de la cuisse jusqu'au sommet du creux poplité (6 à 8 centimètres au-dessus de l'articulation du genou). Là, il se partage en deux branches que l'on désigne sous le nom de *nerf sciatique poplité interne* et *nerf sciatique poplité externe*. Ces deux nerfs sont à la fois moteurs et sensitifs, comme le grand sciatique, et descendent jusqu'au pied.

Le poplité externe se porte obliquement en bas et en dehors en longeant le bord interne du biceps crural et du tendon et atteint ainsi la région antérieure de la jambe.

Le poplité interne est plus volumineux que l'externe. Il continue la direction du grand sciatique et descend verticalement entre les deux jumeaux. Arrivé au haut du mollet, il prend le nom de tibial postérieur. Dans son trajet, il chemine entre les deux couches musculaires, superficielle et profonde, de la face postérieure de la jambe ; puis, plus bas, il longe le bord interne du tendon d'Achille ; enfin, il contourne la malléole interne et gagne l'extrémité postérieure de la plante du pied où il se divise en nerf plantaire interne et nerf plantaire externe.

On sent le nerf poplité interne facilement dans le creux poplité. Le poplité externe est trouvé plus facilement derrière la tête du péroné. Des frictions opérées sur ces points produisent une sensation de picotement.

Le *nerf saphène externe* se détache du poplité interne et devient très superficiel dans la région moyenne du mollet. Il descend verticalement et se place ensuite sur le bord externe du tendon d'Achille, contourne d'arrière en avant la malléole externe et se termine en formant le nerf dorsal externe du petit orteil.

Le nerf saphène externe est sensitif, et les vibrations doivent se faire de bas en haut.

Pour le traitement du grand sciatique, le patient est couché comme pour le tapotement du dos, les pieds reposés sur un coussin (*fig.* 25), ou il croise le pied de la jambe qui doit être traitée sur l'autre pied ; de cette manière tous les muscles de la cuisse jusqu'au mollet sont relâchés. Alors, après avoir tracé le trajet du nerf, on place la dernière phalange du pouce juste au-dessus de ce nerf et on exécute des vibrations de bas en haut jusqu'au point où il sort du bassin. Dans les cas où le malade souffre beaucoup de douleurs sciatiques, on peut limiter les vibrations du grand sciatique au niveau du point où il sort du bassin. Ces vibrations peuvent être transversales ou longitudinales.

26° VIBRATIONS DU NERF SAPHÈNE INTERNE (*fig.* 60)

Ce nerf tire son origine du crural, il en est la branche terminale; il est exclusivement cutané et sensitif, se porte en bas et en dedans vers le côté interne du genou. Arrivé là, il contourne le condyle interne du fémur et se divise en deux branches : la branche rotulienne et la branche jambière.

La branche rotulienne se dirige obliquement en bas, de dedans en dehors et en avant vers la rotule et se divise finalement en de nombreux filets qui se distribuent à la peau.

La branche jambière est la branche postérieure du saphène interne, elle est plus volumineuse que la précédente. Elle descend verticalement jusqu'à la partie interne du dos du pied où elle se termine. Dans son trajet, ce nerf fournit de nombreux rameaux à la peau de la moitié interne de la jambe et envoie également quelques filets au bord interne du pied et aux articulations tarsiennes.

Les vibrations sur ce nerf et ses branches se font toujours de leur point d'émergence vers leur origine.

Nous pouvons étendre le traitement, selon le cas, jusqu'au nerf crural et exercer des vibrations au-dessous de l'arcade fémorale où nous pouvons facilement atteindre ce nerf.

27° VIBRATIONS DES NERFS SENSITIFS DU PIED (*fig.* 61)

Au-dessous de la malléole externe, et d'arrière en avant, nous trouvons le nerf saphène externe que nous pouvons facilement suivre au-dessus du bord externe du pied jusqu'au petit orteil.

Tout le long du bord interne du pied, jusqu'à la racine du grand orteil, il existe quelques filets cutanés du nerf saphène interne. Les autres branches sensitives de la face dorsale du pied proviennent des nerfs musculo-cutanés et du tibial antérieur.

Sur la face plantaire du pied, nous avons les nerfs plantaires interne et externe avec leurs branches qui se prolongent jusque dans les orteils.

S'il s'agit de traiter les nerfs dorsaux du pied, nous pouvons appliquer, afin de les stimuler, des vibrations soit transversales, soit longitudinales.

Le traitement des nerfs plantaires est conseillé et

rend de très bons services dans les cas d'ataxie locomotrice, dans les douleurs sciatiques et dans quelques cas de paraplégie.

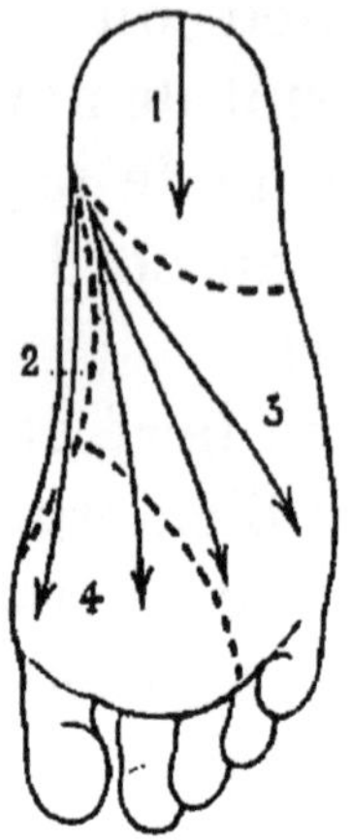

Fig. 61. — Territoire des nerfs plantaires.
(Les flèches indiquent la direction des vibrations.)

1. Branche plantaire du tibial post. — 2. Terminaison du saphène interne.
3. Nerf plantaire externe. — 4. Plantaire interne.

Pour obtenir un bon résultat dans le traitement de ces nerfs, il faut que les muscles plantaires soient relâchés; à cet effet il faudra faire incliner le pied du malade en dedans.

TROISIÈME PARTIE

GYMNASTIQUE MÉDICALE

I. — CONSIDÉRATIONS GÉNÉRALES

II. — TECHNIQUE DE LA GYMNASTIQUE MÉDICALE

CHAPITRE I

CONSIDÉRATIONS GÉNÉRALES

Sous le nom de gymnastique, on comprend tous les exercices qui, pratiqués d'après certaines règles, entretiennent le corps en bonne santé et contribuent, par leur influence, à augmenter sa force et sa souplesse. La gymnastique médicale a pour but de guérir et de fortifier certaines parties du corps qui ont été détériorées ou affaiblies par la maladie. — La gymnastique esthétique développe la grâce du corps.

Comme on le voit, la gymnastique doit souvent être un complément du massage; ces deux modes de traitement sont étroitement liés l'un à l'autre, car, dans beaucoup de cas, la gymnastique et le massage marchent de pair pour concourir au rétablissement de la santé.

La gymnastique médicale suédoise, connue sous le nom de « système Ling », ne doit pas être confondue avec les exercices de gymnastique comme on les entend en Allemagne, en Angleterre, en Suisse ou en France. Elle ne se compose nullement d'exercices de force et d'adresse : ce sont des mouvements appropriés, suivant l'âge, aux personnes faibles et débiles aussi bien qu'aux individus forts et résistants. Ces mouvements s'appliquent parfaitement aux besoins du sujet appelé à les exécuter. Cette gymnastique s'adapte aussi bien à une partie limitée du corps qu'au corps entier. Les expressions de gymnastique de la tête, gymnastique du tronc, gymnastique du bassin, etc., signifient qu'il faut appliquer les mouvements à chacune de ces parties isolément.

En régularisant le travail des différents groupes musculaires, on se propose d'équilibrer les diverses fonctions du corps. Quand on possède des connaissances approfondies en anatomie et en physiologie, on peut ne faire exercer que les parties qui en ont besoin et laisser en repos les autres. Les occupations journalières de la vie entreront naturellement en cause dans le traitement ; on ne peut traiter de même un financier et un manouvrier.

On peut poser, comme règle générale, qu'il faut éviter dans les exercices : l'*essoufflement* et surtout la *fatigue* et le *surmenage*.

Ces exercices bien employés facilitent l'assimilation et la désassimilation des tissus. Ils régularisent la circulation.

La gymnastique suédoise, pratiquée par Ling et ses adeptes, est la gymnastique médicale par excellence dans laquelle on distingue surtout deux espèces de mouvements : des mouvements *passifs* et des mouvements *synergiques* ou doubles comprenant des mouvements *semi-passifs* et des mouvements *semi-actifs*.

Les mouvements *passifs* sont exécutés sur le malade par l'opérateur ; si le malade exécute un mouvement contre une légère résistance de l'opérateur, ce mouvement est dit *semi-actif* ; si, au contraire, c'est l'opérateur qui exécute un mouvement contre une légère résistance du malade, le mouvement est appelé *semi-passif*. Deux genres d'excitation musculaire peuvent être produits de cette façon : la contraction concentrique et la contraction excentrique, selon qu'il y a rapprochement ou éloignement des deux insertions du muscle. Ces deux mouvements doivent être légers au commencement, augmenter de force jusqu'au milieu ou aux trois quarts du mouvement, puis aller en diminuant vers la fin; cette règle peut cependant souffrir quelques exceptions. Le tremblement musculaire ou une vacillation quelconque ne doit jamais se faire sentir.

Outre le système de *Ling*, il existe encore une série de mouvements qui ne rentrent pas, à proprement parler, dans la gymnastique suédoise, mais qui sont d'un usage commun et ont un excellent effet comme suite des mouvements passifs et des mouvements synergiques : ce sont les mouvements actifs.

Il est évident que, si l'on veut que les exercices de gymnastique atteignent le but que l'on se propose, il faut que le malade mette dans ces exercices une grande application, beaucoup de bonne volonté, et qu'il les exécute avec la plus grande ponctualité possible.

Au sens physiologique, il n'y a pas de différence entre les mouvements actifs et les mouvements à résistance ; ces derniers étant toujours actifs, que ce soit l'opérateur qui résiste ou le malade. Ils ne diffèrent qu'en ce sens que les mouvements actifs peuvent être exécutés par le malade lui-même et à sa volonté, tandis que les mouvements à résistance, y compris les mouvements passifs, sont sous la dépendance de l'opérateur.

Nous avons divisé l'ensemble qui constitue la kinésie, uniquement pour la commodité de la classification.

CHAPITRE II

TECHNIQUE DE LA GYMNASTIQUE MÉDICALE

A. — MOUVEMENTS PASSIFS

Suivant la position donnée à un membre pendant le travail et suivant l'intensité et la rapidité des mouvements imprimés, leur action sera différente sur la circulation générale et sur la circulation locale ; ils agissent sur la circulation veineuse, lymphatique et sur les vaisseaux capillaires.

Les principaux mouvements passifs sont : la circumduction, la torsion, l'extension et la flexion.

Ils congestionnent ou décongestionnent la région du corps que l'on vise ; ils détruisent les adhérences et diminuent la raideur dans les articulations.

Afin que ces mouvements ne soient pas contraires au but qu'on se propose, il est nécessaire de fixer toute son attention sur la position du malade, d'être maître de l'articulation sur laquelle on opère le mouvement. Sans cette précaution, le mouvement peut devenir nuisible.

Dans tous les exercices exécutés avec les mains aux hanches, les pouces doivent toujours être tournés *en arrière* et les doigts *en avant ;* car, dans la position inverse, les épaules seraient portées en avant, ce qui serait absolument défectueux.

CIRCUMDUCTION

La circumduction est un mouvement exécuté, sur un membre ou toute autre partie du corps entièrement autour de son point central. C'est un mouvement décrit en cône dont le sommet est dans l'articulation et la base à l'autre extrémité du membre.

La circumduction peut être passive et active ; le plus souvent elle est employée comme mouvement passif.

1° CIRCUMDUCTION DU PIED (*fig.* 62)

L'articulation du tarse doit reposer exactement sur le genou de l'opérateur. Celui-ci saisit d'une main la jambe au-dessus de l'articulation, de l'autre

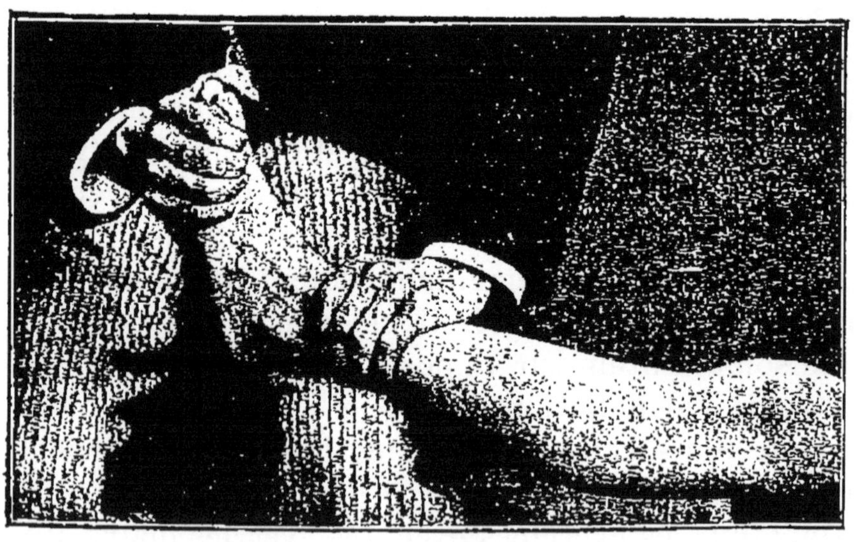

FIG. 62. — Circumduction du pied.

main, le pied, par son extrémité, et lui fait exécuter un nombre de circumductions variable suivant le cas à traiter et suivant l'état dans lequel se trouve l'articulation.

2° CIRCUMDUCTION DE LA CUISSE OU ROTATION DE L'ARTICULATION DE LA HANCHE (*fig.* 63)

Le gymnaste saisit d'une main le talon du patient placé dans le demi-décubitus dorsal, la plante du pied est appuyée contre le poignet de l'opérateur. Il appuie l'autre main sur l'articulation du genou, le pouce en dedans, les autres doigts dirigés en haut et un peu en dehors.

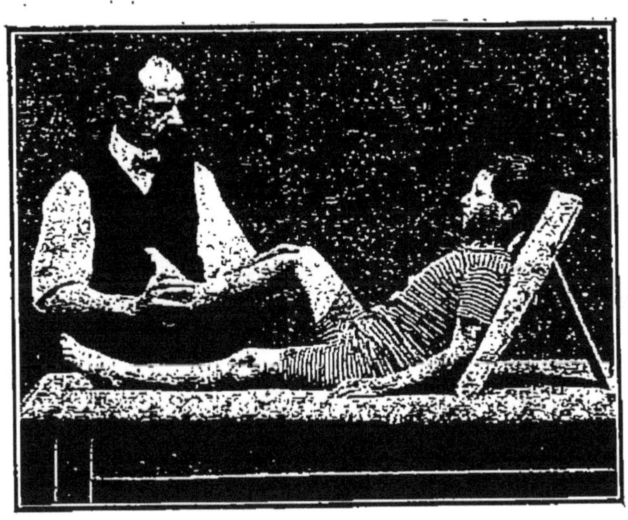

Fig. 63. — Circumduction de la cuisse.

Le pied est maintenu ferme et bas; la prise du genou, au contraire, est légère et souple. Le gymnaste fléchit alors la cuisse du patient et la porte en rotation extrême, puis il lui fait exécuter environ dix fois un mouvement de circumduction aussi étendu que possible, tout en prenant garde à ne pas dépasser la ligne médiane du corps.

La circumduction se pratique aussi la jambe allongée. Ce mouvement est toujours passif; il congestionne le bassin et combat la constipation.

3° CIRCUMDUCTION DU POIGNET ET DES DOIGTS (*fig.* 64)

Le gymnaste se place debout, en face du patient et, d'une main, lui saisit son avant-bras au-dessus du poignet, de l'autre, il maintient la main du patient.

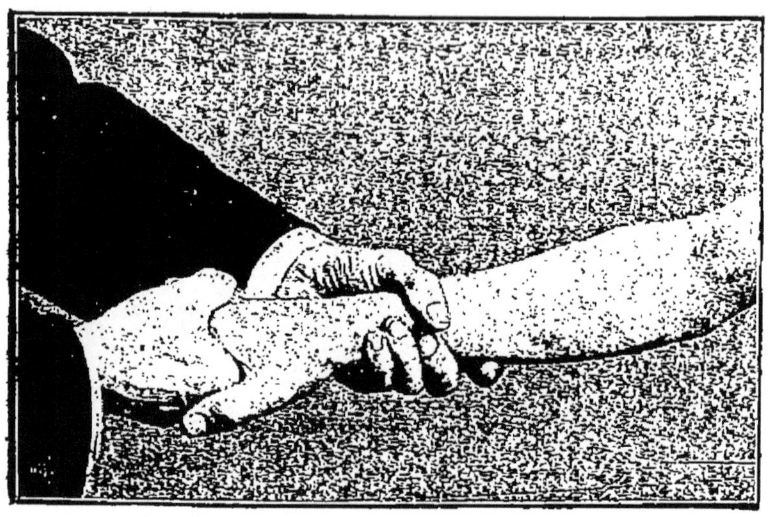

FIG. 64. — Circumduction de la main.

Il exécute ensuite une extension assez forte du poignet, puis il commence le mouvement de circumduction.

On procèdera de la même façon pour la rotation des doigts; elle s'exécute dans l'articulation métacarpo-phalangienne.

4° CIRCUMDUCTION DU BRAS OU ROTATION DE L'ARTICULATION DE L'ÉPAULE (*fig.* 65)

Le gymnaste se tient debout derrière le patient assis. D'une main il saisit son avant-bras au-dessous du coude; il appuie l'autre sur l'épaule du malade et maintient l'humérus en place. On peut ainsi, lorsqu'il

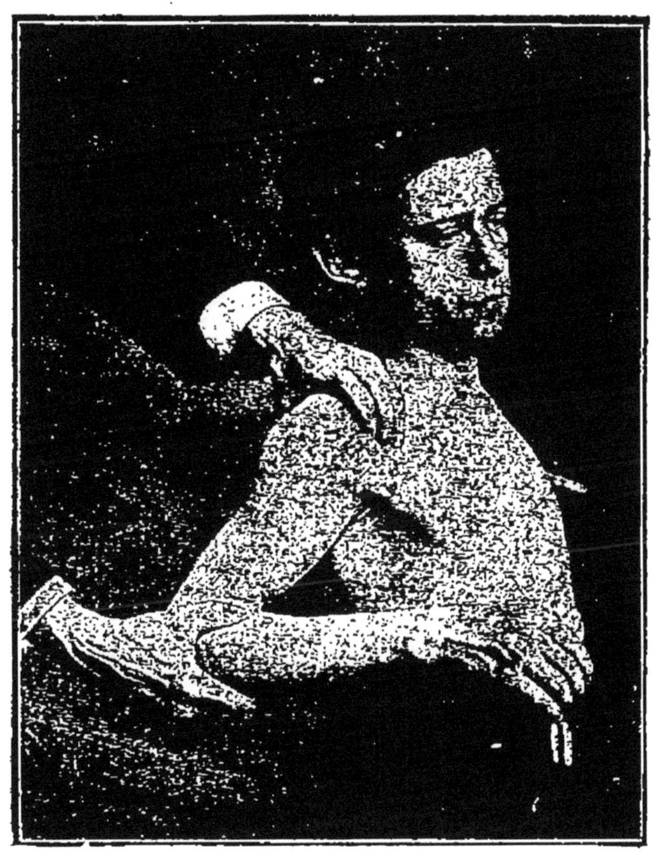

FIG. 65. — Circumduction du bras ou rotation de l'épaule.

s'agit d'une luxation réduite, opérer la rotation sans crainte que la tête de l'humérus ne s'échappe de sa capsule. La main qui tient le coude imprime alors un mouvement de circumduction en décrivant des cercles aussi grands que possible.

Si l'on veut traiter l'articulation du coude en même temps que celle de l'épaule, il ne suffit pas de placer la main sous le coude ; il faut alors que le gymnaste place tout son avant-bras, la main étendue sous celui

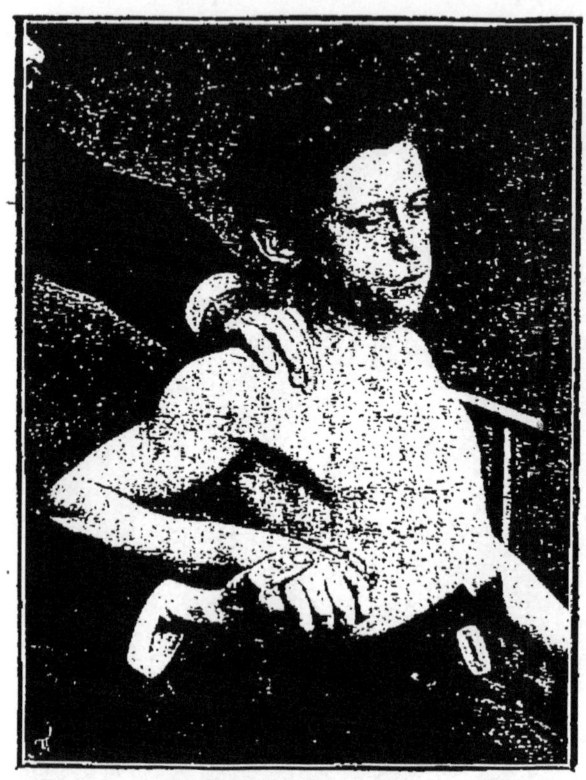

FIG. 66. — Rotation dans l'articulation du coude et de l'épaule.

du patient, de manière à ce que tout l'avant-bras, du coude à la main, soit soutenu. Le bras du patient et celui du gymnaste seront ainsi si intimement liés qu'ils n'en feront qu'un seul, exécutant les mêmes mouvements (*fig.* 66).

Si l'on veut que cet exercice fasse partie d'un traitement général, on joint à ces mouvements des respirations profondes et larges, ce qui s'obtient lorsque l'opérateur place son genou dans le dos du patient. Les coudes seront alors ramenés bien en arrière, et la circumduction des deux bras s'exécutera en même temps.

La circumduction des bras peut encore s'exécuter les bras étendus de côté. Le gymnaste les saisit alors par le rebord cubital, les porte dans la position horizontale, puis leur fait décrire un grand cercle en haut, en avant, en bas et légèrement en arrière. Ces mouvements se répètent de 10 à 15 fois.

Ces derniers exercices ne sont pas toujours supportés par les cardiaques faibles; il est plus avantageux pour eux d'exécuter l'exercice d'un seul bras et de ne jamais dépasser la ligne horizontale.

Un mouvement passif excellent dans le rhumatisme articulaire de l'épaule et particulièrement dans l'arthrite sèche, est le suivant :

La position du gymnaste et du patient est celle de la figure 66. Au lieu d'imprimer un mouvement de circumduction, l'opérateur porte le coude jusqu'à la hauteur de l'épaule, ensuite il fait décrire à l'avant-bras un cercle de 90 à 100° d'en avant en haut et en arrière, puis il revient en avant et en bas au point du départ. Dans cet exercice, le bras subit une torsion.

3° ROTATION DU BASSIN (*fig.* 67)

a. Le patient est debout, les pieds joints, les mains élevées en l'air et tenant un bâton; l'opérateur se tient derrière et, les mains placées sur les hanches, fait opérer au malade des mouvements circulaires du bassin, qui varient en nombre suivant les cas, généralement cinq à six fois de gauche à droite et autant de droite à gauche.

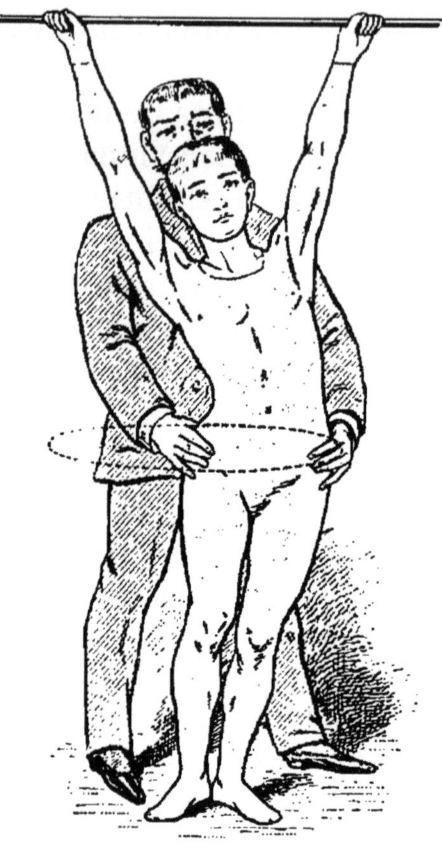

Fig. 67. — Rotation du bassin.

b. Le patient est à genoux sur un coussin et l'opérateur exécute les mêmes mouvements que dans l'exercice précédent.

Ces mouvements congestionnent un peu le bassin et agissent sur les muscles de l'abdomen, de la région lombaire, des cuisses et des jambes et fortifient le plancher pelvien.

6° CIRCUMDUCTION DU TRONC

Cet exercice, exécuté comme mouvement passif, doit être accompli dans la position suivante :

Le malade est assis à califourchon sur un tabouret bas, les mains sur les hanches ; le bassin et les jambes sont ainsi fixés. L'opérateur, placé derrière lui, lui fixe le tronc en plaçant une main sur une des épaules, l'autre sous l'aisselle du côté opposé.

Le gymnaste imprime alors au tronc, en le portant en avant, à droite, en arrière et à gauche, un mouvement de circumduction aussi grand que possible, 5 à 6 fois de suite. Après un temps de repos, les mains changent de position, et l'exercice s'exécute dans le sens inverse. L'articulation a donc lieu dans la région lombaire; le plus grand cercle décrit se trouvera du côté de la tête.

Cet exercice congestionne légèrement le bassin, agit sur le tube digestif, sur les muscles de la région lombaire et sur ceux de l'abdomen, active la circulation de la veine porte.

Exécuté comme mouvement actif, son effet sera plus énergique (Voyez *fig.* 80).

7° CIRCUMDUCTION DE LA TÊTE (*fig.* 68)

Cet exercice, exécuté correctement, décongestionne la tête. Il'est employé avec efficacité dans les cas d'hyperémie du cerveau, mais il faut avoir soin de ne pas décrire de grands cercles, car, dans ce cas, lorsque la tête revient en arrière, les muscles que croise la veine jugulaire exerceront une pression sur cette dernière et empêcheront l'écoulement du sang veineux de la tête.

Au contraire, si le cercle décrit est petit, l'écoulement du sang intra-crânien est considérablement

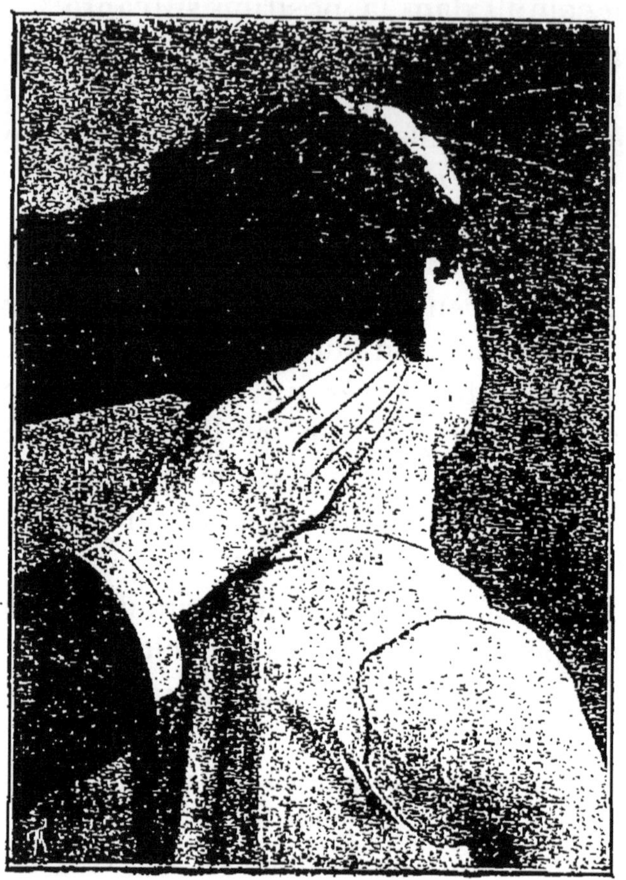

Fig. 68. — Circumduction de la tête.

accéléré par suite de l'allongement des veines du cou du côté en extension.

La position de l'opérateur et du patient est la suivante :

L'opérateur se tient debout à côté et un peu en arrière du patient assis; d'une main il lui saisit le front; de l'autre il lui fixe la tête juste au-dessous de l'occiput; puis il exécute avec la main, placée sur le front, des mouvements de circumduction. A répéter 6 à 8 fois dans un sens et dans l'autre.

TORSION

Quelques auteurs réservent le terme de « rotation » aux mouvements que nous appellerons « torsion », terme que nous croyons plus conforme au sens technique du mouvement.

8° TORSION ET FLEXION LATÉRALES DE LA TÊTE

La torsion et la flexion latérales de la tête sont employées avec grande utilité pour régulariser la circulation céphalique. Ces mouvements sont quelquefois précédés d'un pétrissage et de vibrations nerveuses dans les cas de torticolis rhumatismal.

La position des mains est à peu de chose près la même que dans la rotation; seulement pour la torsion, les deux mains agissent avec une intensité égale pendant le mouvement latéral.

Ces mouvements se répètent de 5 à 10 fois dans un sens, puis, après un temps de repos, dans l'autre.

9° TORSION BILATÉRALE DU TRONC (*fig.* 69)

a. Station assise et très légèrement cambré, mains sur les hanches; le bassin et les jambes sont ainsi fixés.

Le gymnaste se tient, selon les circonstances, assis ou debout, devant ou derrière le patient. Le premier, les mains placées sur les épaules du patient, imprime au tronc de celui-ci un mouvement énergique de torsion.

Ces mouvements, exécutés plus ou moins rapidement, se répètent 5 à 6 fois alternativement d'un côté et de l'autre, ou bien 5 à 6 fois d'un côté d'abord, puis, après un temps de repos, autant de fois de l'autre.

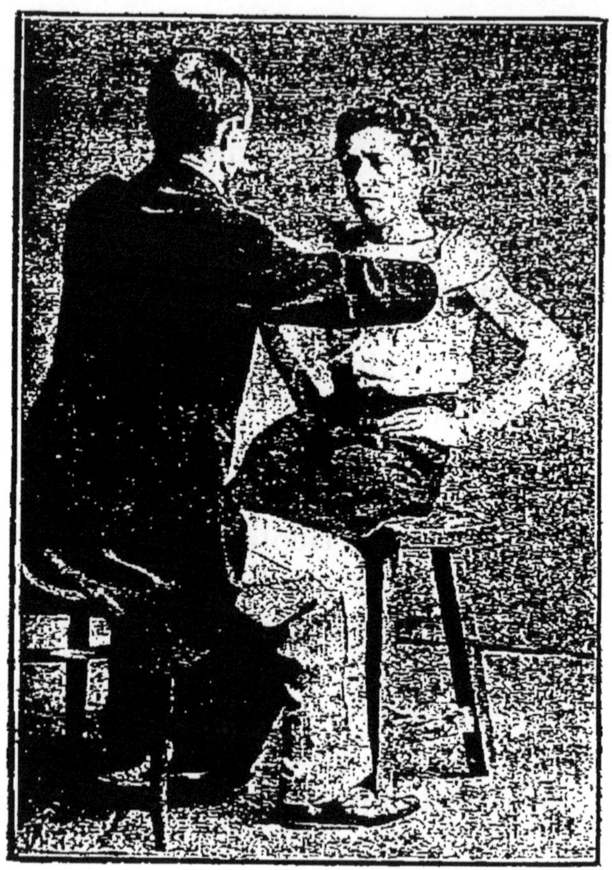

Fig. 69. — Torsion bilatérale du tronc.

Effet physiologique : décongestionne le bassin, agit sur la circulation et sur l'innervation de la région lombaire et fortifie la paroi abdominale.

b. Le patient, ou la patiente, très légèrement cambré, lesmains sur les hanches, est à genous ur un coussin ou sur un tabouret très bas. L'opérateur derrière lui, un genou appuyé sur la région sacrée, les mains passées sous les aisselles, le saisit solidement et opère un mouvement de torsion sur la partie supérieure du tronc avec une légère flexion du même côté. Ce mouvement est exécuté 5 ou 6 fois assez rapidement tantôt d'abord d'un côté, puis de l'autre, tantôt alternativement d'un côté et de l'autre.

Cet exercice, très énergique, est beaucoup employé en gynécologie, mais il n'est pas supporté par les personnes faibles. Il congestionne fortement le bassin, agit contre la constipation et influence énergiquement les muscles abdominaux. Exécuté comme mouvement avec résistance, son action est plus prononcée encore.

c. Le patient occupe la station debout, les bras allongés au-dessus de la tête. L'opérateur, derrière lui, le saisit par les coudes et pratique une légère torsion du tronc, d'abord d'un côté, puis de l'autre.

Ce mouvement décongestionne un peu la tête, accélère la circulation veineuse intra-thoracique et légèrement celle du bassin.

10° TORSION DES BRAS ET DES AVANT-BRAS

Le patient a son bras latéralement allongé en ligne horizontale, dans la main un bâton court tenu par le milieu. Le gymnaste saisit le bâton des deux côtés et exerce un mouvement de torsion, plaçant le bras et l'avant-bras ainsi alternativement en pronation et en supination, en portant le mouvement de torsion jusqu'au maximum.

Cet exercice se fait le plus souvent avec résistance. Il est d'une grande utilité, car il agit sur un grand nombre de muscles, sur les articulations scapulo-humérale, radio-humérale et radio-cubito-carpienne.

Pour que la torsion n'ait pas lieu dans le bras et dans l'épaule on appuie l'avant-bras sur l'angle d'une table, ou l'on maintient le bras près du corps, l'avant-bras en demi-flexion.

Le gymnaste d'une main tient le coude, de l'autre il saisit la main du malade et pratique la torsion du membre dans les deux sens ; la pronation et la supination se faisant dans l'articulation du coude et dans l'articulation radio-cubito-carpienne seule.

11° TORSION DE LA JAMBE

Pour la torsion de la jambe, le patient se met dans le demi-décubitus dorsal, la jambe allongée, le pied fléchi sur la jambe.

L'opérateur saisit le pied et imprime à toute la jambe un mouvement de torsion à gauche et à droite ; la torsion de la jambe se fait dans la cuisse et dans la hanche. Quand le mouvement est exécuté avec résistance, celle-ci aura lieu dans la région du pied.

12° TORSION DES PIEDS

a. *Torsion en dedans.* — Le patient est toujours dans la station demi-couchée. L'opérateur se tient en face. D'une main il fixe le talon, de l'autre il saisit l'extrémité du pied et pratique une torsion de dehors en dedans, de haut en bas du côté externe et de bas en haut du côté interne.

Cette torsion est employée au traitement du pied *valgus* et au traitement du pied plat.

Dans le traitement du pied plat, on exerce une forte pression sur la région interne de la plante du pied.

b. *Torsion en dehors.* — La position de l'opérateur, celle du malade et la prise du pied sont les mêmes. La torsion se pratique dans le sens inverse, c'est-à-dire de dedans en dehors, de haut en bas du côté interne et de bas en haut du côté externe. Elle est employée au traitement du pied *varus.*

FLEXIONS ET EXTENSIONS

Tous les mouvements d'extension et de flexion peuvent être employés comme mouvements passifs, actifs et à résistance. Tous les mouvements d'extension et de flexion agissent contre la raideur des articulations.

13° FLEXION ET EXTENSION DES DOIGTS

Elles peuvent être pratiquées dans toutes les articulations des doigts, isolément ou ensemble, excepté pour le pouce, qui se traite toujours séparément.

14° EXTENSION ET FLEXION DE L'AVANT-BRAS (*fig.* 70)

Le patient est assis ou debout. L'opérateur saisit d'une main le poignet, de l'autre la partie inférieure du bras juste au-dessus du coude, afin d'être maître de l'articulation, puis il exécute des mouvements d'extension et de flexion.

15° FLEXION ET EXTENSION DES BRAS (*fig.* 71)

L'opérateur est placé derrière le malade assis sur un tabouret. Afin que la poitrine se développe davantage et que le dos du patient soit maintenu, l'opéra-

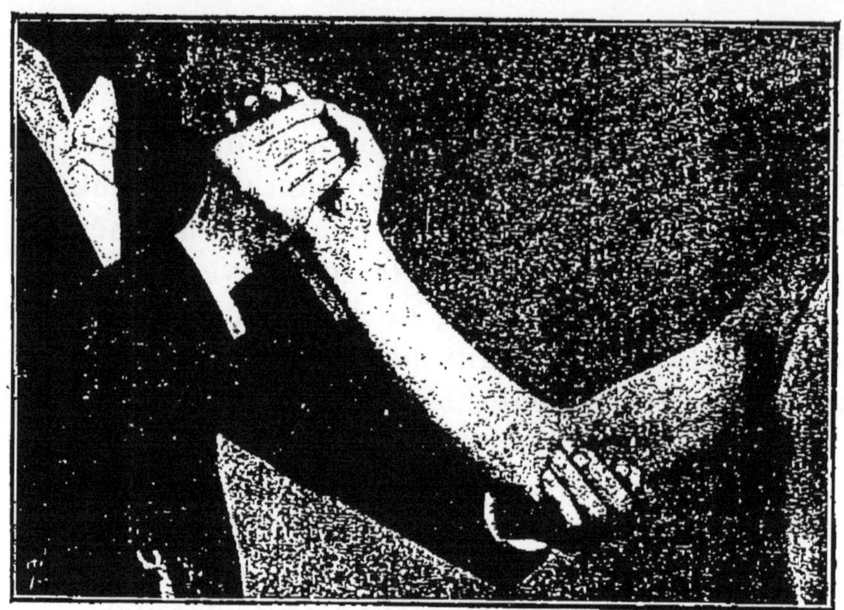

Fig. 70. — Extension et flexion de l'avant-bras.

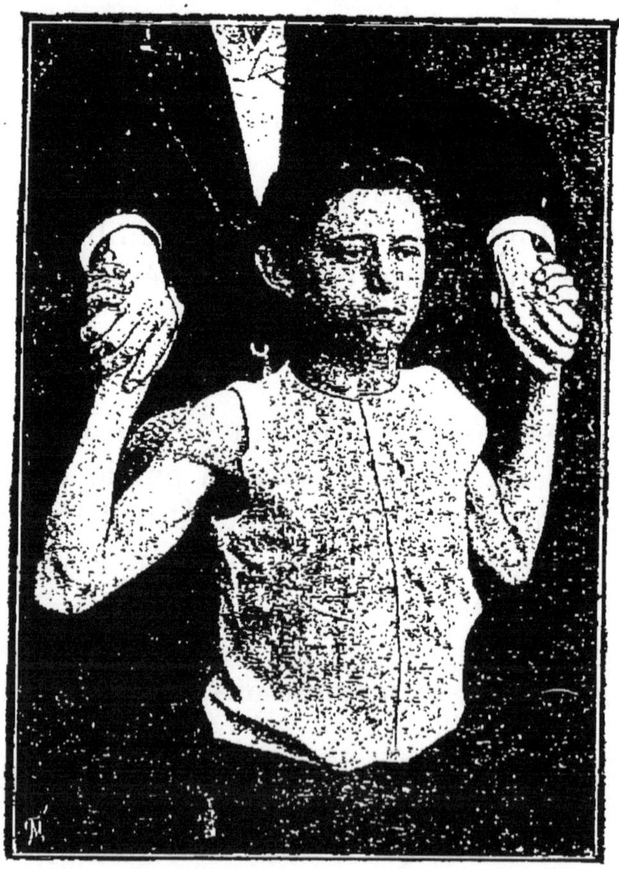

Fig. 71. — Flexion et extension des bras. Le genou de l'opérateur est appuyé entre les épaules du patient.

teur lui place un genou entre les épaules; puis il lui fait élever les mains à la hauteur des épaules, les avant-bras fléchis et les coudes tournés en dehors. L'opérateur saisit alors les mains du patient et lui fait exécuter des mouvements d'extension et de flexion dans le sens vertical et de façon à ce que les bras se maintiennent toujours dans le plan latéral du corps.

La respiration doit être large, profonde et réglée de manière à ce que le malade inspire pendant l'extension et qu'il expire pendant la flexion. Si cet exercice est exécuté avec résistance opposée par le patient, elle s'exercera par les muscles du dos et non par ceux du bras.

La position des coudes en dehors fait que les épaules sont dirigées en arrière.

Ces mouvements décongestionnent fortement le bassin et la tête en aspirant le sang vers le dos; ils activent la respiration et la circulation pulmonaire.

Le même exercice peut être exécuté, le malade étant dans le décubitus dorsal.

16° FLEXION ET EXTENSION DU GENOU

Le patient est dans la station assise ou demi-couchée. Le gymnaste, assis à côté et en avant du malade, lui maintient la jambe en plaçant une main au-dessus du genou. De l'autre, il lui saisit la jambe au-dessus des malléoles et pratique l'extension et la flexion en ayant soin de ne pas laisser dévier la jambe.

Ce mouvement congestionne un peu le bassin.

17° FLEXION ET EXTENSION DE LA JAMBE ET DE LA CUISSE ; PROJECTION EN HAUT DU GENOU (*fig.* 72)

Le malade est dans le demi-décubitus dorsal. L'opérateur saisit d'une main la plante du pied, tandis que l'autre est placée dessous le genou. Il exécute ensuite une flexion et une extension sur la jambe et sur la cuisse.

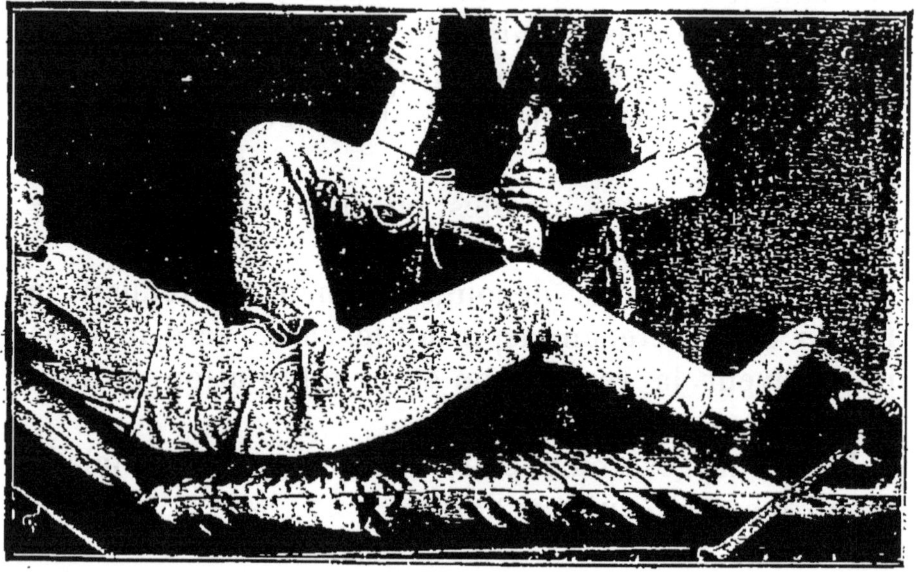

Fig. 72. — Flexion et extension de la jambe et de la cuisse ; projection en haut du genou.

Projection en haut du genou. — Les positions respectives sont les mêmes. L'opérateur lance la cuisse avec une certaine force contre le ventre et un peu en dehors, en ayant soin de ne pas appuyer sur la poitrine.

Ces mouvements se répètent de 5 à 6 fois pour chaque jambe. Ils congestionnent le bassin et agissent contre la constipation.

18° FLEXION DE LA CUISSE ; EXTENSION FORCÉE DU GRAND NERF SCIATIQUE (*fig.* 73)

Le patient est dans le demi-décubitus dorsal. L'opérateur, à côté de lui, lui appuie solidement une main sur le genou ; de l'autre il lui saisit la jambe au-dessus des malléoles, puis il la soulève aussi haut que possible.

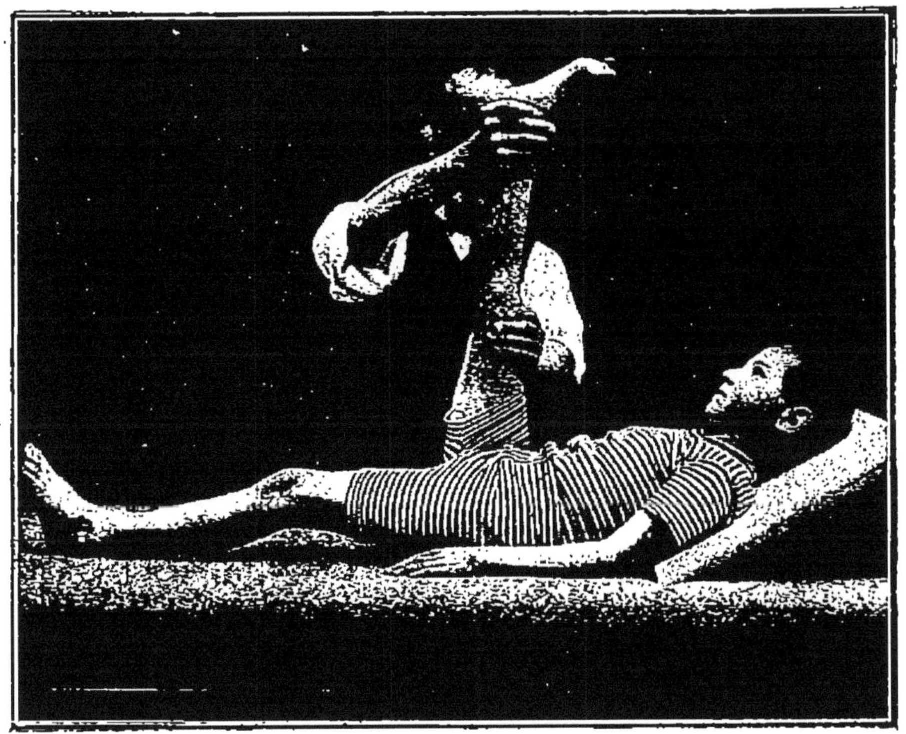

FIG. 73. — Extension forcée du grand nerf sciatique.

Si l'on veut pratiquer l'extension du nerf sciatique, il est nécessaire de forcer le mouvement, de pousser l'extension jusqu'à la douleur.

L'extension manuelle forcée du nerf sciatique est excellente pour le traitement des névralgies de ce nerf, qu'elles soient d'origine rhumatismale ou qu'il s'agisse d'un traitement des douleurs tabétiques.

19° FLEXION ET EXTENSION DES PIEDS

L'opérateur est assis à côté et en avant du patient, la jambe de celui-ci repose sur son genou. Le gymnaste saisit la partie antérieure du pied et pratique l'extension et la flexion de ce membre.

Ce mouvement est souvent associé à la circumduction du pied.

20° FLEXION ET EXTENSION DE LA TÊTE

Le malade debout, les bras tendus, appuie les mains contre un mur. L'opérateur, derrière lui, lui saisit la tête en plaçant les doigts et la paume des mains de chaque côté de la tête; les pouces sont appliqués horizontalement sous l'occiput.

L'opérateur fléchit lentement la tête du patient en avant, puis en arrière, mais le malade doit éviter d'avancer le menton, le mouvement devant se produire dans toute la colonne cervicale de haut en bas dans la flexion en avant et de bas en haut, pendant le redressement et la flexion en arrière.

Pour la flexion et l'extension latérales, la position des mains est celle de la figure 68. Ces mouvements décongestionnent la tête, agissent sur les muscles de la nuque, du dos et de la partie antéro-latérale du cou. Ils sont très utiles dans les cas de torticolis rhumatismal et dans le traitement des déviations cervicales.

La flexion passive forcée en avant et prolongée produit, par contre, une hyperémie du cerveau par le sang artériel sans que pour cela l'écoulement du sang veineux soit entravé. Cet exercice est très efficace pour combattre la céphalalgie, les migraines et les vertiges causés par l'anémie du cerveau.

21° FLEXION ET EXTENSION DU TRONC

(Voyez les *fig.* 76, 77, 78, 81, 83.)

Les flexions et les extensions du tronc peuvent avoir lieu dans trois directions : direction antérieure, direction postérieure, direction latérale. Elles se produisent dans les articulations du rachis ou dans les hanches. Le patient est dans la station assise ou debout, dans le décubitus dorsal ou abdominal, les mains appuyées sur les hanches ou derrière la nuque : les bras étendus verticalement au-dessus de la tête ou bien ballants le long des flancs.

Que le mouvement soit actif, passif ou sous résistance, l'*inspiration* se fera dans la *flexion en arrière*, l'*expiration* pendant le *redressement*. L'*expiration* se fera pendant la *flexion en avant*, l'*inspiration* pendant le *redressement*.

Dans la flexion latérale ou bilatérale, l'inspiration ou l'expiration s'effectueront suivant le but qu'on se propose. Si on veut agir particulièrement sur un poumon, on inspirera de ce côté pendant l'extension et l'on expirera pendant la flexion.

a. FLEXION ET EXTENSION EN AVANT ET EN ARRIÈRE. — Elles s'exécutent quelquefois dans la position couchée ; généralement elles sont pratiquées comme mouvements actifs ou à résistance ; nous en parlerons plus loin.

b. FLEXION LATÉRALE. — Le patient est debout, les

talons joints ou les jambes légèrement écartées, les bras *étendus verticalement* au-dessus de la tête.

Le gymnaste, derrière le patient, le saisit au niveau des coudes, fléchit le tronc d'un côté, puis de l'autre. La flexion se produit dans l'articulation de la hanche d'abord, puis se continue de bas en haut jusqu'à l'extrémité supérieure de la colonne vertébrale. Le redressement s'effectue en sens inverse, commençant à la partie supérieure du tronc.

Les mouvements se répètent de 5 à 6 fois d'un côté et de l'autre.

Les mains sur les hanches. — Le gymnaste saisit le patient par les épaules au niveau de l'articulation scapulo-humérale. Le mouvement est le même.

Les mains derrière la nuque. — Le gymnaste saisit le patient par les bras au niveau des coudes, puis même exercice.

Les bras tombants, les pieds joints. — Le patient laisse glisser ses mains le long des flancs pendant que le mouvement s'effectue; l'opérateur imprime au tronc un léger mouvement de flexion et de redressement en le saisissant par les épaules.

Si on traite des déviations du rachis, la flexion s'effectue toujours du côté de la convexité avec pression sur la région saillante. La position du bras change ; le patient appuie la main sur la hanche du côté de l'épaule plus élevée; la main correspondant au côté de l'épaule plus basse est placée derrière la nuque.

Du côté où la main du malade est appuyée sur la hanche, le gymnaste place sa main sous l'aisselle ; de l'autre côté, au-dessous du coude dont la main est appuyée à la nuque.

Les mêmes exercices s'exécutent dans la station assise (Voyez, plus loin, *Gymnastique de la scoliose*).

Flexion et extension dans le *décubitus ventral et dorsal.* — Comme mouvement passif avec pression manuelle et comme mouvement actif (Voyez plus loin).

22° LA RESPIRATION ARTIFICIELLE PASSIVE (*fig.* 74 et 75)

Le patient occupe la position du décubitus dorsal, la poitrine saillante, la tête légèrement fléchie en arrière.

L'opérateur, se plaçant à la tête du patient, lui applique les mains, les pouces en avant, auprès des

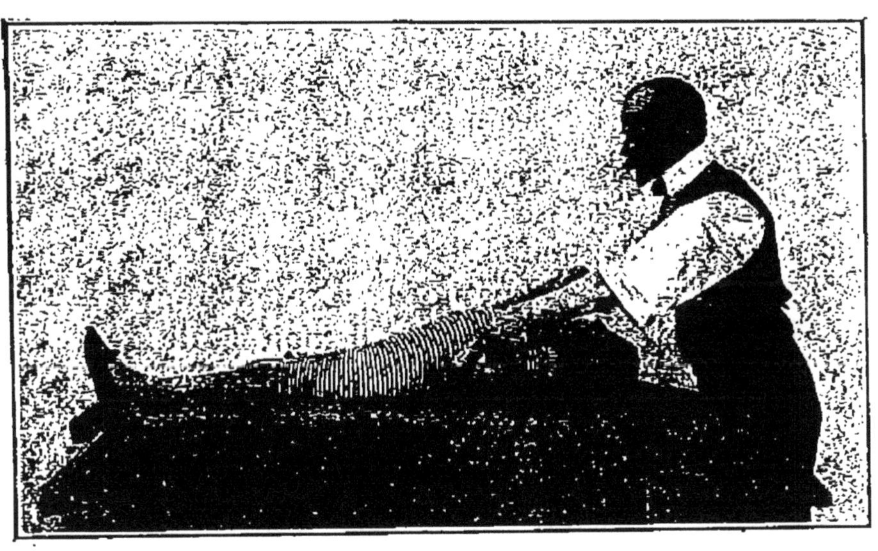

FIG. 74. — Respiration artificielle, premier mouvement.

coudes; puis, au moyen des bras, il appuie latéralement sur la cage thoracique (*fig.* 74). Ensuite il les porte en cercle au-dessus de la tête du patient (*fig.* 75). Il ramène les bras au thorax pour recommencer le même exercice.

Pendant le mouvement d'extension, le patient fait

une profonde inspiration ; pendant le mouvement de flexion une expiration complète.

Cet exercice s'applique aussi aux asphyxiés et aux noyés ; dans ce cas, un assistant écartera les mâchoires du patient et, au moyen d'une serviette, tirera, hors de la bouche, la langue qu'il aura soin de maintenir et exercera des tractions rythmées pendant que l'opérateur exécutera les mouvements. D'autres aides frictionneront le corps avec de l'alcool.

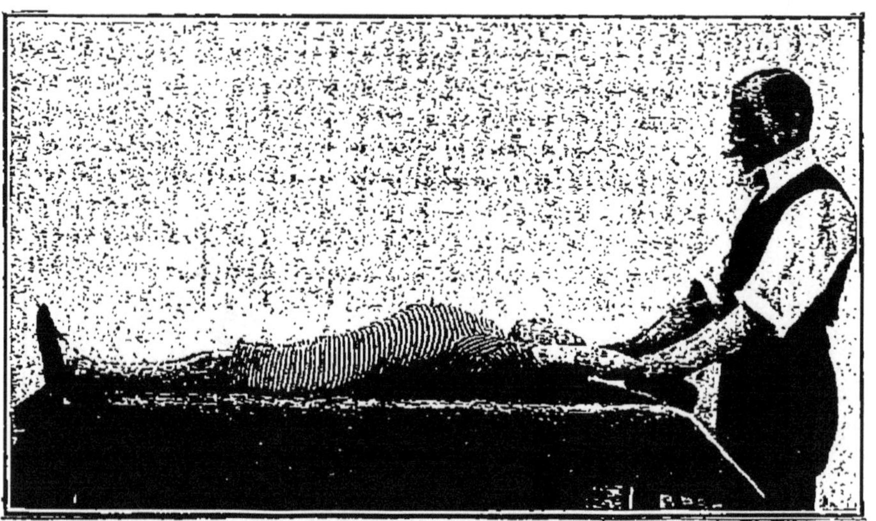

Fig. 75. — Respiration artificielle, deuxième mouvement.

La première respiration du malade se traduit généralement par un changement de couleur de la face. L'air entre en sifflant, et la respiration se rétablit peu à peu. Il faut avoir soin, s'il s'agit d'un noyé, de désobstruer de suite la bouche et le nez des mucosités qui s'y trouvent.

Dans ces derniers cas, la respiration artificielle sera pratiquée pendant quelques heures avant d'abandonner le sujet s'il ne donne pas signe de vie.

23° EXTENSION DU THORAX

Le patient est assis à califourchon sur une banquette basse. L'opérateur, debout et derrière, passant ses mains sous les aisselles du patient, saisit les bras au niveau de l'épaule, les attire en arrière et en haut, dilatant ainsi la poitrine. Le gymnaste aura soin de donner un point d'appui au dos du malade en l'appuyant contre sa poitrine. Le mouvement sera lent et l'inspiration s'effectuera pendant la dilatation.

Ce mouvement développe la cage thoracique, redresse le rachis et agit sur la circulation générale.

24° SOULÈVEMENT DU THORAX

Le patient et le gymnaste occupent la même position que dans l'exercice précédent. L'opérateur soulève alors lentement le thorax et le maintient environ trois secondes, mais il faut avoir soin de soulever le thorax et non de tirer sur les épaules.

Le soulèvement est un mouvement respiratoire employé chez les malades faibles. On l'utilise dans des affections du cœur et des poumons.

Lorsqu'il s'agit d'un traitement d'une rétraction pleurétique ou d'un emphysème, il est bon de tourner le patient de différents côtés dans l'intervalle de chaque soulèvement.

L'inspiration doit être profonde ; elle doit commencer avant le soulèvement et se terminer avant la fin. L'expiration se fera pendant l'abaissement.

25° EXTENSION PASSIVE DES MUSCLES

Elle sert de transition entre les mouvements passifs et les mouvements actifs.

L'extension passive des muscles doit se faire d'une façon intermittente ; elle n'est pas continue ; on la pratique jusqu'à la limite naturelle des muscles. Les nerfs et les muscles sont excités, tandis que les vaisseaux sanguins sont comprimés. Le mouvement accompli, l'afflux sanguin est plus abondant, la nutrition est accélérée.

Si un muscle ne dépasse pas une certaine limite dans sa tension et que cette tension ne soit pas de trop longue durée, sa sensibilité aux autres excitations mécaniques, la contraction, a lieu aussi avec plus d'énergie.

Tout mouvement actif, précédé d'une extension passive et maintenue pendant le mouvement, a pour résultat de donner aux muscles une plus grande capacité de réaction contre une résistance, tantôt dès le début, tantôt après un court traitement.

L'extension passive des muscles se pratique surtout pendant les mouvements d'adduction et d'abduction, de flexion et d'extension d'un membre, que ces mouvements soient passifs ou avec résistance. L'opérateur, en exécutant un de ces mouvements, tend en même temps le membre, exerçant ainsi une légère traction sur les muscles.

B. — MOUVEMENTS ACTIFS

Les muscles, en se contractant, compriment les veines et les lymphatiques dont le contenu diminue.

La contraction disparaissant, les muscles reçoivent plus abondamment du sang oxygéné, leur nutrition est activée, la fibre musculaire augmente. La pression du sang artériel est accrue, les éléments nutritifs du sang sont absorbés par les tissus, les déchets rentrent dans la circulation veineuse, qui les rejette au dehors par la peau, les poumons, les reins, les intestins.

Par suite de ces contractions et de ces dilatations répétées, qui toutefois ne doivent pas aboutir à la fatigue, les muscles se fortifient et peuvent produire un plus grand travail. Ce but sera atteint par des mouvements actifs.

1° MOUVEMENTS RESPIRATOIRES

a. *Station debout.* — Elévation des bras *en avant*, *en haut* et *abaissement latéral.*

Le patient est dans la station verticale, les bras tombant le long des flancs. En gardant toujours une distance à peu près égale à la largeur des épaules, il élève lentement les bras bien allongés, en avant et en haut jusqu'à la verticale, la face palmaire des mains tournée en dedans, puis il les abaisse latéralement et en arrière en faisant jouer les muscles de l'épaule. Arrivé au plan horizontal, la face palmaire des mains doit être tournée en bas et en dedans.

Le mouvement s'exécutera très lentement. Le patient fera une inspiration profonde pendant l'élévation des bras jusqu'à l'achèvement total du mouvement ; puis, pendant l'abaissement, une expiration graduée se terminant avec le mouvement.

Ce mouvement peut être répété de 10 à 12 fois de suite dans l'intervalle d'autres exercices.

Cette excellente gymnastique respiratoire est à conseiller dans les maladies chroniques des poumons ainsi qu'aux personnes dont les épaules tombent en avant et par conséquent prédisposées à la tuberculose ; c'est également un mouvement correctif dans les déviations du rachis.

b. *Station debout.* — Elévation des bras *en avant* et *en arrière.*

Le patient élève ses bras bien allongés, la face palmaire en dedans, jusqu'à la position horizontale, puis horizontalement il les ramène en arrière et en bas.

L'inspiration aura toujours lieu pendant l'élévation, et l'expiration pendant l'abaissement des bras.

c. *Station debout.* — Elévation *latérale* des bras. Le point de départ est le même. Le patient élève lentement les bras de côté jusqu'à la verticale en tournant la face palmaire des mains en dedans au niveau de la ligne horizontale, puis il les abaisse dans les mêmes conditions.

Cet exercice est moins énergique et convient aux personnes faibles, aux cardiaques, si les bras sont élevés latéralement jusqu'à la ligne horizontale seulement, mais en se conformant toujours aux mêmes règles de la respiration.

Tous ces mouvements de respiration peuvent être accompagnés d'une élévation sur la pointe des pieds ; cette élévation aura lieu en même temps que l'élévation des bras, et l'abaissement correspondra à l'abaissement des bras. L'exercice devient ainsi plus actif.

Brandt employait cette élévation dans le traitement du prolapsus du rectum et de l'utérus.

d. *Station debout.* — Elévation *en avant* des bras

jusqu'à la ligne horizontale, puis en bas et en arrière aussi loin que possible.

Inspiration pendant le mouvement en arrière ; expiration pendant le mouvement en avant. Les mains doivent se rapprocher en arrière et en avant.

Station debout. — Les mains sur les hanches. On ramène, pendant l'inspiration, les coudes en arrière en les rapprochant autant que possible, puis on observe un temps d'arrêt de deux secondes ; on porte les coudes en avant pendant l'expiration en les rapprochant autant que faire se peut, un temps d'arrêt de deux secondes, et ainsi de suite.

e. *Station debout.* — Gymnastique respiratoire pour exercer une *action unilatérale* (*fig.* 76).

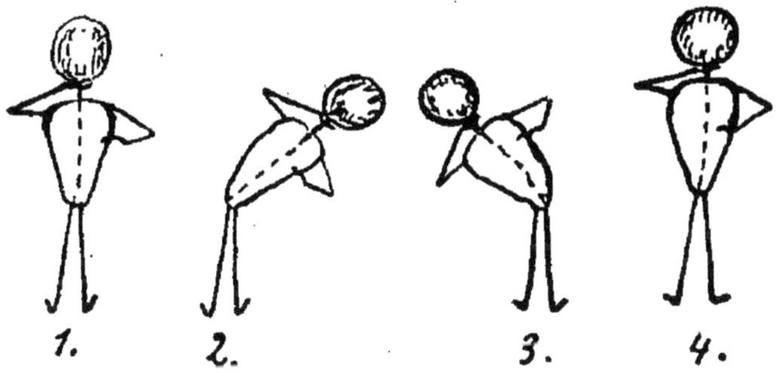

FIG. 76. — Gymnastique respiratoire unilatérale.

Flexion à gauche et à droite, les mains sur les hanches, derrière la nuque ou bien une main appuyée sur le côté qu'on ne veut pas développer (le gibbus latéral, par exemple). L'inspiration se fait pendant la flexion d'un côté pour dilater particulièrement le côté opposé, l'expiration se fait pendant la flexion de l'autre côté afin de chasser plus complètement l'air qui se trouve dans le poumon correspondant.

2° FLEXION DU TRONC EN AVANT ET EN ARRIÈRE (*fig.* 77)

Station debout. — Talons joints ou jambes légèrement écartées. Les mains sur les hanches, derrière la nuque ou les bras étendus au-dessus de la tête.

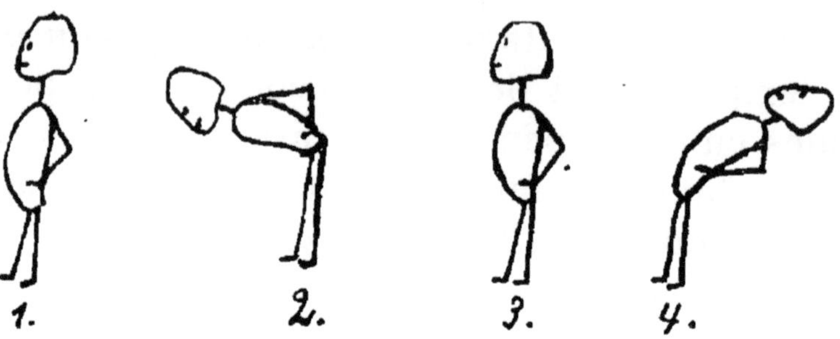

Fig. 77. — Flexion du tronc en avant et en arrière.

Flexion en avant et en arrière; inspiration en arrière, expiration en avant.

3° FLEXION LATÉRALE DU TRONC (*fig.* 78)

Station debout. — Mêmes positions, ou les bras

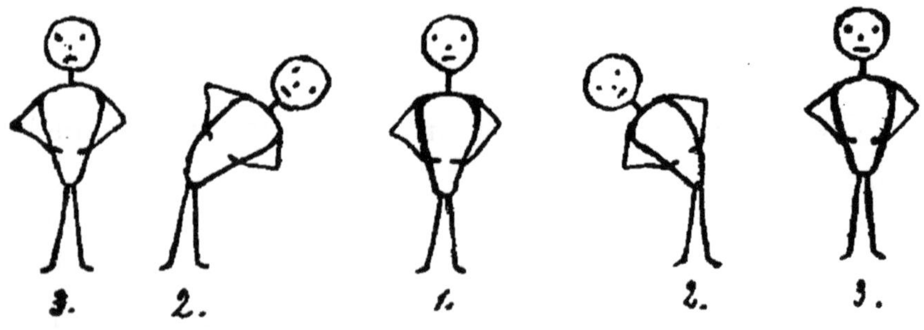

Fig. 78. — Flexion latérale du tronc.

allongés le long des flancs. Respiration suivant le cas.

4° TORSION LATÉRALE DU TRONC (*fig.* 79)

Station debout ou assise. — Le malade exécute une torsion d'un côté, puis de l'autre. Le bassin et les jambes restent immobiles.

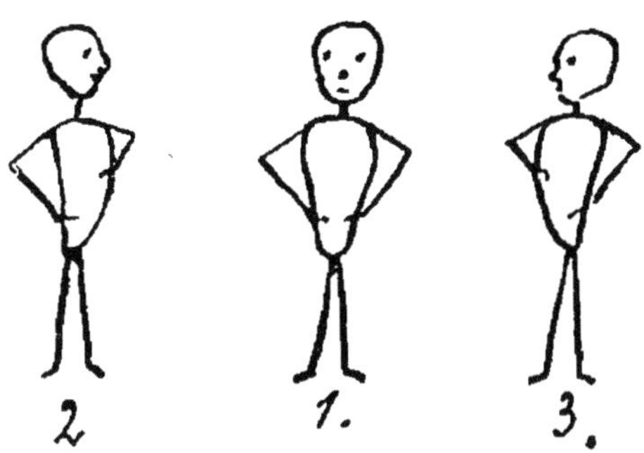

FIG. 79. — Torsion latérale du tronc.

Dans le traitement d'une déviation latérale, la torsion se pratique du côté de la convexité ; une main est alors appuyée sur la gibbosité ; l'autre, du côté de la concavité, sur la hanche (*fig.* 79 : 1, point de départ ; 2, torsion à gauche, convexité à gauche ; 3, torsion à droite, convexité à droite.

5° CIRCUMDUCTION DU TRONC (*fig.* 80)

Station debout. — Les mains sur les hanches.

Le malade décrit, avec la partie supérieure du tronc, un cercle aussi grand que possible d'abord dans un sens, puis dans l'autre. Les surfaces articulaires fonctionnent dans la région lombaire seule ; le bassin et les jambes restent immobiles. A répéter cinq ou six fois.

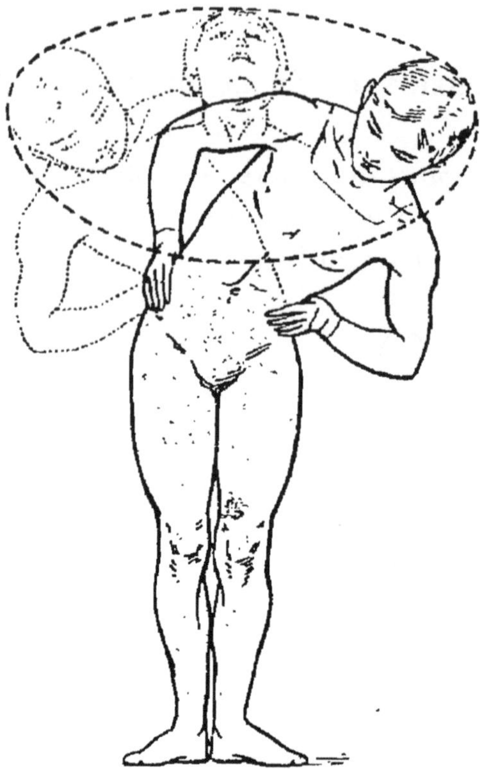

Fig. 80. — Circumduction du tronc.

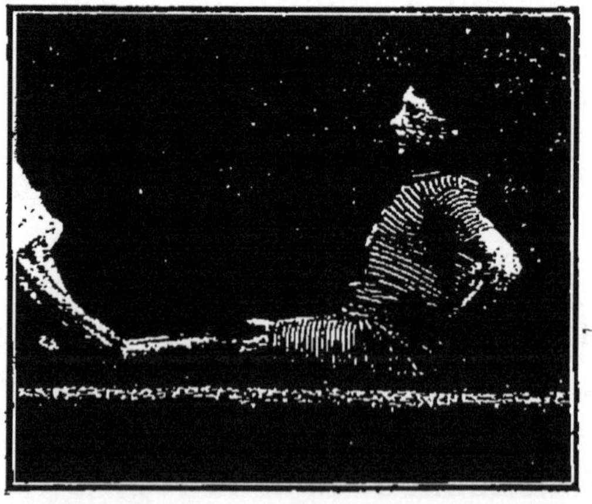

Fig. 81. — Soulèvement du tronc dans le décubitus dorsal.

6° SOULÈVEMENT DU TRONC DANS LE DÉCUBITUS DORSAL (*fig.* 81)

Le patient est dans une position bien horizontale, les mains sur les hanches, les bras étendus latéralement ou bien les mains croisées derrière la nuque, la face palmaire appuyée contre l'occiput. Dans cette dernière position, il faut avoir soin de bien effacer les épaules et de ne pas ramener les coudes en avant. Cette position des mains exige un plus grand travail musculaire.

Avant de commencer le mouvement, le patient fera une inspiration profonde, puis il soulève le tronc lentement et graduellement jusqu'à angle droit. Le mouvement doit partir de la région lombaire seule, le malade ne doit en aucun cas courber le dos ni avancer la tête; il sera bien de faire le double menton.

Afin de reposer le cœur droit qui se trouve en congestion passive, *deux* ou *trois respirations profondes*, dans la position couchée, sont indispensables entre chaque mouvement. Si la respiration est insuffisante, le ventricule droit du cœur se surcharge de sang veineux, le liquide sanguin ne peut alors pénétrer assez vite et en assez grande quantité dans les poumons.

Dans cet exercice, les muscles abdominaux et ceux du bassin, les muscles psoas et iliaque surtout entrent en activité. Les vaisseaux sont comprimés pendant leurs contractions et le sang est chassé dans la région lombaire. Le soulèvement est très utile dans le relâchement de la paroi abdominale, dans la constipation, dans le lumbago et dans le traitement de la lordose.

Cet exercice se répète de 6 à 10 fois.

Au début, quand il est trop pénible à effectuer, il faudra fixer les jambes.

7° SOULÈVEMENT DES JAMBES DANS LE DÉCUBITUS DORSAL (*fig.* 82)

Le patient est dans le décubitus dorsal complet, les mains derrière la nuque. Le gymnaste fixe au besoin

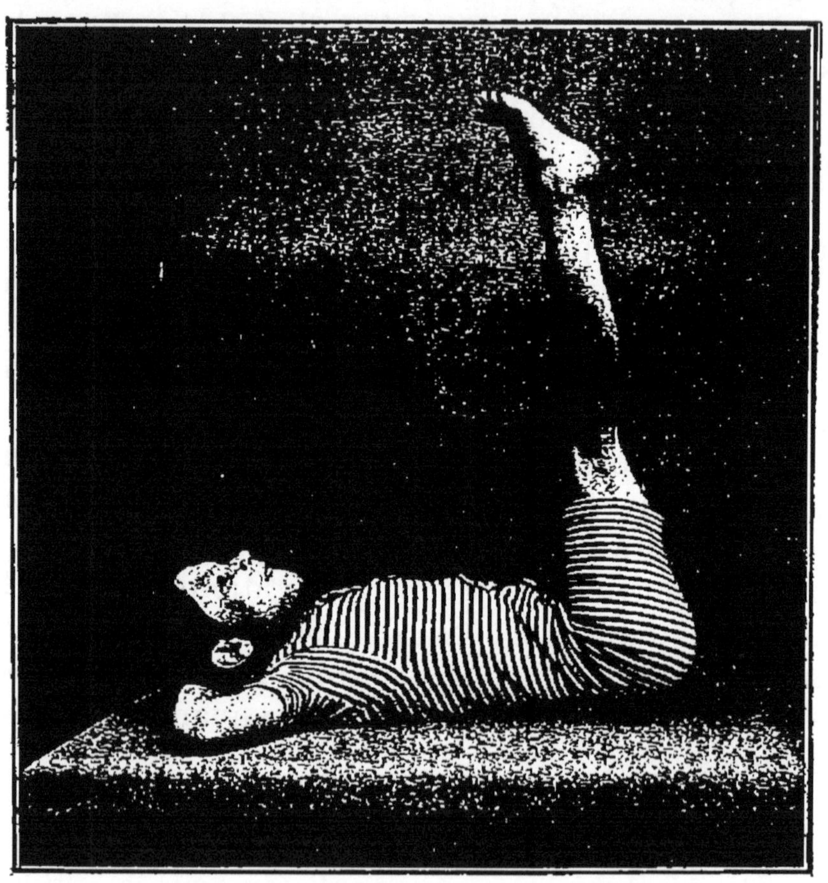

FIG. 82. — Soulèvement des jambes.

le patient en appuyant sur les coudes. Les mêmes règles que pour le soulèvement du tronc seront observées; la respiration sera surtout abdominale.

Le patient soulève lentement les jambes bien *tendues* et les porte jusqu'à angle droit, le dépassant même si possible et sans plier les genoux.

Cet exercice produit les mêmes effets que le précédent; il est surtout utile dans le traitement de la lordose, mais il demande un assez grand effort.

8° EXTENSION DU DOS DANS LE DÉCUBITUS VENTRAL (*fig.* 83)

Le patient occupe le décubitus ventral, il a les mains sur les hanches, les pouces tournés en arrière, il soulève le tronc en respirant profondément avant chaque mouvement, puis il le ramène dans sa position première.

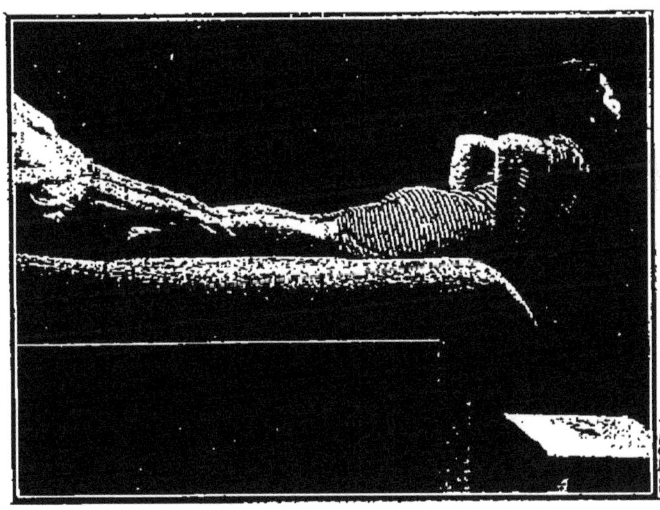

FIG. 83. — Extension du dos dans le décubitus ventral.

On peut fixer les pieds comme dans le soulèvement du tronc.

Quand le malade est habitué à cet exercice, il peut appuyer ses mains, les doigts croisés sur le front, la face palmaire tournée contre le sol et les coudes bien ramenés en arrière.

Ces mouvements agissent surtout sur les muscles du dos.

9° SOULÈVEMENT LATÉRAL DU TRONC DANS LE DÉCUBITUS LATÉRAL (*fig.* 84)

Cet exercice est employé dans le traitement de la déviation latérale du rachis.

Le patient est couché sur le côté de la concavité, mais les jambes seules sont appuyées, le tronc dépasse la banquette jusqu'au bassin, la main du côté con-

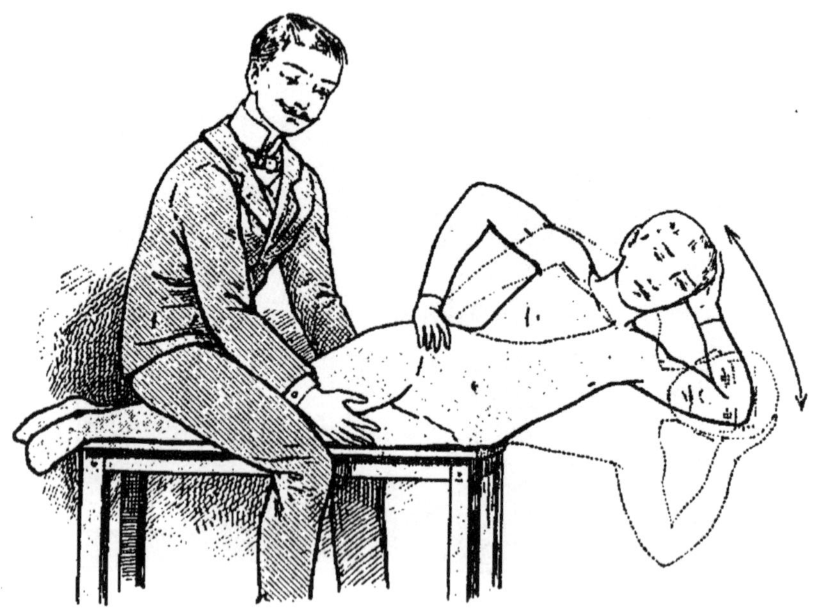

FIG. 84. — Soulèvement du tronc dans le décubitus latéral.

cave à la nuque, l'autre à la hanche. Le patient soulève le tronc latéralement et produit ainsi une courbure dans le sens inverse.

Ce mouvement est très fatigant et ne convient pas aux personnes faibles.

10° EXTENSION DE LA COLONNE VERTÉBRALE, FLEXION EN ARRIÈRE DE LA PARTIE SUPÉRIEURE DU DOS

a. *Exercice recommandé par Kellgren contre la cyphose.* — Le patient debout, les talons joints, les mains sur les hanches, les coudes et les épaules ramenés en arrière, se tient à une distance de 20 à 25 centimètres d'un mur. Il redresse la colonne vertébrale, puis lentement il renverse la partie supérieure du tronc jusqu'à ce que la tête touche le mur, en ayant bien soin de ne pas se courber dans la région lombaire, ce qui rendrait le mouvement absolument défectueux. Le patient se relève ensuite sur la pointe des pieds, faisant en même temps une profonde inspiration, puis il se baisse lentement pendant l'expiration. Il répète ce mouvement plusieurs fois de suite.

Dans cet exercice, les muscles du dos sont mis en activité. Les muscles rhomboïde et trapèze se contractent et tirent en arrière les omoplates, tandis que les muscles scapulaires ramènent les épaules en arrière par leur point d'insertion à l'humérus ; l'humérus est dirigé en dehors par les rotateurs de cet os. La poitrine étant ainsi dilatée, ce mouvement devient en même temps un exercice respiratoire.

b. Un autre mouvement *limité* que Kellgren emploie pour l'extension de la colonne vertébrale dans le traitement des déviations du rachis est le suivant :

L'opérateur se tient debout en face du patient. Celui-ci, également debout, se tient très droit, la face postérieure appuyée au mur. Le gymnaste lui met une main sur la tête, tandis que l'autre, placée sur la région abdominale, le maintient contre le mur. Le patient se redresse ensuite autant que possible.

Ce mouvement influe sur les muscles courts et profonds du dos, parce que le sommet de la colonne vertébrale est fixé.

Il faut porter tous ses soins à ne pas fléchir la tête en avant pendant la manipulation, car le mouvement ne produirait plus l'effet désiré.

c. Un mouvement d'extension de la colonne vertébrale que je conseille de joindre aux deux exercices de Kellgren et qui, dans son *modus faciendi*, diffère un peu du premier décrit plus haut, est le suivant :

Le patient se tient également à une distance de 20 à 25 centimètres d'un mur, les bras étendus le long du corps. Il redresse la colonne vertébrale, les épaules ramenées en arrière, puis, lentement, il se laisse aller en arrière jusqu'à ce que la tête touche le mur ; seulement, au lieu d'arriver à ce résultat en renversant la partie supérieure du dos, le déplacement doit prendre naissance au niveau des pieds qui servent de point fixe. Il faut précisément avoir soin de ne produire aucune courbure ni dans les hanches, ni dans la région lombaire, ni dans aucune autre région du dos ; toute la colonne vertébrale reste immobile. Cet exercice demande une grande tension des muscles du dos pour arriver lentement, graduellement, à toucher le mur ; il ne faut pas que le corps tombe en arrière, entraîné par son propre poids. L'effort consiste précisément dans la résistance que l'on oppose à la chute en arrière. La plante des pieds entière doit rester fixée au sol. On fait le même exercice respiratoire en se soulevant et en s'abaissant sur la pointe des pieds, puis on s'éloigne par le même effort et dans les mêmes conditions. C'est un puissant mouvement de redressement.

11° MOUVEMENT DE FENTE EN ESCRIME (*fig.* 85)

C'est un excellent mouvement pour corriger et même pour surcorriger les scolioses en S, mais il doit être surveillé et exécuté très correctement.

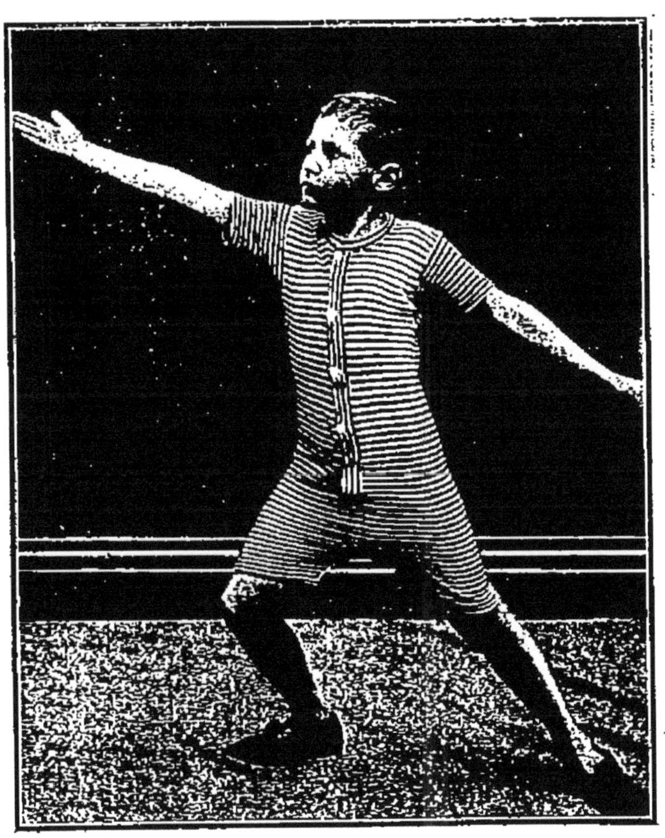

Fig. 85. — Mouvement de fente en escrime.

Une jambe, le pied à plat, est tendue obliquement en arrière ; l'autre est avancée, le genou fléchi dont l'extrémité doit se trouver verticalement au-dessus de la pointe du pied.

Les deux bras sont tendus en ligne parallèle, l'un en bas, en arrière et latéralement un peu en dehors, l'autre, obliquement en haut et en avant dans le même plan que le tronc et la jambe. Si les bras sont étendus obliquement de manière à former un angle à 45°, le mouvement devient très actif.

On peut encore employer, comme mouvements actifs, quelques exercices d'adduction et d'abduction ainsi que presque tous les mouvements de flexion, d'extension, de circumduction et de torsion qui figurent dans le chapitre des mouvements passifs.

Comme mouvements actifs je décrirai encore la classification de Reibmayr.

Tous les exercices sont exécutés dans la station verticale, excepté ceux dont la position est spécialement indiquée.

Groupe I. — Il comprend les mouvements employés dans les affections rhumatismales, dans l'inflammation des muscles du cou et de la nuque (myosite) dans les paralysies légères, dans les excitations nerveuses des parties voisines de la tête, dans le torticolis, dans les contractures.

1° Torsion de la tête à gauche et à droite;

2° Flexion de la tête à gauche et à droite;

3° Flexion de la tête en avant à gauche, en arrière à droite, puis dans le sens inverse;

4° Flexion de la tête en avant et en arrière;

5° Circumduction de la tête à gauche et à droite;

6° Soulèvement de l'épaule à gauche et à droite;

7° Soulèvement des deux épaules en même temps.

Répéter chaque mouvement de 5 à 10 fois.

Groupe II. — Ces exercices sont employés dans

les maladies des muscles des épaules, dans les affections nerveuses de cette région, dans les inflammations chroniques des articulations des épaules et leurs suites, dans la raideur des articulations et quelques affections des tendons, dans les rhumatismes de ces régions, dans les adhérences, etc.

1° Les mains sur les hanches ; mouvement des coudes en arrière et en avant ;

2° Circumduction verticale et latérale des bras ;

3° Torsion des bras ;

4° Soulèvement latéral et vertical des bras au-dessus de la tête ;

5° Lancement des bras en avant et en arrière ;

6° Lancement des bras à gauche et à droite ;

7° Flexion bilatérale du tronc avec élévation verticale du bras du côté en extension, et bras tombant du côté de la flexion ;

8° Mouvement du scieur.

Répéter chaque mouvement de 5 à 10 fois.

Groupe III. — Il comprend tous les mouvements employés comme complément au massage, dans les affections articulaires du coude et de l'épaule, des muscles du bras et de l'avant-bras.

1° Torsion de l'avant-bras ;

2° Extension des bras en avant ;

3° Extension des bras de côté ;

4° Extension des bras en haut ;

5° Extension des bras en bas ;

6° Extension des bras en arrière ;

7° Croisement des mains derrière le dos.

Répéter chaque mouvement de 5 à 15 fois.

Groupe IV. — Ces mouvements sont employés dans les troubles du mécanisme des mains, dans les inflammations des gaines tendineuses, dans les entorses et dans les distorsions des articulations des mains et des doigts, puis dans les différentes variétés du spasme professionnel.

1° Flexion et extension de la main;

2° Abduction et adduction de la main;

3° Circumduction de la main à gauche et à droite;

4° Mouvement de la main en forme de 8;

5° Exercices des doigts : extension, flexion, adduction et abduction ensemble et séparément;

6° Circumduction des doigts.

Répéter chaque mouvement de 5 à 15 fois. Station à volonté, assise ou debout.

Groupe V. — Ce groupe renferme des mouvements utilisés dans les maladies des articulations de la hanche, des muscles et des nerfs avoisinant cette région, principalement dans l'ischias.

1° Soulèvement latéral de la jambe;

2° Circumduction de la jambe;

3° Flexion de la jambe et de la cuisse;

4° Torsion de la jambe en dedans et en dehors;

5° Abduction et adduction des jambes;

6° Balancement des jambes en avant et en arrière;

7° Balancement des jambes à droite et à gauche;

8° Torsion forcée de la cuisse en dehors dans la station assise, la jambe fléchie;

9° Flexion forcée de la cuisse et de la jambe dans le décubitus dorsal.

Répéter ces mouvements de 5 à 10 fois.

Groupe VI. — A ce groupe appartient le traitement des membres inférieurs. Ces mouvements seront d'une grande utilité dans les affections articulaires, dans les affections musculaires de la cuisse et de la jambe, dans les névralgies de ces régions, etc.

1° Flexion et extension du genou en avant;

2° Flexion et extension du genou en arrière;

3° Flexion du genou en avant;

4° Flexion des deux jambes en abaissant le corps et en écartant les genoux.

A répéter ces exercices de 5 à 10 fois.

Groupe VII. — Dans les distorsions, dans les entorses aussi bien que dans les autres affections articulaires de la région inférieure des jambes, on utilise les mouvements suivants :

1° Flexion et extension des pieds;

2° Torsion des pieds en dehors et en dedans;

3° Soulèvement sur la pointe des pieds;

4° Course au trot sur place (peu de temps).

A répéter 10 à 20 fois.

Groupe VIII. — Le traitement des maladies suivantes fait partie de ce groupe : lumbago, constipation chronique, ictère, sciatique, et en général les maladies dans lesquelles le massage abdominal est indiqué.

1° Flexion en avant et en arrière du tronc;

2° Flexion bilatérale du tronc;

3° Circumduction du tronc à droite et à gauche;

4° Torsion du tronc;

5° Mouvement du faucheur;

6° Mouvement du bûcheron; jambes écartées;

7° Soulèvement du tronc dans le décubitus dorsal.

Se répètent de 5 à 10 fois.

C. — MOUVEMENTS A RÉSISTANCE

On les nomme *semi-actifs* ou *actifs-passifs*, quand le patient exécute les mouvements contre une résistance de l'opérateur.

Ils sont *semi-passifs* ou *passifs-actifs*, quand l'opérateur exécute les mouvements contre une résistance du patient. Ces derniers sont rarement employés.

L'action des mouvements sous résistance est toujours plus énergique que celle des mouvements passifs et que celle des mouvements actifs.

La résistance opposée par le gymnaste doit être exactement calculée et adaptée aux forces du patient, mais sans que la résistance soit poussée jusqu'au maximum. Elle sera légère au début du mouvement, augmentera graduellement de force jusqu'au milieu ou aux trois quarts du mouvement, puis diminuera graduellement jusqu'à la fin.

Tous les mouvements de flexion, d'extension et de torsion peuvent être exécutés sous une résistance.

Abréviations :

M. a = Mouvement actif ;
M. p. = — passif;
M. s. a = — semi-actif;
M. s. p. = — semi-passif.

1° FLEXION ET EXTENSION DU TRONC

C'est le gymnaste qui oppose la résistance pendant le mouvement d'extension, le patient pendant la flexion.

2° ADDUCTION ET ABDUCTION DES BRAS

Les mouvements d'adduction et d'abduction sont généralement exécutés sous résistance.

Pour l'adduction et l'abduction des bras, le patient se tient debout, un pied en avant afin d'avoir un point d'appui plus solide; puis il étend les bras horizontalement en avant. Le gymnaste, devant lui,

lui saisit les mains et lui fait porter les bras en arrière en lui opposant une résistance; puis, ramenant les bras en avant, le malade oppose, à son tour, la résistance. Elle peut aussi être opposée dans le sens inverse ou toujours par l'opérateur seul, suivant les muscles sur lesquels on veut agir.

L'adduction et l'abduction des bras se fait dans les mêmes conditions dans la direction latérale.

3° ABDUCTION ET ADDUCTION DES GENOUX (*fig.* 86)

Le patient repose dans le demi-décubitus dorsal, les jambes fléchies forment un angle droit.

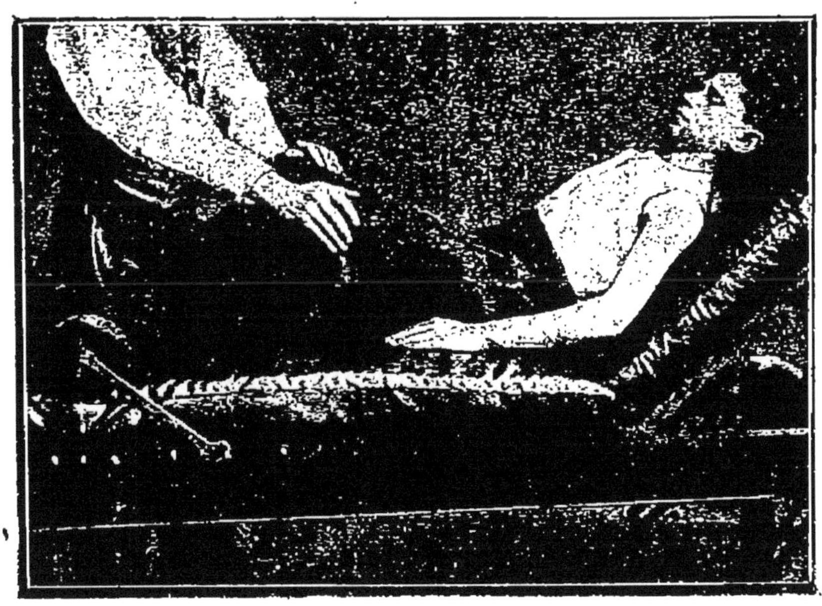

Fig. 86. — Abduction et adduction des genoux. L'opérateur se tient à côté du patient. (*Dans cette figure les jambes ne sont pas assez fléchies.*)

a. L'opérateur debout, en face ou à côté du patient, place ses mains sur les genoux du malade et les porte en abduction sous la résistance de celui-ci, puis le patient les porte en adduction sous la résistance du gymnaste.

Par ce mouvement, les muscles adducteurs se contractent et compriment les grosses veines; il congestionne par conséquent le bassin.

b. Le patient porte ses genoux en abduction sous la résistance de l'opérateur, puis l'opérateur les porte en adduction sous la résistance du patient. Ce mouvement *décongestionne* le bassin ; les muscles adducteurs étant relâchés ne compriment plus les veines et activent ainsi la circulation pelvienne.

Ces deux mouvements agissent fortement sur le bassin et sur la cavité abdominale.

4° ABDUCTION ET ADDUCTION DES JAMBES

a. Dans la station *demi-couchée* ou dans la *station couchée*.

1° Les jambes allongées sont portées en abduction et en adduction sous la résistance opposée par le gymnaste.

2° Elles sont portées en abduction sous la résistance opposée par le gymnaste et en adduction sous la résistance opposée par le malade.

3° La résistance opposée aura lieu dans le sens inverse.

4° La résistance est opposée par le malade pendant les deux mouvements.

La station couchée ou demi-couchée convient aux personnes faibles ou âgées.

b. Dans la station *suspendue*.

Cette position convient plutôt aux personnes jeunes.

Le patient est suspendu à un trapèze. L'abduction et l'adduction s'opèrent comme dans l'exercice précédent. Dans cette position, l'action s'étend aussi à la colonne vertébrale.

5° PRESSION DE LA JAMBE EN BAS DANS LA FLEXION ANTÉRIEURE

Le gymnaste, à côté et en face du patient en demi-décubitus dorsal, d'une main, lui fixe une jambe. Le patient élève l'autre jambe bien étendue aussi haut que possible pendant que l'opérateur lui oppose une résistance. Le gymnaste abaisse ensuite la jambe sous résistance du malade.

Ce mouvement congestionne fortement le bassin et la cavité abdominale.

La résistance peut être opposée dans le sens inverse, suivant que l'on veut agir sur les muscles fléchisseurs ou extenseurs, congestionner ou décongestionner.

6° PRESSION DE LA JAMBE EN BAS DANS LA FLEXION POSTÉRIEURE

Le patient est dans la station debout légèrement oblique en avant, les bras tendus et les mains appuyées contre un meuble ; une jambe tendue est fléchie en arrière.

L'opérateur, à côté du malade, lui appuie une main sur la paroi abdominale, tandis que de l'autre il presse lentement la jambe en bas sous la résistance du malade.

Ce mouvement met les muscles postérieurs en action et décongestionne fortement le bassin et la cavité abdominale.

D. — EXERCICES EMPLOYÉS DANS LES AFFECTIONS DU CŒUR

MOUVEMENTS RESPIRATOIRES

1° Soulèvement du tronc et secousses légères. — Le malade est assis. L'opérateur, debout derrière lui, lui passe les mains sous les bras et soulève le tronc en lui imprimant des secousses.

2° Tension de la poitrine. — Le malade est dans le décubitus dorsal, la partie supérieure du corps un peu relevée. L'opérateur, debout à côté du malade, lui passe les mains sous le dos, lui soulève le tronc et exécute en même temps de faibles secousses;

3° Secousses et vibrations du thorax;

4° Secousses et vibrations du dos;

5° Après chaque exercice, on fait encore exécuter l'exercice suivant : Élévation verticale des bras en avant et abaissement latéral. Cet exercice doit être exécuté de manière à ce que l'élévation ait lieu pendant l'inspiration et l'abaissement pendant l'expiration.

EXERCICE POUR PRODUIRE UNE DIMINUTION DE LA FRÉQUENCE DU POULS

Claquement et vibrations du cœur.

MOUVEMENTS EMPLOYÉS DANS LES AFFECTIONS DES VALVULES DU CŒUR

a. *Mouvements passifs.* — 1° Circumduction de la cheville dans le demi-décubitus dorsal;

2° Circumduction de la jambe dans l'articulation de la hanche;

3° Circumduction de la partie supérieure du tronc, le patient étant assis à califourchon sur un tabouret ;

4° Rotation du tronc dans la région des hanches (*fig.* 49) ;

5° Circumduction des bras, le patient étant assis. Dans cet exercice, la ligne horizontale ne doit pas être dépassée, autrement l'exercice deviendrait pénible ;

6° Friction des quatre membres pendant quelques minutes ;

7° Pétrissage des muscles des bras ;

8° Pétrissage de l'abdomen ;

9° Pétrissage des muscles du dos.

Dans la circumduction, l'étendue du cercle variera selon les cas et selon l'individualité.

b. *Mouvements actifs.* — 1. Flexion et extension des mains, des bras, des pieds et des jambes.

2. Torsion des bras et des jambes.

MOUVEMENTS EMPLOYÉS DANS LA DÉGÉNÉRESCENCE GRAISSEUSE DU COEUR

1° Extension du thorax dans la position assise ;

2° Flexion et extension des jambes dans le demi-décubitus dorsal ;

3° Torsion des bras, assis ;

4° Extension et flexion des avant-bras, assis ;

5° Circumduction du tronc. Le malade assis à califourchon ;

6° Claquement du thorax. Le malade est debout et tient les bras derrière la nuque (à pratiquer avec prudence) ;

7° Tapotement et claquement du cœur dans le demi-décubitus dorsal (à pratiquer avec beaucoup de prudence) ;

8° Après chaque exercice, élévation verticale des bras en avant pendant l'inspiration et abaissement latéral pendant l'expiration ; puis secousses latérales du thorax pendant l'expiration.

E. — MOUVEMENTS A EMPLOYER DANS L'EMPHYSÈME ET DANS L'ASTHME

1° Circumduction des bras dans la position assise ;

2° Circumduction de la cheville, extension et flexion des pieds;

3° Flexion à gauche et à droite du tronc. Le malade est assis à califourchon ;

4° Circumduction des jambes dans le demi-décubitus dorsal ;

5° Pétrissage de l'abdomen, massage du côlon ;

6° Effleurage des jambes ;

7° Claquement et vibrations latérales du thorax ;

8° Circumduction du tronc ;

9° Respiration artificielle passive.

F. — EXERCICES EMPLOYÉS DANS LE TRAITEMENT DES SCOLIOSES

(Voyez aussi part. IV, chap. II, article *Scoliose*)

1° Suspension verticale de courte durée au trapèze plus haut du côté concave ; les mains, la face palmaire tournée en avant.

Avec flexion latérale des bras, le mouvement devient plus actif (*fig.* 87);

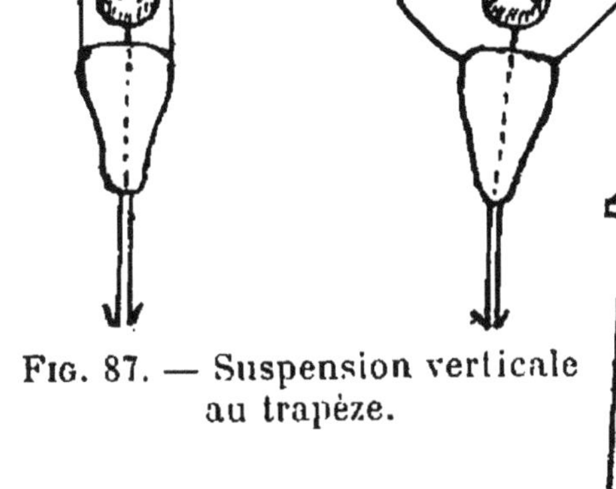

Fig. 87. — Suspension verticale au trapèze.

2° Suspension verticale à l'appareil de Schenk (*fig.* 88);

3° Suspension verticale à l'échelle à traverse (*fig.* 89);

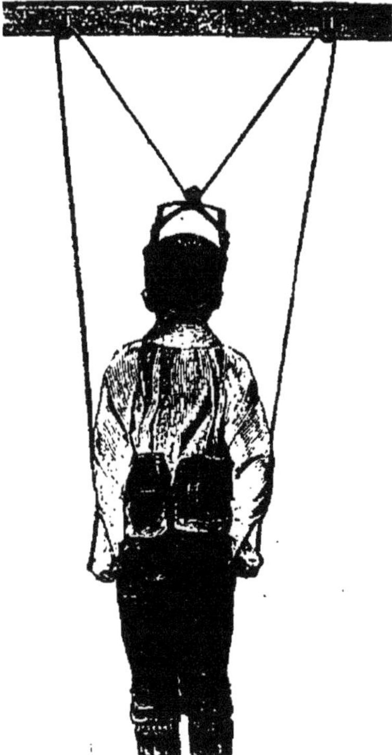

Fig. 88. — Suspension à l'appareil de Schenk.

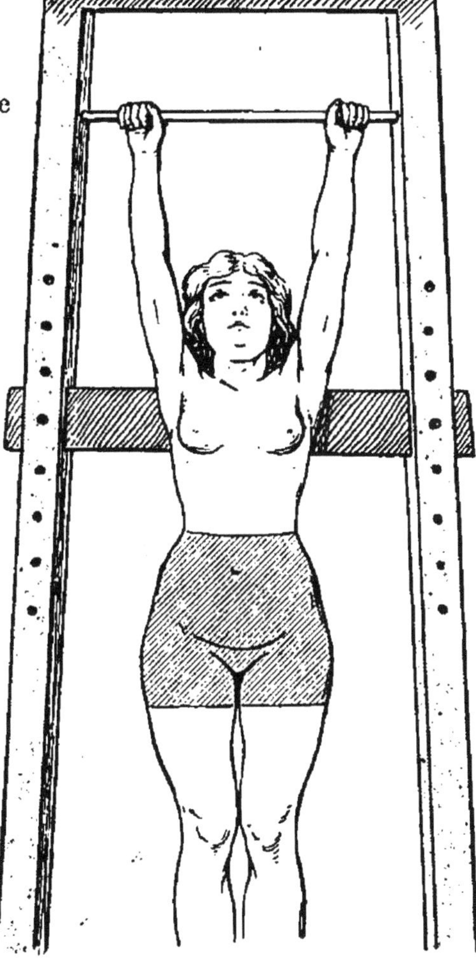

Fig. 89. — Suspension à l'échelle à traverse.

4° Suspension verticale au poteau (*fig.* 90);

5° Suspension oblique prolongée à l'appareil de Wegner (*fig.* 91) ;

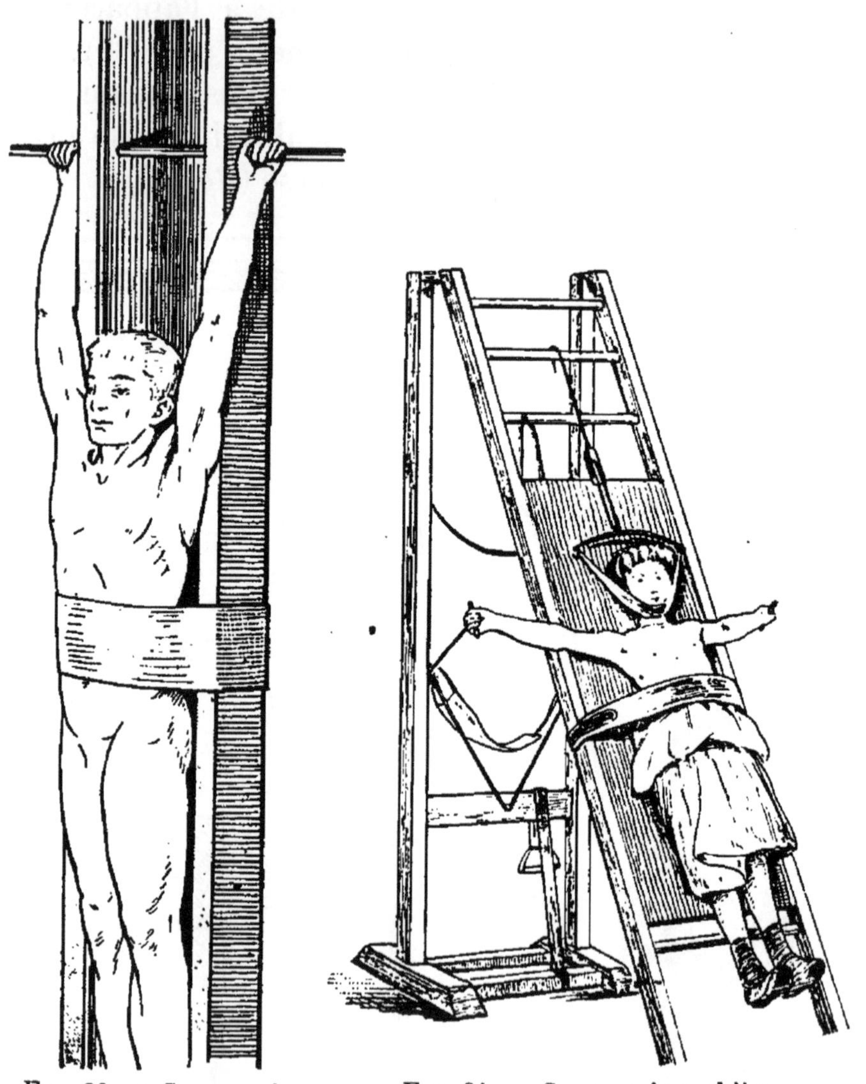

Fig. 90. — Suspension au poteau.

Fig. 91. — Suspension oblique prolongée.

6° Suspension latérale à l'appareil de Zander (*fig.* 92); cet appareil sert aussi à la suspension dorsale pour le traitement de la cyphose ;

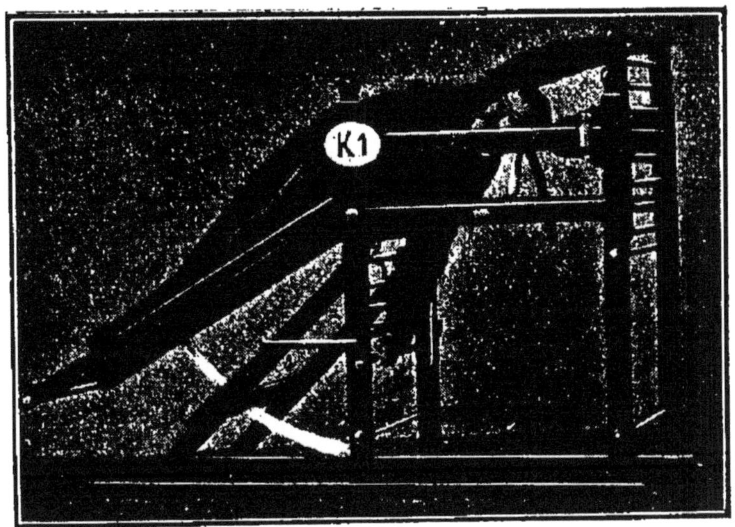

FIG. 92. — Suspension à l'appareil de Zander.

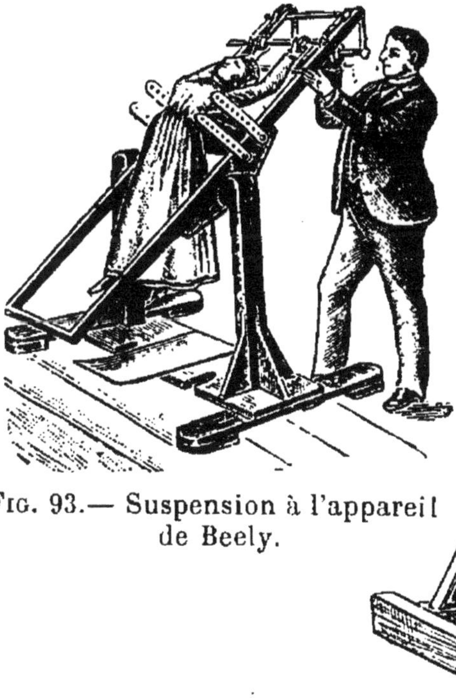

FIG. 93.— Suspension à l'appareil de Beely.

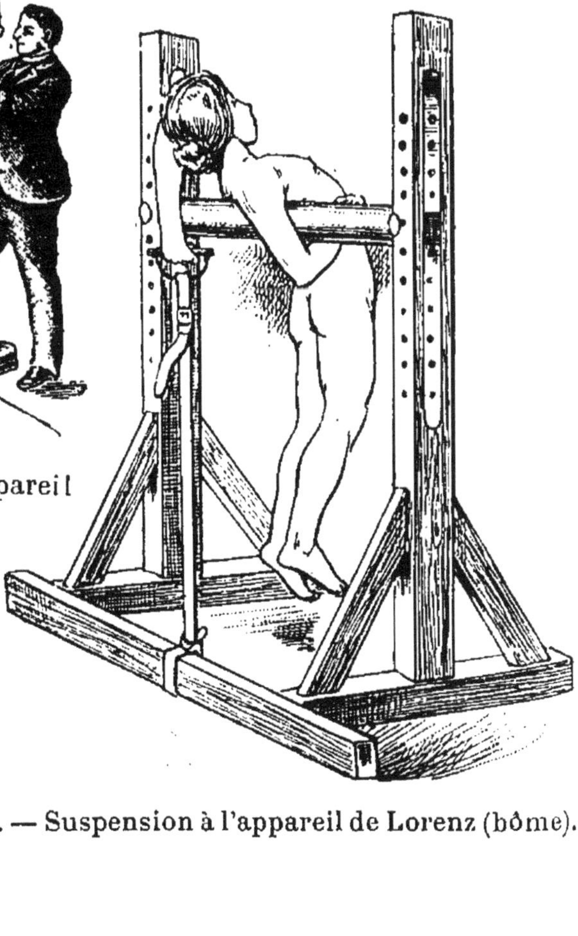

FIG. 94. — Suspension à l'appareil de Lorenz (bôme).

7° Suspension dorsale à l'appareil de Beely pour le traitement des cyphoses (*fig.* 93);

8° Suspension latérale à l'appareil de Lorenz (bôme) (*fig.* 94);

9° Siège oblique de Zander-Barwell (*fig.* 95); cet appareil corrige les scolioses en S;

10° Siège oblique simple (*fig.* 96); corrige les scolioses lombaires;

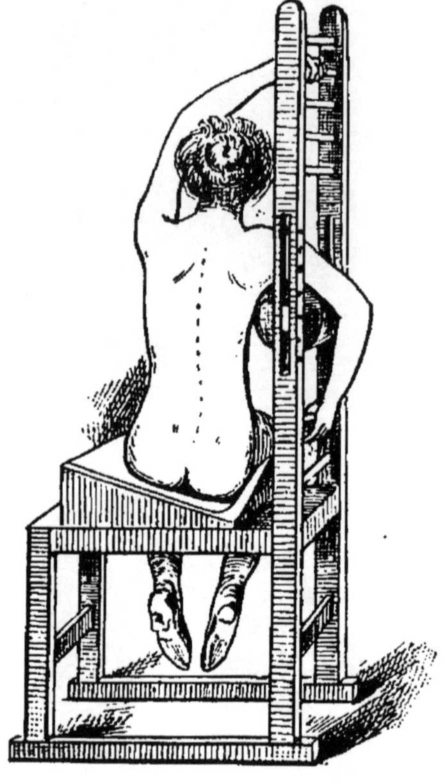

Fig. 95. — Siège oblique de Zander-Barwell.

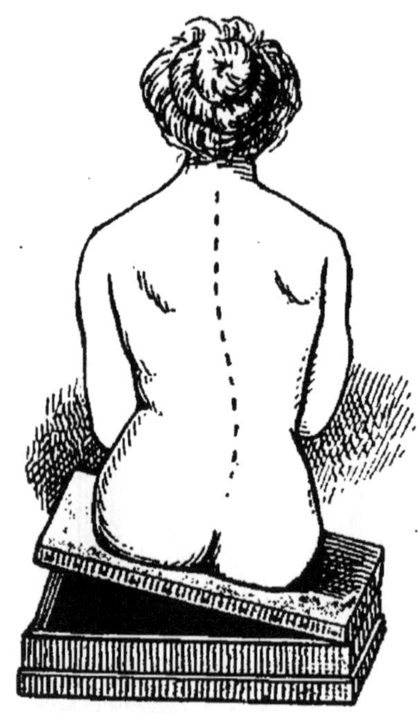

Fig. 96. Siège oblique simple.

11° Pression manuelle (*fig.* 97);

12° Mouvement de fente à l'escrime (*fig.* 85); il peut aussi être exécuté dans la station assise;

13° Soulèvement du tronc dans le décubitus dorsal (*fig.* 81);

14° Soulèvement du tronc dans le décubitus ventral (*fig.* 83);

15° Soulèvement latéral du tronc (*fig.* 84) ;

16° Extension de la colonne vertébrale dans la station debout (Voyez *Mouvements actifs*) ;

17° Flexion en arrière de la partie supérieure du tronc ; station debout, mouvement limité (Voyez *Mouvements actifs*) ;

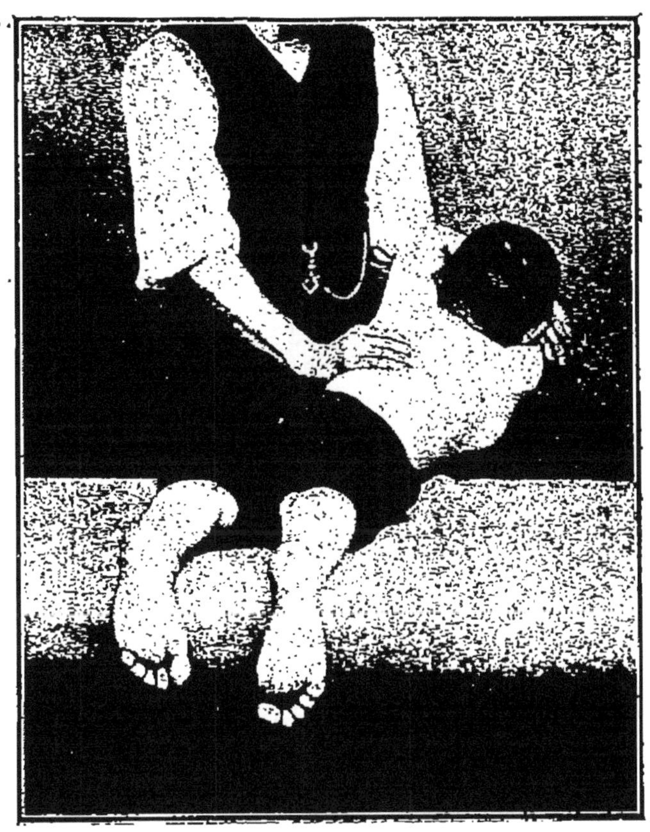

FIG. 97. — Pression manuelle.

18° Soulèvement des jambes dans le décubitus dorsal (*fig.* 82) ;

19° Flexion en avant, flexion en arrière, flexion latérale (*fig.* 76-78) ;

20° Torsion du tronc (*fig.* 69 et 79) ;

21° Flexion latérale du tronc avec respiration unilatérale et pression manuelle combinées (*fig.* 76);

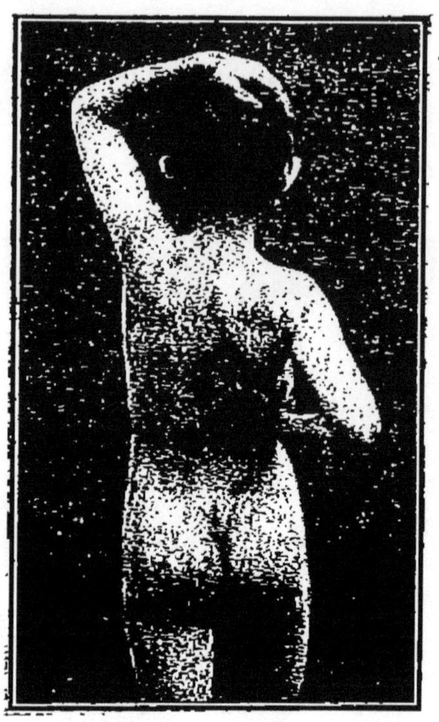

Fig. 98. — Attitude corrective de Hoffa.

22° Extension et flexion des bras, station assise (*fig.* 71) : cyphose, dos rond;

23° Attitude corrective de Hoffa (*fig.* 98) : corrige les scolioses en S.

G. — GYMNASTIQUE GYNÉCOLOGIQUE

A première vue, la pratique de la gymnastique par une femme atteinte d'une maladie utérine pourrait paraître déplacée. Les nombreuses observations faites depuis Brandt nous montrent, au contraire, la grande importance de certains exercices.

Les effets thérapeutiques de ces exercices sont dus à l'action des muscles qui entrent en jeu et qui, suivant leur région et suivant la position qu'occupe la malade pendant les mouvements, *congestionnent* ou *décongestionnent* le bassin et les organes intra-pelviens.

Les mouvements congestionnants ont une influence remarquable sur l'insuffisance et sur le retard des règles. Les mouvements décongestionnants sont précieux pour le traitement des métro et ménorrhagies.

Avant d'entreprendre le traitement kinésique il faut se rendre compte de l'action physiologique que produit chaque mouvement. La résistance, opposée dans les mouvements à résistance, doit être exactement calculée et adaptée à l'individualité : elle ne doit jamais être proportionnée à la force maxima de la malade.

Les mêmes règles que nous avons indiquées dans le chapitre qui traite du massage de l'utérus doivent être observées dans la gymnastique.

L'utérus doit être mis dans sa position normale avant de commencer les exercices. La vessie et le rectum doivent être vides. Il ne faut pas pratiquer les exercices immédiatement après un repas, mais attendre de deux à trois heures.

On commencera toujours par des mouvements passifs, puis on continuera par des mouvements actifs et à résistance. Des temps de repos seront intercalés entre les différents exercices. La durée et l'intensité des exercices varieront suivant l'effet physiologique que l'on se propose d'obtenir. Après les séances, il est bon de faire reposer les malades pendant une demi-heure.

La plupart des mouvements exécutés par les

QUATRIÈME PARTIE

I. — ACTION PHYSIOLOGIQUE DE LA KINÉSITHÉRAPIE

II. — LA KINÉSITHÉRAPIE DANS LA MÉDECINE PRATIQUE

III. — LE MASSAGE COMME MOYEN ESTHÉTIQUE

CHAPITRE I

ACTION PHYSIOLOGIQUE DU MASSAGE

L'influence bienfaisante du massage sur l'organisme a des causes et des effets divers. Ici, comme dans beaucoup d'autres cas, la pratique a précédé de longtemps la théorie et, malgré les nombreux travaux et les nombreuses observations qui ont été faits jusqu'à présent, le champ est encore vaste pour ceux qui voudront se livrer à l'étude spéciale et approfondie de l'action physiologique du massage sur l'organisme.

Comme nous l'avons déjà vu dans les chapitres précédents, le massage a non seulement une influence sur les muscles, sur les systèmes nerveux et glandulaires, sur l'activité du cœur, mais encore il hâte et favorise l'assimilation et la désassimilation; la quantité d'urée et le chiffre de déchets azotés sont augmentés.

Avant de parler des observations qui ont été faites jusqu'à aujourd'hui, nous allons résumer les différents points que nous nous proposons de traiter dans ce chapitre. Nous parlerons donc de l'effet du massage sur la peau, sur la circulation sanguine et lymphatique, sur les muscles, sur les inflammations locales et les exsudations, sur la température, sur les sécrétions, sur la résorption et sur l'augmentation des globules rouges du sang.

Le premier organe que nous rencontrons et sur lequel le massage a une grande influence est la *peau*. La peau, comme on le sait, contribue à la respiration ; cette dernière fonction ne s'opère pas seulement au moyen des poumons, mais aussi au moyen de la peau qui sert d'intermédiaire aux échanges gazeux s'accomplissant entre les fluides intérieurs et l'air extérieur.

La peau aide donc à la conservation des poumons et facilite leur travail, par conséquent elle entre en étroite relation avec les autres fonctions de notre organisme. Personne n'ignore l'influence de la peau dans les fonctions de la respiration ; on peut facilement se convaincre de son importance en observant que les animaux, dont le corps est enduit d'un produit quelconque, empêchant l'exhalation et la respiration cutanées, sont condamnés à une mort rapide et inévitable. Notre peau est aussi, dans son état normal, recouverte d'une espèce de couche graisseuse, produite par ses sécrétions et les desquamations de l'épiderme ; cette couche peut devenir, si elle dépasse une certaine épaisseur, une cause de troubles sérieux pour l'organisme général du corps, parce que les fonctions de la respiration et de la sécrétion ne seront plus régulièrement effectuées ; l'absorption de l'oxygène, l'élimination de l'acide carbonique et des vapeurs d'eau sont arrêtées.

Le premier effet du massage est donc entièrement mécanique : il consiste à débarrasser la peau des éléments étrangers, éléments qui la troublent dans ses fonctions ; la peau est énergiquement nettoyée et devient par cela immédiatement plus tendre, plus élastique, plus fine et plus souple. Le massage exerce aussi une influence sur l'extrémité des nerfs très nombreux qui sont le siège du sens du toucher : la circulation superficielle est accélérée, le travail d'assimilation et de désassimilation se fera plus vite. Quand la peau sera en état de fonctionner d'une manière plus active qu'à l'ordinaire, les organes intérieurs du corps profiteront de même de cet état de choses; l'activité et les produits d'excrétion des poumons, des reins et du foie seront augmentés. Il ne faut pas perdre de vue que l'action physiologique du massage général se manifeste par une facilité plus grande à respirer, un grand calme intellectuel et un réveil des facultés intellectuelles.

Mais les frictions, les hachures, le pétrissage, les vibrations et les autres modes de massage n'exercent pas seulement leur influence sur la surface de la peau ; ils atteignent aussi les muscles et les organes profonds.

On peut comparer chaque muscle à une machine pour laquelle le matériel de chauffage serait représenté par la combustion des aliments et principalement de ceux qui contiennent une grande quantité de substances féculentes et des substances non azotées. Les muscles, par leur activité, transforment ces substances en d'autres qui doivent être éliminées de l'organisme, si l'on ne veut pas troubler le fonctionnement régulier de cette machine.

Ces déchets, formés sous l'influence des frictions des muscles, sont principalement des acides, surtout l'acide inosique, l'acide lactique et l'acide carbonique, qui se trouvent libres ou combinés sous forme de carbonates dans les muscles épuisés. Ces acides contenus dans les muscles produisent l'impression désagréable connue sous le nom de fatigue. La surabondance de ces acides dans les muscles est causée par une désassimilation qui n'est pas en rapport avec la réparation digestive et assimilatrice.

On a remarqué que le sang veineux d'un muscle en repos ressemble beaucoup au sang artériel, il est rouge et contient une plus grande quantité d'oxygène que le sang veineux d'un muscle en travail, qui est noir et contient plus d'acide carbonique que d'oxygène; le résidu que l'on obtient du sang veineux d'un muscle en repos est moins considérable que celui tiré du sang veineux d'un muscle fatigué.

Pour rétablir les fonctions de l'organisme, il faut expulser des muscles les matières étrangères qui y séjournent et qui agissent d'une manière défavorable sur la contraction des fibres musculaires. Les déchets sont chassés des muscles par la circulation sanguine aussi bien que par le courant lymphatique, qui, en même temps, apportent de nouveaux matériaux de combustion et de nutrition. Le rétablissement se fera donc d'autant plus promptement que les acides seront plus vite éliminés et que de nouveaux matériaux seront apportés au corps. On observe que, plus les fibres musculaires se contractent, plus aussi les vaisseaux sanguins se dilatent; la circulation dans les muscles est accélérée. La gymnastique, aussi bien que l'électricité augmente la contractilité du tissu musculaire. *Zabludowski* a démontré que le pétrissage redonne aux muscles la puissance de se contracter lorsque ceux-ci ont été épuisés par une série de courants d'induction d'une forte intensité; le repos simple sans massage n'est que très peu réparateur.

L'influence du massage sur la circulation des liquides est aussi très grande. Des expériences pratiquées sur des hommes et sur des animaux ont prouvé que des muscles, complètement épuisés par un fort travail, avaient reconquis, au moyen du massage, une nouvelle force en très peu de temps. L'effleurage et le pétrissage, pratiqués des extrémités vers le centre, accélèrent la circulation veineuse et lymphatique. Les manipulations ont une action mécanique augmentée par les dispositions des valvules, qui ne permettent la circulation de la lymphe que dans la direction centripète(*fig.* 4). L'effet dépend aussi des fibres musculaires qui, si elles reçoivent une stimulation mécanique, se raccourcissent et s'épaississent, et la lymphe contenue dans les parties environnantes est chassée en avant. Avec l'âge, le nombre des valvules des veines diminue et la gêne de la circulation veineuse augmente en conséquence. Le massage est un des meilleurs moyens pour corriger cette gêne circulatoire.

En dehors de leur action purement mécanique, l'effleurage et le pétrissage ont encore une autre influence sur l'activité des vaisseaux sanguins et lymphatiques. On peut constater la rougeur de la peau après un massage de quelques minutes : une friction exercée sur la surface de la peau dilate les vaisseaux sanguins, ce qui provoque de l'hyperémie.

On peut observer que, sous l'influence du massage, les forces perdues sont rapidement reconquises. Des expériences ont démontré qu'une personne dont les muscles des bras étaient épuisés, ne pouvait plus reproduire aucun travail; on la laissa se reposer une quinzaine de minutes, l'effet de ce repos fut insignifiant; on pratiqua alors un massage de cinq minutes et l'on constata que la personne pouvait non seulement fournir le même travail qu'auparavant, mais le double[1].

1. Brandis, *Sur la cause de la fatigue des muscles et l'influence du massage*. Stuttgard, Union, 1894.

Après le repos, la fatigue persistait et il restait une certaine raideur dans les muscles et dans les articulations, ce qui n'eut pas lieu après le massage. *Zabludowski* a fait des expériences semblables qui ont donné les mêmes résultats. Le massage paraît donc exercer une action semblable à celle d'une circulation parfaite, qui ramène la puissance musculaire en éliminant les déchets, les substances nuisibles et en fournissant de nouveaux matériaux.

Les vaisseaux lymphatiques se terminent dans tous les tissus par de petits orifices au moyen desquels la lymphe est absorbée pour être entraînée plus loin. (Il n'est pas encore bien établi si ces orifices ou stomates sont permanents et s'ils existent réellement ou si l'absorption se fait par endosmose.) Dans les inflammations, la lymphe s'amasse en certains endroits; par le massage on l'éloigne du centre de l'inflammation en la chassant en avant dans les conduits lymphatiques. Les expériences du professeur von *Mosengeil* à ce sujet sont très intéressantes. Il injecta, dans l'articulation des genoux d'un certain nombre de lapins, de l'encre de Chine. Il fit alors pratiquer du massage, à des intervalles réguliers, sur le genou droit de ces animaux, tandis que le genou gauche resta intact. Au bout d'un jour pour les uns, d'un temps plus long pour les autres, on tua les lapins et on compara attentivement les tissus de leurs membres. On vit alors que les articulations qui avaient été massées ne contenaient aucune trace d'encre de Chine, tandis que les articulations qui n'avaient pas été soumises à l'action du massage étaient encore pleines de ce liquide; plus loin, leurs ganglions lymphatiques ne contenaient aucune trace d'encre de Chine, tandis que les ganglions du côté massé étaient remplis de particules du liquide injecté. La différence était même visible à l'œil nu. Cette expérience fut très concluante et prouva l'influence du massage sur la circulation lymphatique; elle démontra en même temps que le massage facilite l'absorption par les lymphatiques.

L'influence du massage sur la résorption se manifeste au plus haut degré dans le massage abdominal. Des expériences faites sur des animaux ont démontré que, dans l'intervalle d'une heure, la quantité des liquides résorbés par les orifices lymphatiques atteignait jusqu'à 5 0/0 du poids total du corps. *Reibmayr*, par ses expériences, démontra que la capacité de résorption du péritoine peut être considérablement augmentée par le massage; il constata que la quantité de liquide résorbée par le massage était augmentée en une heure jusqu'à 9 0/0 du poids total du corps, soit à peu près le double de la résorption opérée en temps ordinaire. Cet effet ne fut cependant obtenu que pendant la première heure; pendant les heures suivantes l'augmentation ne fut plus aussi sensible parce que les conditions de pression exercent une grande influence sur la résorption : plus la pression par laquelle les liquides sont chassés dans les bouches absorbantes des lymphatiques est grande, plus la résorption se fait vite; la quantité de liquide diminuant rapidement, la pression n'est plus aussi forte et la résorption diminue en même temps; la proportion entre les liquides absorbés et le poids du corps est donc moindre que dans la première heure.

On a profité de cette capacité de résorption de la cavité abdominale, dans les cas de transfusion, en injectant dans la cavité abdominale, du sang qui était rapidement résorbé et entrait de suite dans la circulation.

Les manipulations mécaniques exercées sur l'abdomen excitent les nerfs splanchniques; l'excitation de ces nerfs et la pression mécanique aident les intestins à se débarrasser des matières alvines. Le massage de l'abdomen accélère le péristaltisme; il est donc d'une grande efficacité pour régulariser les fonctions intestinales.

Le massage a aussi une grande influence sur la diurèse, il augmente graduellement la quantité d'urine souvent sans que le malade s'en aperçoive. Si l'on arrête le massage, la quantité d'urine diminue, mais aussi graduellement. De nombreuses observations ont démontré ces faits, et chaque masseur peut s'en convaincre. *Rubens-Hirschberg* a fait de nombreuses expériences à ce sujet. La quantité d'urine, selon ses remarques, peut être portée par le massage au double de ce qu'elle était avant le traitement; puis, après la cessation du massage, elle diminue peu à peu pour revenir à la quantité primitive. Les manipulations modifient l'afflux du sang aux reins et produisent ainsi une sécrétion plus abondante.

L'influence de la massothérapie sur le foie et l'excrétion de la bile n'est pas moins importante, la sécrétion de la bile augmente et, dans les cas où des calculs biliaires se trouvent dans les canaux, on obtiendra toujours un bon résultat.

Dans les exsudats pathologiques et les engorgements, la diminution de l'inflammation amène une diminution de pression sur les nerfs sensitifs et, par conséquent, une diminution de la douleur. Le massage fait donc disparaître les dépôts dans les tissus musculaires et autres. Ce fut un certain *Beveridge*, frictionneur à Edimbourg qui, le premier, découvrit cet effet du massage. Il guérit un jeune homme atteint depuis longtemps d'épilepsie chez lequel il découvrit, dit-on, une collection de dépôts qu'il résorba par des frictions. Ce fait a été constaté par le Dr *Johnson* qui dit : « Si un médecin n'a pas encore fait attention à ce point et qu'il manipule la chair de ses malades, il rencontrera sous ses doigts des épaississements, des indurations et des enflures dans diverses parties. Chez presque tous les malades ayant souffert de la tête, le médecin pourra constater une enflure du cou et, dans le voisinage de la tête, un engorgement des ganglions. Les fibres musculaires et autres crépiteront sous la pression à cause de leur sécheresse, et souvent le cou et les épaules seront sensibles au toucher ; les asthmatiques présenteront souvent un état semblable dans les épaules et dans la partie supérieure du dos, les grands muscles dorsaux seront souvent malades dans beaucoup de maladies chroniques de l'estomac, du foie et des reins. Chez un grand nombre de malades, on rencontrera aussi des épaississements, des indurations et des enflures accompagnés d'un engorgement des ganglions. » L'existence de ces dépôts dans le corps a été confirmée par *Norström*, *Henschen*, *Vretlind*, *Berghmann*, etc.

Le pétrissage agit surtout sur les muscles en augmentant leur contractilité, leur nutrition et leur force ; les fibres des tissus musculaires se développent également.

Le tapotement agit plutôt sur le système nerveux et produit, au commencement, de l'excitation, puis une diminution de l'excitation qui va jusqu'à l'émoussement de la sensibilité. Cet effet est surtout observé sur le système vasculaire à cause de la quantité de nerfs dont il est influencé ; il produit d'abord une contraction locale et, par conséquent, une diminution de sang dans les vaisseaux, puis, après l'épuisement des nerfs, les vaisseaux se dilatent et fournissent un afflux plus grand de sang.

La même action a lieu sur les nerfs sensitifs. Une augmentation de la sensibilité et de la douleur se manifeste, si l'on opère des tapotements sur le nerf malade, dans la névralgie ; cependant, au bout d'un moment, cette douleur fait place à une sensation très agréable de bien-être.

Toutes les fois qu'il y a congestion cérébrale ou afflux de sang à la tête pour une cause quelconque, il faudra employer du massage et des mouvements de gymnastique appropriés afin de régulariser la circulation et de décharger la tête de la trop grande quantité de ce liquide. Dans ce cas le massage du cou a une grande importance à cause des grosses veines et des vaisseaux lymphatiques qui sont très superficiels dans cette région. Le massage, exécuté de haut en bas, dans la direction du cœur, décharge alors mécaniquement la tête de sa trop grande quantité de sang. Dans l'anémie du cerveau, l'effet contraire peut être obtenu par des manipulations différentes.

L'effleurage augmente la fréquence du pouls, mais le pétrissage a pour effet de le ralentir. Ces effets durent cependant rarement plus d'une heure. Le massage modéré accélère donc la circulation et les mouvements du cœur, il provoque une légère transpiration cutanée; la température locale de la partie massée est plus élevée que celle des autres régions. Le pétrissage, et surtout celui de l'abdomen, produit un abaissement de la température des extrémités.

L'influence du massage abdominal sur le cœur, particulièrement celle du tapotement, a été bien démontrée par les nombreuses expériences du célèbre physiologiste *Goltz* et par le Dr *Stapfer*.

D'après les expériences de M. *Stapfer*, un massage léger et court, un tapotement superficiel de l'abdomen produisent une *vaso-constriction abdominale* et une *cardio-dilatation*. Au contraire, un massage profond, énergique et un tapotement prolongé produisent une *vaso-dilatation abdominale* et une *cardio-constriction :* le cœur tend à s'arrêter en systole; le nombre des pulsations n'est pas diminué; c'est la syncope nerveuse, la lipothymie. Après le massage, le cœur se dilate de nouveau peu à peu pour atteindre son volume normal.

Si on continue, au contraire, le massage et le tapotement énergiques de l'abdomen, la cardio-tétanisation ou la cardio-rétraction succède alors à la cardio-constriction simple, et la mort peut s'en suivre par arrêt complet du cœur en systole.

On comprend donc que le massage abdominal léger et doux, en produisant une cardio-dilatation, puisse être employé pour combattre la lipothymie.

Enfin un massage général modéré doit procurer un sommeil paisible et augmenter le poids du patient après un certain temps de traitement. Le massage, comme nous l'avons vu, exerce aussi une influence favorable sur les maladies nerveuses et redonne à des malades complètement privés de volonté l'énergie qu'ils avaient perdue; c'est donc un grand moyen psychique qu'on ne saurait trop recommander.

D'après *Mitschell*, il y a aussi augmentation des globules rouges du sang. Ce fait s'explique en ce que le massage, sans fatiguer le malade, augmente l'appétit, les fonctions de nutrition se font plus régulièrement, la circulation, comme nous l'avons déjà dit, est accélérée, l'appareil de la digestion fonctionne mieux, en un mot toutes les fonctions vitales sont activées.

Enfin, si nous considérons le rôle important que joue le nerf pneumogastrique et les fonctions multiples auxquelles il est destiné, nous trouvons un exemple frappant de l'influence que peuvent exercer les vibrations de ce nerf sur les fonctions des divers organes avec lesquels il est en rapport.

Le nerf pneumogastrique, ou nerf vague, constitue la dixième paire des nerfs crâniens; il envoie des rameaux au pharynx, au larynx, aux poumons, à l'estomac, au foie, etc. ; suivant la branche que l'on soumet au traitement, nous agissons sur l'organe auquel correspond cette branche. L'étude de l'action physiologique de ce nerf n'est pas encore assez complète pour qu'il soit possible de la retracer en quelques lignes. Le nerf vague est à la fois sensitif et moteur. Comme nerf sensitif, il exerce une action sur la muqueuse des voies respiratoires, du pharynx, de l'œsophage, de l'estomac ; il agit sur les voies biliaires et sur le cœur. Comme nerf moteur il agit sur les muscles de l'œsophage, de l'estomac, du larynx, etc. Il a été démontré que la section de ce nerf arrête les phénomènes digestifs : la sécrétion acide du suc gastrique s'arrête et est remplacée par la formation d'un liquide à réaction neutre ou alcaline. Le nerf pneumogastrique agit par action réflexe sur la sécrétion du suc pancréatique, de l'urine, etc. D'après *Bert*, l'excitation de la branche pulmonaire ou du larynx produirait une accélération des mouvements respiratoires si elle est faible, et le ralentissement de ces mouvements si elle est forte. D'après *Beaunis*, l'excitation du laryngé supérieur produirait une expiration plus ample ; celle du nerf vague au-dessous du laryngé produirait des respirations très courtes correspondant à l'inspiration. L'excitation faible du pneumogastrique agit sur le cœur en en diminuant le nombre des battements ; l'excitation forte détermine l'arrêt des battements.

D'après la *théorie de l'épuisement* par *Schiff*, une excitation forte du nerf pneumogastrique en amènerait immédiatement la paralysie. *Cl. Bernard* a démontré qu'en irritant le pneumogastrique dans le crâne, on obtient des mouvements du larynx et du pharynx. Nous voyons par conséquent que nous pouvons produire des effets variables sur les différents organes par le traitement du nerf vague, suivant l'intensité de l'application des manipulations.

Les exercices de gymnastique qui doivent aider au massage sont non moins importants et se combinent avec lui. Voici, en quelques mots, l'influence qu'ils exercent sur l'organisme général du corps :

1° Les muscles et les tendons qui, par la raideur des articulations, étaient devenus impropres à leurs fonctions, reprendront leur activité et leur force par la gymnastique médicale ;

2° Les dépôts pathologiques qui se trouvent dans les articulations seront réduits par le massage, et par là même, plus facilement résorbés ;

3° Les vaisseaux sanguins et lymphatiques se contractent par l'extension forcée des muscles ; en même temps les extrémités des nerfs seront tendues par la flexion et l'extension passive des muscles, la douleur sera diminuée par l'influence du massage sur les cellules de la substance nerveuse ;

4° La gymnastique passive est un traitement préliminaire pour la gymnastique active et a une bonne influence psychique sur le malade. Dans beaucoup de cas, comme dans la névralgie, les rhumatismes, etc., les mouvements actifs sont très douloureux ; quand la sensibilité est émoussée par les mouvements passifs, on peut alors avoir recours aux mouvements actifs.

Les mouvements passifs favorisent la circulation lymphatique et activent la résorption. L'effleurage, le pétrissage, les flexions et les extensions passives font diminuer et disparaître les épanchements et les dépôts liquides et pathologiques. En un mot, ces mouvements ont une action résorbante, dérivative, tonique, etc. Ils favorisent la désassimilation;

5° Les mouvements actifs sont reconstituants, fortifiants et dérivatifs. Ils activent l'assimilation, augmentent la pression artérielle, favorisent la fonction des capillaires artériels et des capillaires veineux. La nutrition générale est augmentée, les substances nutritives du sang arrivent mieux aux cellules des tissus. Les déchets, emportés par la circulation veineuse, sont éliminés par les poumons, par la peau, par les reins et par les intestins.

De notre temps surtout, on a reconnu les fâcheux effets d'une vie trop sédentaire. On sait que celle-ci peut occasionner des troubles sérieux, tels que l'anorexie, l'insomnie, les maux de tête, les troubles nerveux, l'anémie, les congestions, les troubles de digestion, la constipation, les vomissements, l'hyperesthésie, etc. Le surmenage moderne a des suites non moins fâcheuses. Ces troubles peuvent disparaître assez facilement si l'on supplée au manque de mouvement par une gymnastique médicale raisonnée et par un massage général du corps comme nous l'avons déjà dit.

Quand le corps est en repos, la combustion ne se fait pas ou ne se fait qu'insuffisamment et les aliments assimilés, au lieu de produire des fibres musculaires, produisent de la graisse; or, une trop grande quantité de graisse influe malheureusement sur tout l'organisme, la circulation, la respiration ; les principaux organes, comme le cœur, subissent des troubles graves. Le travail musculaire fait disparaître ces amas graisseux, la combustion devient plus active, et l'état général s'améliore.

Enfin, pour résumer en quelques mots ce chapitre, le massage exerce son influence sur tous les organes du corps, la sécrétion cutanée est augmentée, les muscles abdominaux, par leur activité, exercent une pression sur les intestins, en sorte que la constipation disparaît, les mouvements du cœur sont régularisés. Les effets du massage et de la gymnastique ne sont pas moins favorables sur les organes de la respiration : la combustion plus forte appelle une grande quantité d'oxygène, ce besoin d'air oblige l'homme à une respiration profonde. Le massage exerce aussi une influence sur le caractère et l'humeur, car, en rétablissant la santé générale, il redonne la gaîté si nécessaire à l'homme.

CHAPITRE II

LA KINÉSITHÉRAPIE DANS LA MÉDECINE PRATIQUE

Dans ce chapitre nous décrirons les indications et les contre-indications de la kinésithérapie dans la médecine pratique.

Naturellement un grand nombre de partisans du massage en ont fait un remède universel, guérissant tous les maux, et veulent l'appliquer même dans les cas où la théorie et la pratique prouvent qu'il devient dangereux. Il est évident qu'il vaut mieux borner l'emploi du massage au traitement des maladies dans lesquelles on a déjà obtenu des résultats satisfaisants et qu'il ne faut l'employer que très prudemment dans les cas où, en s'appuyant sur la théorie, on espère obtenir une amélioration. C'est au médecin à faire un diagnostic précis et à indiquer soigneusement le mode de traitement du malade. Dans ce traitement comme dans tout autre, il faut tenir compte du tempérament, de la force de résistance et de l'individualité du sujet. Une grande erreur que commettent beaucoup de masseurs est d'appliquer dans les mêmes cas chez toutes les personnes les mêmes manipulations avec la même intensité.

Comme il est dit dans le chapitre qui traite des considérations générales, le masseur doit inscrire soigneusement ses observations sur des feuilles spéciales.

Voici les cas dans lesquels la kinésithérapie est indiquée.

Le *rhumatisme*, sous presque toutes ses formes, est soigné avec succès par le massage. Le traitement des rhumatismes, est quelquefois un peu douloureux dans les commencements; mais, si cette affection n'est pas très ancienne, elle peut céder facilement à un traitement de quelques jours; quelquefois même après la première séance le malade se sent beaucoup mieux; la douleur disparaît aussi assez vite si, à côté du massage, on exécute une gymnastique spéciale.

On peut dire que, dans les affections rhumatismales, on obtient presque toujours un bon résultat dans un temps plus ou moins long.

Le rhumatisme est une affection caractérisée par l'inflammation des tissus des organes affectés et causé ordinairement par le froid et l'humidité; il peut être aussi héréditaire ou diathésique.

Le *rhumatisme articulaire aigu* est caractérisé surtout par des douleurs excessives et des tuméfactions dans les articulations accompagnées de rougeur. Cette affection saute rapidement d'une articulation à l'autre. La durée de cette maladie est très variable; elle est accompagnée de fièvre. D'après des observations faites, on a pensé que le rhumatisme articulaire aigu pouvait être une maladie infectieuse, dans laquelle le massage ne peut jamais donner de bons résultats; il a toujours été contre-indiqué à cause du danger qu'il offre en répandant le virus dans tout l'organisme.

Ceci est juste pour l'application des anciennes méthodes de massage; mais, si nous exécutons un massage convergeant simultané dans les deux sens vers l'articulation, afin de produire une hyperémie pas-

statai sur la ligne de la crête iliaque également quelques indurations, mais moins prononcées.

Après la première séance, le malade fut déjà un peu soulagé, et l'amélioration continua à se faire sentir après chaque séance. Cependant, dans l'intervalle du massage, c'est-à-dire d'un jour à l'autre les souffrances reparurent toujours avec la même intensité; cet état dura dix jours sans amélioration sensible; mais à partir de ce moment les douleurs disparurent peu à peu et, à la fin de la troisième semaine, le malade, ne souffrant plus du tout, cessa le traitement, mais quinze jours plus tard il fut repris de maux qui étaient cependant moins intenses; je le traitai de nouveau pendant deux semaines, bien que les douleurs l'eussent déjà quitté, cette fois après la neuvième séance. Le malade fut alors complètement guéri.

Le traitement du côté droit consista en frictions et en pétrissage des régions fessière, sacrée et lombaire, puis en vibrations sur le point le plus douloureux de la région lombaire. Du côté gauche, j'exécutai des vibrations et des frictions sur le grand sciatique et sur les nerfs sacrés en insistant davantage le long de la crête iliaque. A partir du douzième jour du traitement je fis exécuter à mon patient quelques mouvements actifs qui consistaient en flexions et en torsions dans différentes directions. La durée de chaque séance était de vingt minutes.

Le second cas est un lumbago traumatique. Le patient était un homme de trente-quatre ans, mécanicien; il avait soulevé une lourde pièce d'une machine; immédiatement après il ressentit une vive douleur dans la région lombaire, son intensité était égale des deux côtés de la colonne vertébrale. La douleur alla en augmentant pendant les cinq jours suivants; le malade fut obligé de garder le lit, le repos ne lui procura aucun soulagement. Après avoir été traité sans résultat pendant quinze jours par le médecin, celui-ci lui conseilla le massage. Lorsque je vis ce malade pour la première fois, il se plaignait de maux violents dans le dos, je lui appliquai alors pendant quinze minutes de légers effleurages et des vibrations des deux côtés de la colonne vertébrale, de bas en haut, en insistant particulièrement sur les points douloureux. Le malade se sentit un peu soulagé après le premier traitement; par contre, il était très fatigué. Dans la suite j'augmentai graduellement la durée de la séance jusqu'à vingt minutes. Les douleurs disparurent peu à peu et, après un traitement de vingt jours, il put vaquer de nouveau à ses occupations.

Maux de reins. — Une affection qui est ordinairement désignée sous le nom de maux de reins est souvent synonyme de lumbago; en tous cas le siège de la douleur se trouve presque toujours dans les muscles de la région des reins, par conséquent dans la région lombaire. Les femmes et les jeunes gens en croissance en sont plus souvent atteints que les hommes. Les causes en sont très variées. Elles peuvent être le résultat d'un effort, d'un excès de fatigue quelconque, d'une affection utérine, de troubles de la digestion et de l'assimilation; souvent aussi elles sont symptomatiques de la grossesse. Quelle qu'en soit l'origine, ces maux peuvent être facilement dissipés par le massage.

Sciatique. — La névralgie sciatique est une affection qui peut être causée par le froid, l'humidité; quelquefois aussi elle résulte d'un traumatisme, d'une névrite, d'une tumeur pelvienne, d'une myélite, de la syphilis, etc. La douleur part généralement de l'échancrure ischiatique et se répand à la face postérieure de la cuisse; au bord péronier de la jambe jusqu'à la plante du pied. La souffrance peut être plus ou moins vive et s'étendre le long du trajet du nerf sciatique. Les principaux points douloureux sont appelés, suivant leur siège : fessiers, trochantériens, fémoraux, poplités, péroniers, plantaires. Elle atteint le plus souvent son maximum dans la région de l'échancrure ischiatique.

Dans tous les cas où la sciatique ou ischias est causée par le froid ou l'humidité et, par conséquent, est de nature rhumatismale, elle peut être guérie par l'application du massage; mais dans les cas où elle est causée par une tumeur pelvienne ou par une compression, tout traitement par le massage devient inutile. Souvent les douleurs sont causées par une altération pathologique du nerf même ou par une inflammation exerçant une pression sur ce nerf. On peut alors généralement trouver, par la palpation, le siège du mal, et un massage local suffit pour obtenir un résultat satisfaisant. Les frictions sur ce nerf sont quelquefois très douloureuses et doivent être appliquées avec beaucoup de précautions.

Les névralgies ayant leur siège au niveau d'un orifice ou d'une échancrure sont souvent dues à une compression continue dans cette région. Cette compression résulte quelquefois d'un dépôt pathologique calcaire qui diminue le calibre de l'orifice. Le diagnostic est difficile à établir, mais on constate souvent ces dépôts sur les cadavres. Les douleurs, dans ces cas, sont persistantes et ne cèdent pas au traitement manuel.

Dans les autres cas, le massage et les vibrations sont indiqués. L'extension manuelle forcée du grand sciatique donne quelquefois un bon résultat là où tous les autres moyens ont échoué; mais ce procédé est douloureux (Voyez *fig.* 73 et *Extension du grand nerf sciatique.*)

Goutte. — La goutte peut être une maladie constitutionnelle et très souvent héréditaire. Elle peut exister à l'état latent longtemps avant de se manifester; elle apparaît généralement vers quarante ou cinquante ans. La goutte est causée par la bonne chère, l'abus du vin et de la bière, etc. Cette affection est caractérisée par des fluxions douloureuses des articulations, cependant sa manifestation ne se borne pas toujours aux articulations. Les accès sont souvent précédés d'eczéma, de furoncles, d'asthmes, etc. Les attaques débutent brusquement, généralement pendant la nuit, et sont très douloureuses, les douleurs siègent très souvent dans le gros orteil. Le massage peut rendre de bons services dans cette affection et si l'on n'obtient pas une guérison complète, au moins on peut arriver à un soulagement et à une amélioration assez notables. Le massage doit être appliqué *larga manu* surtout dans l'intervalle des accès. Quand on a une tuméfaction de nature inflammatoire à traiter, il faut commencer le massage au-dessus de la tumeur et opérer en descendant progressivement jusqu'en dessous; les mouvements doivent être exécutés sans raideur. L'effleurage et les vibrations du foie sont très utiles.

Voici un exemple pris parmi les cas que j'ai eus à traiter : il s'agit d'un malade âgé de quarante-quatre ans, qui avait eu une première attaque à trente-huit ans; depuis, ces attaques se répétaient à des intervalles plus ou moins longs. Chez lui, la goutte était héréditaire, et pendant la dernière année les accès avaient été beaucoup plus fréquents, plus douloureux et accompagnés d'un peu de fièvre. Le malade fut traité pendant longtemps par les procédés ordinaires, sans succès. Enfin le docteur lui conseilla le massage et des bains sulfureux. Quand je le vis pour la première fois, le gros orteil du pied droit était gonflé et rouge ainsi que les articulations de la cheville; il avait des douleurs intenses; pendant la première séance j'exécutai seulement un effleurage léger sur les parties douloureuses, effleurage que je fis suivre d'un pétrissage général de l'abdomen; après ces manipulations, il se sentit fort soulagé, mais, trois jours après, les douleurs se montrèrent au genou gauche et dans les articulations de la main. J'observai que, pendant la durée du traitement, toutes les articulations furent successivement atteintes. Je le traitai régulièrement tous les soirs en appliquant un effleurage des extrémités, un pétrissage des muscles et de l'abdomen, des vibrations sur les nerfs du cou, de la tête et du dos, un effleurage et des vibrations du foie, puis je traitai particulièrement toutes les articulations. A partir de la troisième semaine le malade alla mieux de jour en jour et, après un traitement de deux mois et demi, il se sentit tout à fait bien. Ce sujet n'eut pas de nouvelles attaques pendant deux ans, lorsque, brusquement, il fut saisi d'un accès très faible ; je le traitai cette fois pendant six jours ; depuis, aucune douleur ne s'est plus fait sentir. Dans beaucoup d'autres cas, je n'ai eu qu'à me louer d'un soulagement et d'une amélioration notables.

Le traitement des rhumatismes et de la goutte par le massage remonte à une ancienne date; le

Dr *Balfour* parle déjà de ce mode de traitement en 1816[1].

LE MASSAGE DANS LES AFFECTIONS MUSCULAIRES

Dans toute une série d'*affections musculaires* le traitement par le massage est un moyen thérapeutique précieux : tel est le cas pour la myosite (inflammation des muscles), l'atrophie musculaire progressive, la pseudo-hypertrophie musculaire, le torticolis, etc.

La *myosite* est souvent confondue avec le rhumatisme. Ici il ne s'agit pas d'une inflammation des tissus conjonctifs des muscles, mais d'une inflammation des fibres musculaires elles-mêmes. Cette maladie est caractérisée par des douleurs locales très vives, douleurs qui sont encore augmentées par le mouvement; les muscles perdent leur élasticité, les différents groupes musculaires se confondent. Les causes de cette affection sont variées : les plaies, les ruptures des muscles, la fatigue excessive peuvent déterminer cette maladie; c'est aussi quelquefois une affection secondaire. Le massage, suivi d'exercices passifs et actifs, donne de bons résultats, même dans les cas anciens.

L'*atrophie musculaire progressive* est une affection assez sérieuse dont l'hérédité est très souvent la cause; certains muscles de la main, de l'épaule et du dos sont le plus souvent le siège de cette maladie.

Le massage et l'électricité seuls peuvent laisser espérer une amélioration de cet état.

Dans la *pseudo-hypertrophie musculaire*, l'hérédité a

1. *Recherches avec observations sur un nouveau mode simple et expéditif de guérir les rhumatismes et l'entorse sans affaiblir la santé.*

également une grande influence; elle est peut-être aussi quelquefois d'origine infectieuse. L'atrophie de certains groupes de muscles et l'hypertrophie d'autres groupes caractérisent cette affection pour la guérison de laquelle la kinésithérapie est indiquée.

Torticolis. — Le torticolis est une affection douloureuse, caractérisée par une inclinaison vicieuse de la tête à gauche ou à droite. Les causes en sont multiples : le froid, le rhumatisme musculaire et d'autres affections des muscles du cou, les affections de la colonne vertébrale, etc. Le sterno-cléido-mastoïdien est le muscle le plus fréquemment affecté.

Le traitement consiste en effleurage et en pétrissage des muscles affectés et des muscles sains du cou, en vibrations sur les points douloureux et en mouvements passifs de la tête.

Les *inflammations des gaines tendineuses* seront traitées avec succès exclusivement par le massage et par les exercices passifs et actifs. Plus le cas que l'on traite est récent, plus la guérison s'opère vite. Les manipulations à appliquer consistent en frictions, en pétrissage, quelquefois même en légers tapotements. Dans les cas où l'on se trouve en présence d'une suppuration, il faut s'abstenir de tout traitement par le massage jusqu'à ce que le pus ait disparu.

J'ai traité un jeune homme de vingt-deux ans atteint d'une inflammation du tendon d'Achille depuis sept jours; le tendon était enflé sur presque toute sa longueur, on percevait un bruit de frottement à chaque mouvement et la palpation provoquait une vive douleur. J'ai pratiqué le massage deux fois par jour pendant dix minutes : la douleur diminuait après chaque séance et, dix jours après, le malade fut guéri.

LE MASSAGE DANS LES AFFECTIONS CHIRURGICALES

Les principales affections chirurgicales dans lesquelles la massothérapie entre en pratique sont les suivantes : *contusions et épanchements sanguins*, *entorses*, *luxations*, *fractures*, *ankylose*.

Les observations faites et les guérisons rapides obtenues, surtout dans les premières de ces affections sont nombreuses et incontestables. Je m'abstiens donc de donner des exemples; je dirai seulement que, dans les contusions et les épanchements, les déchets sont beaucoup plus vite résorbés par le massage que par tout autre procédé ; l'inflammation et le gonflement sont diminués en un temps relativement très court, la douleur et l'ecchymose disparaissent comme par enchantement. *Von Mosengeil*, *Reibmayr*, *Graham*, *Berghmann* et d'autres auteurs ont fait de nombreuses expériences sur ces cas. Des médecins militaires surtout se sont plu à traiter les entorses et les contusions par la massothérapie, et ils ont toujours eu à se louer de ce mode de traitement. Le Dr *Graham* a publié les résultats du traitement par le massage de plus de 300 cas d'entorses, de contusions des articulations et de difformités. Il a observé que la durée moyenne du traitement par le massage, pour obtenir la guérison, était de neuf jours, tandis que la durée moyenne des cas traités par le repos et les compresses était de vingt-six jours. *Berghmann* rapporte également avoir observé 145 cas de contusions, traumatismes et déformations articulaires, ainsi que plusieurs cas de synovites avec épanchement. En moyenne il obtint une guérison au bout de six jours ; dans 38 cas d'entorses anciennes, il employa vingt-deux jours pour le traitement par le massage.

Reibmayr disait que, d'après la statistique, le traitement par la méthode ordinaire dans ces cas demandait une durée moyenne de 23,7 jours, tandis que, par la massothérapie, la durée n'était que de 8,9 jours.

M. le professeur *Roux*, de Lausanne, dit que dans les cas de *synovite* soit rhumatismale, soit traumatique, le massage agit comme par enchantement. Beaucoup de chirurgiens emploient maintenant ce mode de traitement. *Charles Kraft* considère la méthode ordinaire dans le traitement des entorses et des contusions comme non seulement inutile, mais souvent dangereuse. Il dit; « Le massage seul est indiqué, mais à condition qu'il soit pratiqué selon les règles de l'antisepsie et commencé tout de suite après l'accident. »

Dans les *contusions* et les traumatismes du genou avec ou sans épanchement, intra ou extra-articulaire, le massage doit être pratiqué le plus tôt possible après l'accident. Il a pour effet de calmer promptement les douleurs, de dissiper très vite le liquide extravasé, (surtout par les vibrations rapides),de préparer la mobilisation précoce de l'articulation, de prévenir l'ankylose et la raideur et d'empêcher l'atrophie. On y doit recourir dans les grandes comme dans les petites contusions ; souvent les plaies tégumentaires n'empêcheront pas l'intervention, mais il faudra les éviter dans les manipulations. Lorsque tout épanchement de l'articulation aura disparu,on commencera la mobilisation passive.

Dans l'*entorse*, les ligaments et les parties molles sont tiraillés, quelquefois même déchirés ; elle est accompagnée de douleurs vives, de gonflement et d'ecchymose ; les mouvements de l'articulation deviennent impossibles. Les troubles fonctionnels ne se bornent en général pas seulement aux articulations, mais s'étendent même sur des groupes de muscles assez éloignés de la partie lésée. Souvent, après une entorse, il reste une certaine raideur et une faiblesse dans l'articulation, et il peut arriver que, par ce fait même, le patient s'attire une nouvelle entorse ou distorsion, surtout quand l'affection a eu son siège dans une articulation des membres inférieurs. Cette faiblesse et cette raideur auront bientôt disparu par le massage.

Pour ce traitement on procède comme suit : on commence par un effleurage sur le membre et, en passant sur la jointure, on augmente graduellement d'intensité ; l'effleurage doit se faire sur tout le contour de l'articulation en insistant davantage sur les points douloureux. Cet effleurage sera suivi d'un pétrissage ; quand la sensibilité aura diminué, on peut faire exécuter quelques légers mouvements passifs et plus tard des mouvements actifs. Chaque séance peut durer de dix à vingt minutes selon l'état particulier. Les vibrations produiront une résorption rapide des liquides extravasés.

Norström rapporte un cas où la marche est devenue possible déjà après une séance. Quant à moi, je n'ai jamais eu la satisfaction d'obtenir un résultat aussi merveilleux ; ces cas doivent être excessivement rares. Il m'est cependant arrivé un cas où le malade a été guéri en cinq jours, d'une entorse datant de dix-sept jours.

Luxations. — La luxation est un déplacement de deux ou de plusieurs os dont les surfaces articulaires correspondantes ont perdu leurs rapports naturels ; elle est généralement l'effet d'une violence extérieure.

Le massage est souvent appliqué avant la réduction des os déplacés afin de faire disparaître les extravasations, et après la réduction, pour diminuer les douleurs et l'enflure. Un ou deux jours après la réduction il est bon d'exécuter, après le massage, des mouvements passifs que l'on fait suivre plus tard de mouvements actifs. Par ce procédé, les fonctions se rétabliront beaucoup plus vite que par le traitement du repos seul, et la durée de l'incapacité du travail sera considérablement abrégée. Il est évident que les manipulations doivent être appliquées avec beaucoup de circonspection.

Fractures. — Depuis plusieurs années, le monde chirurgical s'occupe beaucoup du traitement des fractures par le massage. Au premier abord, on se demande sans doute, quel bien peut faire le massage dans un tel cas et si ce traitement n'est pas plutôt contre-indiqué dans une affection où il semble que le membre devrait garder une immobilité complète. Cependant, si nous approfondissons la question, l'explication de l'influence favorable que peut exercer la kinésithérapie dans les fractures est facile à trouver. On sait que les muscles d'un membre en repos prolongé deviennent faibles et s'atrophient, les articulations s'ankylosent; cela tient à ce que la nutrition des tissus est insuffisante dans un membre privé d'exercice et de mouvement; or tel est le cas dans les fractures. Un certain nombre de vaisseaux et de tissus sont rompus et déchirés, et la circulation lymphatique et la circulation sanguine sont en partie interrompues.

Au moyen du massage, les liquides épanchés sont éloignés de leur centre, résorbés et remplacés par un épanchement secondaire réparateur, dont la présence hâte la guérison; de plus, souvent, il ne se produit pas d'ecchymose, et l'affrontement des fragments se fait mieux et plus facilement. La circulation est activée, les nerfs sont stimulés, les troubles de calorification empêchés et la contractilité musculaire excitée. Le gonflement secondaire, l'œdème, la tension des veines, etc., qui sont si fréquents après l'immobilisation, ne se produisent que rarement ou disparaissent facilement quand la fracture est traitée par le massage. Il est d'autant plus utile qu'on se rapproche davantage du moment de l'accident. Après la consolidation des os, le massage, les mouvements passifs et actifs doivent être continués pendant quelque temps afin de faire disparaître et d'éviter toute raideur dans les articulations.

Le massage précoce est surtout recommandé dans les fractures du radius, du péroné et de la rotule, ainsi que dans les fractures voisines des articulations. Dans ce dernier cas, l'immobilisation prolongée présente toujours quelque danger ; le massage, employé modérément, exerce toujours une excellente influence dès le début ; il calme la douleur, favorise la réunion des fragments et empêche la raideur. Dans les cas de fracture de la rotule, le fonctionnement normal de l'articulation s'obtient très rarement par le traitement du repos absolu; il n'en est pas de même si l'on applique le massage. Il s'agit moins alors d'obtenir une réunion rapide des fragments, que de prévenir les suites fâcheuses, produites par l'immobilisation prolongée de l'articulation, suites qui consistent en atrophie des muscles de la cuisse, raideur de l'articulation, néoplasme, ankylose, etc. Ici, le massage a aussi pour but d'arrêter et de diminuer l'inflammation de la capsule articulaire et d'activer la résorption des exsudats. M. *A. Kellgren* d'Edimbourg, le Dr *Georges*

Berne, M. le professeur *Lucas Championnière* et d'autres ont prouvé, par de nombreuses expériences, l'avantage du massage dans ces affections. Dans les cas de fractures paraarticulaires, le massage immédiat et continu est indiqué.

Dans les fractures très mobiles, comme celles du poignet ou du tiers supérieur de l'humérus, il faut pratiquer le massage immédiat, suivi de l'application d'un appareil.

Dans les fractures ayant une tendance médiocre au déplacement, il faut pratiquer le massage mixte, c'est-à-dire l'application d'un appareil inamovible et le massage par intermittence.

Dans les fractures trop mobiles, il faut l'immobilisation, suivie du massage après les premiers symptômes de consolidation.

Le massage avant la consolidation des fragments est contre-indiqué, lorsqu'il s'agit de fractures simultanées du tibia et du péroné, ou du radius et du cubitus. Il faut attendre, avant d'appliquer le massage, que la solidité présentée par le cal soit suffisamment forte. Si la fracture est compliquée, il faut attendre la cicatrisation avant de faire aucun massage.

Pour ne pas faire un massage nuisible, il faut prendre quelques précautions.

Par un examen attentif et délicat on cherche à délimiter les zones contuses sur lesquelles le massage devra être pratiqué. On observera tous les soins d'antisepsie. On évitera les mouvements au niveau de fracture pendant les manipulations. Il sera bien de faire reposer le membre fracturé dans une gouttière creusée dans un sac à demi rempli de sable fin et sec. De cette façon on évitera de la douleur au blessé, on ne produira pas de ruptures de capillaires, qui ne feraient qu'augmenter la quantité de liquide à résorber, et on n'amènera pas de détachements possibles d'une parcelle d'un tissu voisin quelconque, qui jouerait, dans la suite, le rôle de corps étranger avec ses conséquences.

L'immobilisation du membre fracturé après chaque séance a aussi une grande importance si on ne veut pas perdre le bénéfice du traitement. Pour cela, un appareil facile à enlever (gouttière plâtrée) est surtout indiqué. Cet appareil peut être supprimé dès que la consolidation paraîtra suffisante.

La durée des séances est de dix à quinze minutes; les cinq premières minutes sont surtout employées à produire un effet analgésique par des effleurages très légers et des vibrations.

J'ai traité par la kinésithérapie 83 cas de fractures, Le résultat a toujours été bon. Je n'en citerai que deux ; puis, un cas des plus intéressants, présenté par M. le Dr P. Reynier.

Le premier cas concerne un homme de trente ans. Fracture du tibia à 6 centimètres au-dessus de son extrémité inférieure. Application d'un appareil facile à enlever lors de chaque massage, mais combiné de telle manière, que la face postérieure du pied et de la jambe pouvait rester néanmoins dans une gouttière. Dès le premier jour je pratiquai un effleurage lent et doux ainsi que des vibrations pour calmer les douleurs. Le second jour, je trouvai beaucoup de liquides épanchés; continuation du traitement, ajoutant, le quatrième jour, un pétrissage doux des muscles de la cuisse et du mollet ; peu à peu les douleurs disparurent, les liquides furent résorbés et aucune ecchymose ne se forma. Les premiers six jours, je pratiquai deux séances par jour; j'exécutai, en même temps que le massage, des mouvements passifs dans les orteils; le huitième jour, j'ajoutai à ce traitement des mouvements toujours passifs dans l'articulation du pied; enfin, le douzième jour, je fis exécuter de légers mouvements actifs. Après dix-huit jours de traitement, le malade marcha bien, sans aucun appareil, ne ressentant presque pas de douleurs ni de raideur dans les articulations. Les muscles ne présentaient aucune apparence d'atrophie.

Le deuxième cas est celui d'une fracture du radius du bras droit. Un jeune homme de vingt-deux ans fut frappé sur l'avant-bras par le levier d'une machine. Ce choc provoqua une fracture du radius à la partie supérieure de son tiers moyen. C'était une fracture simple et aucun appareil ne fut appliqué. Le malade portait simplement son bras en écharpe. Le patient ressentait beaucoup de douleurs, le bras était œdématié.

Mon traitement consista en vibrations sur le point le plus douloureux; ensuite j'exécutai un large effleurage, puis le pétrissage pour continuer de nouveau par l'effleurage. Pour terminer la séance, j'imprimai au poignet des mouvements doux de flexion et d'extension. Le troisième jour, il se produisit une légère ecchymose. Les douleurs disparurent complètement le quatrième jour. Le sixième jour, je fis exécuter au malade des mouvements actifs de rotation, de flexion et d'extension des doigts et du poignet. Le douzième jour, on supprima l'écharpe : le patient put déjà soulever des objets légers ; il ne ressentit aucune raideur dans le bras, et les mouvements étaient parfaits.

Dans les deux cas, chaque séance durait quinze minutes. Lorsque j'appliquais le massage et que je faisais exécuter des mouvements, le membre était toujours fixé par une main au niveau de la fracture.

D'après le *Bulletin de la Société de chirurgie de Paris*, séance du 15 février 1899, M. le Dr Paul Reynier présente les pièces anatomiques d'un malade âgé de quatre-vingt-un ans, ayant eu, au mois de novembre 1898, une fracture du col anatomique de l'humérus avec détachement de la grosse tubérosité, constaté par la radiographie.

Traité par le massage dès les premiers jours, le malade quitta l'hôpital un mois plus tard, ayant récupéré tous ses mouvements. Il mourut plus tard d'une infection urinaire, et l'autopsie permit de constater une consolidation parfaite des fragments, quoique l'os fût réduit à une sorte de coque par l'ostéoporose sénile, qui a produit la résorption de tout le tissu spongieux.

Ankylose. — L'ankylose est très souvent la suite d'une luxation, d'une entorse ou d'une fracture, ou la conséquence d'un repos prolongé du membre. L'ankylose se caractérise par la diminution ou la perte des mouvements d'une articulation. Le traitement consiste donc à mobiliser les parties. Le massage, les frictions et les mouvements passifs et actifs rendent incontestablement de grands services dans ces cas, et les bons résultats obtenus par ce mode de traitement parlent en sa faveur.

Pied varus, pied valgus et pieds plats. — Une gymnastique appropriée et le port d'appareils spéciaux sont utiles dans ces cas.

Scoliose; cyphose ; dos rond; lordose. — Il existe peu d'affections dans lesquelles la kinésiothérapie puisse rendre autant de services que dans la scoliose et dans les différentes formes de déviation de la colonne vertébrale.

On appelle *scoliose* toute déviation latérale. C'est une maladie sérieuse et non négligeable comme beaucoup de personnes semblent encore le croire. Des difformités et des déviations extrêmement prononcées du rachis se montrent quelquefois dans un espace de temps relativement court. Il y a certaines scolioses qui non seulement résistent au traitement, mais encore progressent malgré le traitement le plus énergique, appliqué dès le début. La scoliose n'est pas seulement une maladie disgracieuse, elle peut aussi prédisposer à d'autres affections ; elle réduit l'espace réservé aux poumons, entraîne des troubles de la circulation, des palpitations, des névralgies intercostales et peut donner lieu à des suppurations osseuses de nature tuberculeuse, etc.

Le développement d'une déviation peut s'arrêter quelquefois dans sa marche, sans intervention aucune ; mais jamais une scoliose ne peut se guérir d'elle-même. Elle ne disparaîtra jamais par la croissance, autre erreur très répandue, même chez des gens intelligents et instruits. Enfin, les difformités du rachis sont en grande partie le résultat d'une négligence et d'une attitude vicieuse.

La *scoliose par habitude* est le type le plus fréquent ; mais, à côté de cette forme, on en observe d'autres moins fréquentes ; ce sont :

La *scoliose statique*, produite par le raccourcissement d'une jambe ou d'une moitié du bassin. La convexité se trouve alors toujours du côté du raccourcissement. La scoliose hémiplégique peut être rangée parmi cette catégorie.

Dans les cas de raccourcissement d'un membre inférieur, le malade ne boîte souvent pas, parce que, dans ce cas, il y a compensation par la déviation et abaissement du bassin du côté malade ;

La *scoliose rachitique*, une des formes les plus graves et rebelle à tout traitement;

La *scoliose congénitale :* ne s'observe qu'exceptionnellement;

La *scoliose par rétraction pleurétique :* elle peut être causée par une pleurésie exsudative;

La *scoliose traumatique*, produite par une forte contusion sur les vertèbres;

La *scoliose suite de sciatique :* d'après M. le professeur *Kocher*, elle doit son origine à un déplacement du tronc du côté affecté. Chez le malade, pour protéger le nerf douloureux, il se produit une tension passive des muscles du côté malade à la suite d'une contraction des muscles du côté sain, et la convexité se produit du côté atteint.

Outre ces déviations latérales, nous pourrons encore citer la *cyphose* [1], le *dos rond* et la lordose ou la cambrure exagérée.

La *cyphose* et le dos rond sont une exagération de la courbure *convexe* postérieure, généralement de la partie supérieure du dos.

La *lordose* est une exagération de la courbure *concave* postérieure, généralement de la région lombaire.

Nous nous occuperons tout spécialement de la scoliose habituelle et scolaire.

La scoliose scolaire dérive toujours d'une tenue défectueuse pendant la période des études. Elle peut varier dans les détails, mais sa cause est toujours la même.

Dally a montré qu'en exigeant des jeunes filles,

1. Dans notre traité il s'agit de la cyphose arquée (dos rond) et non de la cyphose angulaire (mal de Pott).

soit pendant la station debout, soit pendant la station assise, un degré exagéré de cambrure lombaire, on arrive le plus souvent à provoquer des déviations *antéro-postérieures*.

Par suite de cette mauvaise tenue, il arrive que le poids des viscères se rattachant à la colonne lom-

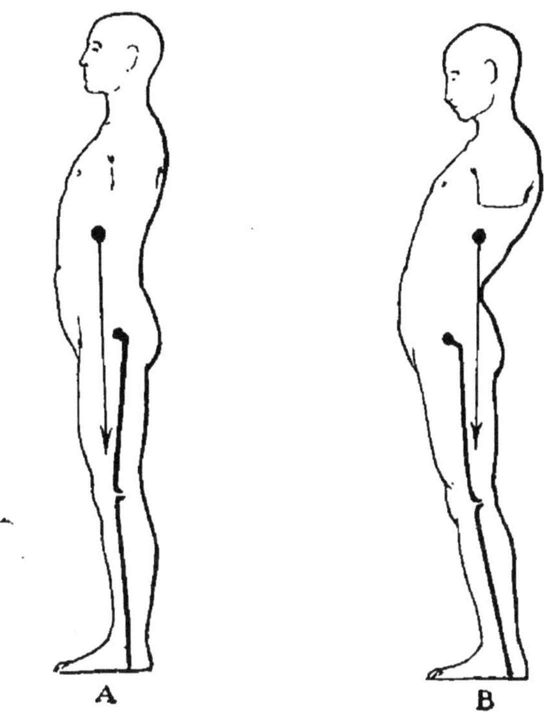

Fig. 99. — Montre le centre de gravité dans la bonne et dans la mauvaise position.

A, bonne position. — B, mauvaise position. Les flèches indiquent le centre de gravité.

baire l'entraîne en avant et lui fait bientôt dépasser le degré normal de sa convexité en avant. Le poids des viscères, au lieu de se porter sur les os du bassin, se fait sentir sur les parois abdominales qui, peu à peu, se relâchent. Le centre de gravité, s'étant déplacé, doit être reporté en arrière. La partie supérieure du tronc se rejette en arrière, la courbure du dos devient plus grande; la colonne cervicale se déjette en avant pour former la courbure compensatrice : le dos rond en est la conséquence.

A mesure que la cambrure des reins s'accentue, ceux-ci, par un mouvement analogue à celui d'une bascule, sont projetés en arrière en même temps que le bassin est entraîné et abaissé. Ces difformations sont surtout fâcheuses pour les femmes qu'elles prédisposent à l'obésité et parfois à la dystocie.

La figure 99, A et B, montre la bonne et la mauvaise tenue dans la station debout.

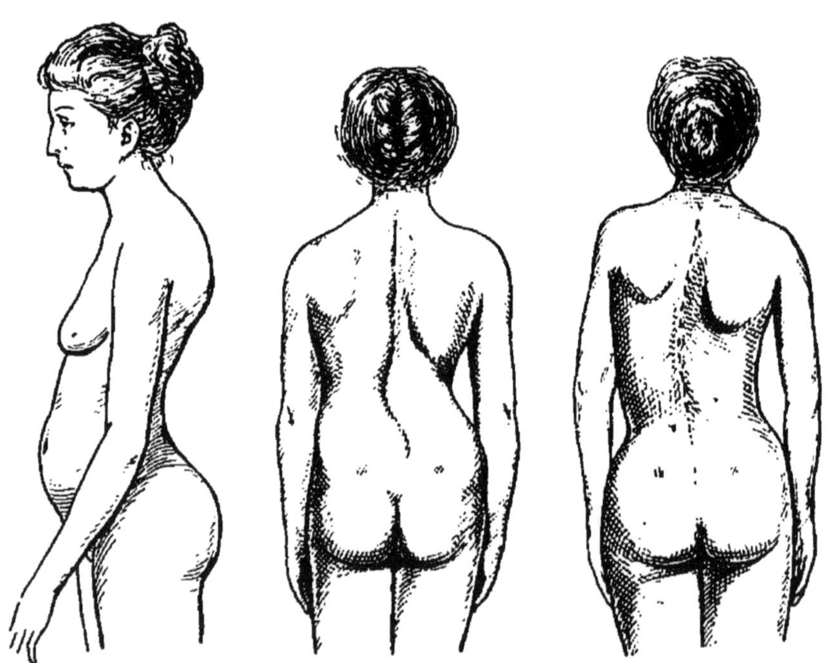

Fig. 100. — Cypho-lordose (dos rond). Fig. 101. — Scoliose lombaire gauche. Fig. 102. — Scoliose totale gauche.

Les figures 100-106 représentent quelques types de scolioses.

La scoliose est excessivement fréquente. A Stuttgart,

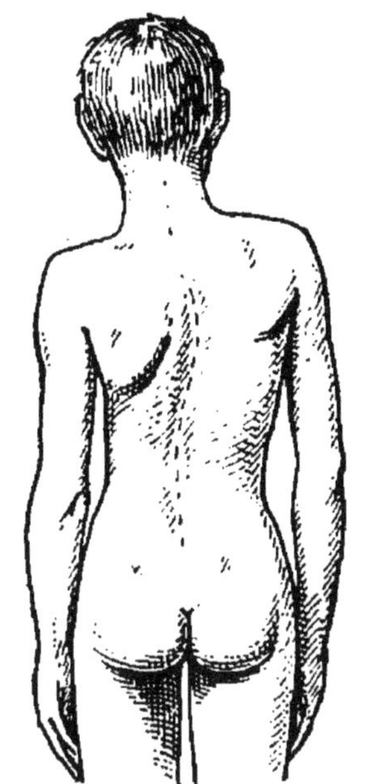

Fig. 103.
Scoliose dorsale droite.

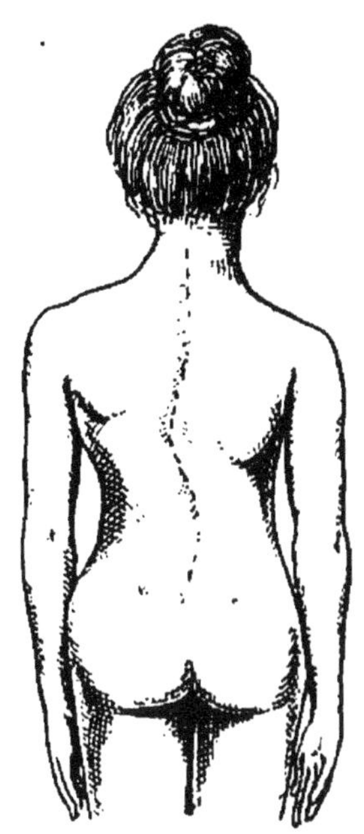

Fig. 104.
Scoliose en S.

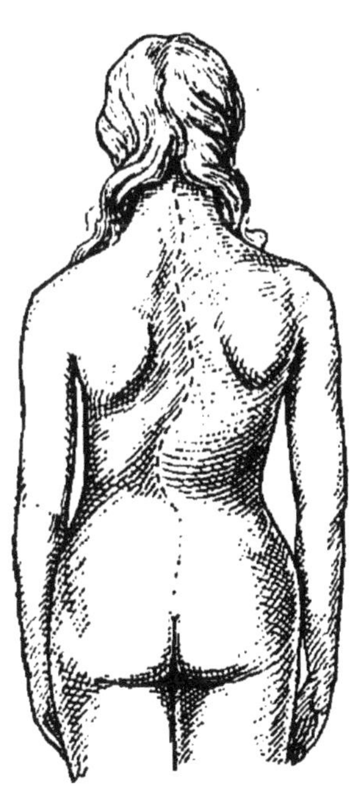

Fig. 105. — Scoliose
à courbures multiples.

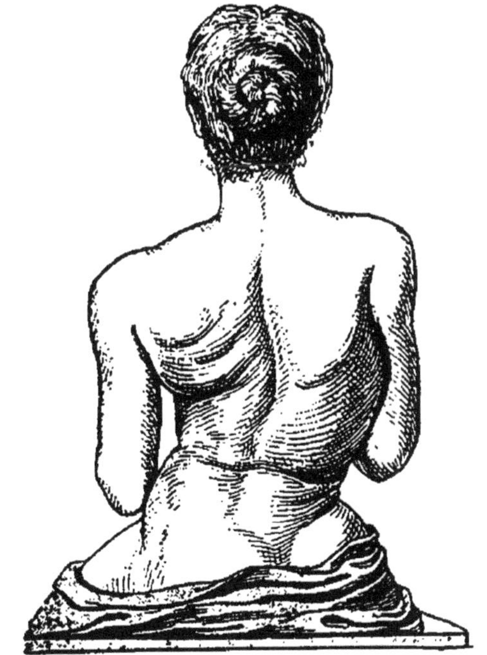

Fig. 106. — Scoliose habituelle
grave au troisième degré.

on en a observé 640 cas sur 709 écoliers de dix à dix-huit ans. Guillaume en trouva 218 sur 713 élèves.

Cette affection est beaucoup plus fréquente chez les filles que chez les garçons, toutes les statistiques le prouvent.

Guillaume constate, dans les écoles de Neufchâtel, 62 fois la scoliose sur 350 garçons et 156 fois sur 381 filles. *Dubrisay* trouve, dans une école de jeunes filles en Suisse, 640 déviations sur 709 filles. *Rochard* établit une conclusion proportionnelle de 30 0/0 de scolioses.

Eulenburg constate 261 cas sur 300 chez les filles ; *Klopsch*, 84 sur 100 ; *Adams*, 151 sur 173 ; *Know*, 60 sur 72 ; *Ketsch*, 189 sur 229 ; et *Roth*, 185 sur 200.

Par rapport à l'âge, *Eulenburg* arrive à 56,4 0/0 entre sept et quatorze ans ; *Parrow*, 60 0/0 de huit à quatorze ans ; *Ketsch*, 51 0/0 entre un et douze ans, 41 0/0 de douze à dix-huit ans. Les scolioses se développant au-delà de dix-huit ans ne sont plus que de 3,5 0/0.

Étudiée par rapport au sens à la déviation, *Eulenburg* nous annonce 92 0/0 à convexité droite ; *Parrow*, 77 0/0.

La scoliose peut prendre les formes les plus variées ; la courbure peut se limiter à quelques vertèbres seulement ou occuper la totalité de la colonne vertébrale. La courbure peut être unique, double ou multiple chez le même sujet.

Suivant la région qu'occupe la courbure, elle est dite : *cervicale*, *dorsale* ou *lombaire*, ou bien cervico-dorsale, dorso-lombaire, etc., etc.

Au point de vue symptomatique, la scoliose peut être divisée en trois degrés de développement, soit :

1° La scoliose *simple primaire*, en forme de C ; 2° la

scoliose au *second degré*, *secondaire* ou de *compensation ;* 3° la scoliose au *troisième degré* ou *tertiaire.*

La *scoliose primaire* peut se présenter comme dorsale convexe droite ou gauche, comme lombaire convexe droite ou gauche ou bien encore dès le début comme courbure totale droite ou gauche ; elle est donc toujours en forme de C.

Dans la scoliose primaire ou au premier degré, la courbure disparaît complètement lorsque le malade est couché, suspendu ou s'il se redresse simplement.

Dans la *scoliose secondaire* ou au deuxième degré, une déviation de compensation s'établit toujours après un certain temps ; elle s'incurve dans la majorité des cas en forme d'une S ; mais quelquefois les déviations de compensation sont multiples.

Dans la forme secondaire, la déviation ne disparaît plus ou ne disparaît qu'incomplètement lorsque le malade se redresse ou quand il est couché ou suspendu, la colonne vertébrale étant jusqu'à un certain degré, mais non complètement immobilisée.

La *scoliose tertiaire* ou au troisième degré est *incurable.* La colonne vertébrale et les côtes ont subi des déformations, les courbures et les gibbosités sont fixées ; il y a immobilisation à peu près complète, et le redressement est impossible. Par le traitement le plus énergique, on ne peut obtenir une mobilisation appréciable.

La scoliose primaire, à courbure unique est provoquée, d'après Dally, par la station unifessière, due à une tenue défectueuse en écrivant ; elle est généralement gauche (*fig.* 107 et 108).

Pour obtenir l'écriture inclinée, en plaçant le cahier d'équerre avec le bord de la table, on est forcé de prendre une position qui oblige à contourner le haut du corps vers le côté droit. Le pied gauche est placé en avant; le coude et l'avant-bras gauches, s'appuyant transversalement sur la table, sont rapprochés et appliqués contre le tronc, tandis que le bras droit en est éloigné. Tout le poids du corps est supporté par le coude et la fesse gauches, la partie inférieure et moyenne du tronc s'inclinent à gauche par rapport au bassin. Si

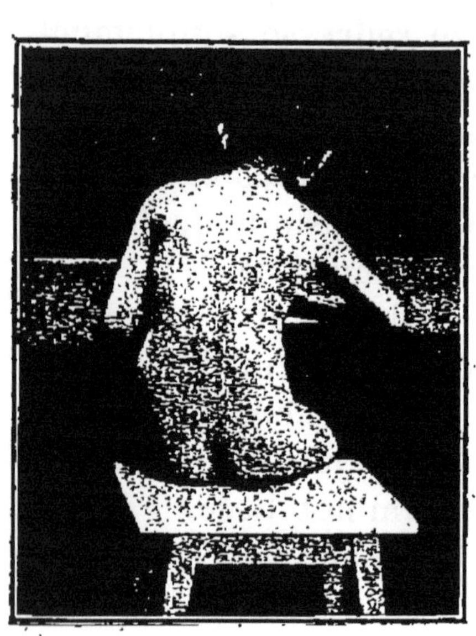

FIG. 107.
Station unifessière gauche.

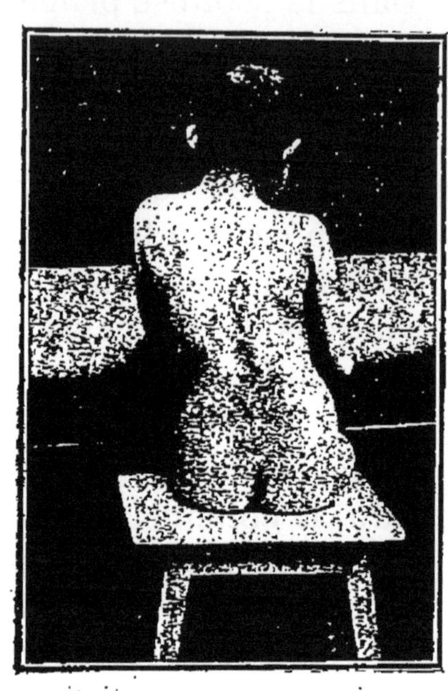

FIG. 108.
Autre station unifessière.

cette position défectueuse se prolonge, elle finit par constituer une scoliose convexe-gauche totale.

Par un mécanisme presque analogue, le même maintien défectueux peut produire une scoliôse à convexité droite. Plus tard, des courbures de compensation la complètent.

Si l'on veut conserver la position droite dans l'écriture penchée (écriture anglaise), il est nécessaire de pencher le papier par rapport au bord de la table. Mais mieux vaut encore employer l'écriture droite, dont nous reparlerons un peu plus loin : l'écriture penchée étant une des principales causes de la myopie.

La table trop haute est une autre cause de déformation non moins importante.

L'élève, écrivant sur une table trop haute, est obligé de lever l'épaule droite pour pouvoir poser son avant-bras ; ce membre devient un point d'appui pour l'enfant lorsque la fatigue se fait sentir. Les vertèbres exécutant un mouvement rotatoire autour de leur axe vertical, la colonne vertébrale est entraînée par l'omoplate qui se déplace ; la déviation est à son origine ; la colonne vertébrale est entraînée du côté droit, une courbure inverse s'établit plus tard dans la région lombaire. L'origine de cette déformation est la station fessière unilatérale droite (*fig.* 109).

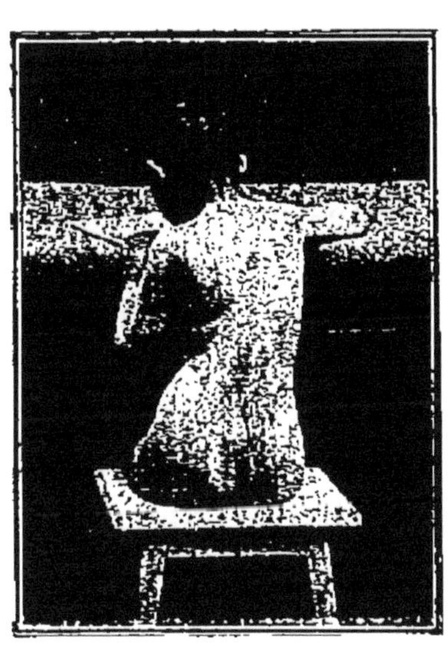

FIG. 109. — Scoliose par surélévation de la table.

Une observation qu'a faite *d'Ory* est la contre-épreuve de la théorie de *Dally*. L'observation est la suivante :

Deux sœurs travaillant à une table trop étroite étaient gênées dans leurs mouvements. L'aînée, âgée de quinze ans, occupant le côté gauche, se tenait dans l'attitude unifessière gauche ; elle présentait le type de la *convexité gauche*. La cadette, âgée de treize ans, reposait, au contraire, sur la fesse droite, et le corps était supporté par le coude et l'avant-bras droits, tandis que le poignet et la main gauches s'appuyaient sur la table, le voisinage trop rapproché de sa sœur empêchant l'écartement du coude. La conséquence en fut une *scoliose convexe droite.*

Schenk dit avoir observé dans les écoles que 160 enfants sur 200 déplacent leur tronc à gauche, formant des scolioses à convexité gauche, et que 34 le déplacent légèrement à droite en se contournant à gauche : attitude qui engendre une scoliose lombaire gauche et dorsale droite.

Fahrner accuse 90 0/0 de déviations se développant pendant les années scolaires.

S'il y a quelques différences de chiffres entre les divers statisticiens au point de vue du taux des déviations, cela tient en partie à ce que les uns ne comptent peut-être pas les scolioses à peine débutantes, en partie dues à une différence de conditions hygiéniques locales.

Quelques-uns trouvent un plus grand nombre de déviations à gauche, d'autres enfin à droite.

Dans le cours de ma pratique, j'ai trouvé sur 541 cas de scolioses :

168 dorsales ou cervico-dorsales convexes gauches;
102 dorsales ou cervico-dorsales convexes droites;
38 en S dorsales gauches et lombaires droites ;
52 en S dorsales droites et lombaires gauches;
72 totales gauches;
64 totales droites ;
11 lombaires droites ;
7 lombaires gauches;
27 à courbures multiples.

Quatre-vingt-deux de ces cas étaient compliqués de dos rond et de lordose plus ou moins prononcés, de dos rond seul ou avec omoplates plus ou moins saillantes, etc.

Le dos rond seul ou avec lordose est excessivement fréquent. Les causes de toutes ces déviations sont multiples et se manifestent dès l'âge le plus tendre de l'enfance. L'habitude de porter les enfants du même côté, la manière d'être couché ou de se reposer, etc., sont des causes de déviation.

Les jeunes filles présentent plus souvent des déviations que les garçons. Ce fait s'explique par des causes multiples. Les jeunes filles se livrent moins à des exercices physiques, leur vie est plus sédentaire que celle des jeunes gens. Quelquefois l'hérédité, une croissance hâtive, l'état de faiblesse et de débilité qui accompagne la formation de la jeune fille prédisposent celle-ci à la scoliose. Le vêtement féminin dont les jupons permettent, dans la station unifessière, de se caler le côté sans appui, fait que la jeune fille peut conserver cette position pendant longtemps sans en ressentir de fatigue. La plupart du temps, pour les élèves des écoles, c'est la fesse gauche, parce que les classes, étant éclairées du côté gauche, l'entrée est à droite. Les élèves entrant dans leur banc par la droite, la robe ne fait aucun pli à gauche, tandis que les jupes repliées à droite donnent lieu à une épaisseur d'étoffe de 3 à 4 centimètres.

Il serait aussi à désirer que les jeunes filles portassent leur sac de livres fixé aux épaules comme le font les garçons. Beaucoup d'élèves ont l'habitude de porter toujours de la même main leur sac plein de livres et de cahiers, ce qui constitue un poids relativement fort, surtout lorsque la distance à parcourir est assez grande. Cette habitude provoque à la longue une déformation latérale.

Les travaux à l'aiguille, exécutés par les jeunes filles, sont encore une des causes de la scoliose. Pendant ces travaux, les filles ont une tendance à une tenue défectueuse, et la répétition du travail d'un même côté engendre une déformation.

Beaucoup d'enfants faibles ont une prédisposition à s'appuyer ou à se reposer sur une seule jambe. Cette attitude produit un abaissement du bassin du côté non appuyé, ce qui donne lieu, dans la région lombaire, à une flexion latérale accompagnée d'une courbure convexe dirigée du même côté. Ces enfants débiles, s'appuyant plus facilement sur le côté droit, nous montrent une déviation lombaire convexe gauche. C'est la scoliose causée par le hancher droit.

L'hérédité, d'après Eulenburg, figurerait pour 25 0/0 dans le chiffre total des scolioses. Les mesures prophylactiques ont par conséquent une grande importance.

La scoliose peut être *myopathique*, *ostéopathique*, ou bien *ostéopathique* et *myopathique* simultanément. Le plus souvent, elle est *ostéopathique*.

On sait que, moins les muscles sont résistants et forts, plus les ligaments sont élastiques et par conséquent moins résistants. Plus les os sont affaiblis et ramollis, plus ils ont de tendance à une déviation qui s'accentue de plus en plus.

Un examen répété et attentif de la colonne vertébrale des enfants est nécessaire, tous les trois mois au moins. De cette façon, on peut remarquer une scoliose à son début ; les symptômes n'en sont pas difficiles à constater.

Pour cet examen, l'enfant doit avoir le tronc complètement nu, les jupes ou les pantalons fixés au-dessous de la ceinture, de manière à laisser les fossettes iliaques bien à découvert ; un tablier ou une serviette peut être suspendu au cou afin de couvrir la poitrine. L'enfant doit avoir le dos en pleine lumière, de façon à éviter les ombres qui pourraient donner lieu à des erreurs.

Chaque fois que l'on aura la possibilité de le faire, il sera préférable que l'enfant soit complètement nu; on pourra mieux juger de la tenue dans son ensemble et dans ses détails.

Il faut laisser au sujet son attitude libre, les bras ballants le long du corps dans la station debout, les jambes et les pieds joints, en lui recommandant de prendre sa tenue habituelle. L'examinateur, placé derrière le sujet, observe alors la position des omoplates et des bras.

S'il y a la moindre déviation, dorsale gauche par exemple, l'omoplate droite s'abaisse. Le bras gauche pendra librement dans l'air, plus ou moins éloigné de la hanche gauche, tandis que le bras droit sera appliqué contre la hanche du même côté. Le triangle brachio-thoracique du côté gauche sera plus accentué dans la région lombaire. Au contraire, s'il y a convexité lombaire gauche, le triangle sera plus accentué du côté opposé.

Les fossettes sacro-iliaques et les crêtes iliaques présentent aussi souvent une différence de niveau ou semblent plutôt la présenter. En réalité, le plus souvent il ne s'agit que d'une erreur d'optique. La hanche, du côté de la convexité lombaire étant plus masquée, paraît abaissée, tandis que la hanche opposée est plus saillante.

On ne doit pas négliger d'examiner le malade dans la station penchée, les bras tombants. L'examinateur se place en face du sujet en examinant le dos dans son plan médian. Dans cette position on constate facilement la moindre gibbosité. Quand le sujet sera un peu habitué aux attouchements, on suivra avec les doigts les apophyses épineuses du haut en bas et on les marquera au crayon ; on se rendra ainsi facilement compte de la forme et du nombre des courbures. Souvent, on trouvera la ligne des apophyses en zigzag sans aucune déviation de la colonne vertébrale.

Pour déterminer le degré de la mobilité des vertèbres, le malade se placera dans la position suspendue. Dans cette position, on se rendra un compte exact de la mobilité du rachis, en exerçant une pression sur la plus grande convexité de la déviation. Le Dr Saquet recommande beaucoup de surveiller la mobilité des épaules dans les déviations dorsales, la déviation de la colonne vertébrale étant en relation directe avec la raideur de l'articulation scapulo-humérale.

Pour voir l'étendue des mouvements de l'humérus et de la raideur de l'articulation, il faut maintenir l'omoplate ; on constatera alors que la convexité du rachis se trouve du côté de l'épaule la plus raide ; l'omoplate tirant le rachis par l'intermédiaire des muscles s'y insérant.

Les différentes méthodes d'examen peuvent encore être complétées par des mensurations exactes qui permettent de déterminer d'une façon précise le degré d'une déviation. Différents appareils existent à cet effet : les scoliosomètres de Miculicz, de Schulthess, de Zander, de Beely-Kirchhoff, etc. ; ce dernier est le plus simple, le moins coûteux, tout en étant très pratique.

Mais le procédé le plus simple et le plus précis pour déterminer le degré des moindres déviations, pour constater les améliorations ou les aggravations, est la photographie ; elle donne une image exacte du corps et de ses particularités.

Moyens prophylactiques de la scoliose. — Ils tiennent entièrement dans l'éducation et dans l'hygiène.

Il faut éviter à l'enfant toute station trop prolongée, en lui faisant changer fréquemment de position.

Le lit sera de moyenne élasticité et horizontal.

Placer les enfants dans les meilleures conditions hygiéniques possibles, afin de combattre leur prédisposition à la scoliose.

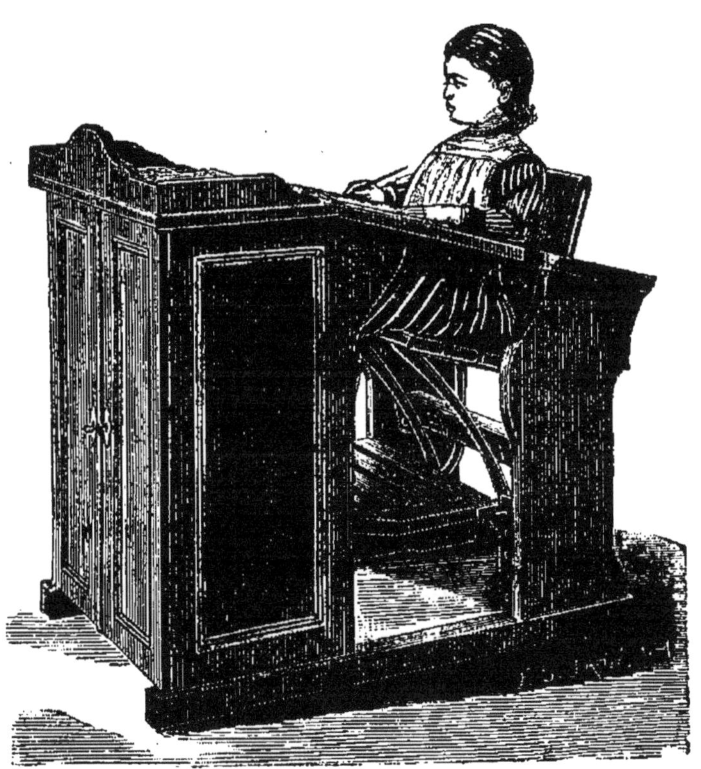

FIG. 110. — Pupitre d'études.

Faire exécuter des exercices journaliers rationnels et proportionnés à leurs forces, surtout faire exécuter des mouvements respiratoires.

Éviter les fautes dans leur habillement, réduire au minimum le poids des vêtements qui pèsent sur les épaules, supprimer les jarretelles trop tendues; les vêtements doivent être amples, afin que les enfants ne soient nullement serrés dedans.

Exiger des enfants une tenue parfaitement d'aplomb sur la base de sustentation, et les obliger à s'appuyer sur une largeur assez grande; de plus, adopter les tables-bancs proportionnées à la taille des élèves; construire ces meubles d'une façon rationnelle en rapport avec les exigences physiologiques (*fig.* 110).

Remplacer le tabouret de piano par un siège à dossier; ce même siège pourra servir pour les études (*fig.* 111).

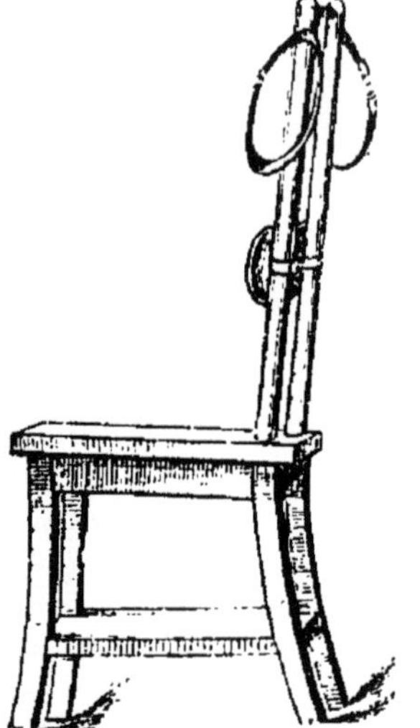

Fig. 111. — Siège à dossier incliné.

Éliminer les méthodes d'écriture qui demandent une attitude vicieuse. L'écriture sera donc droite, sur papier droit.

Tous les hygiénistes, orthopédistes, oculistes, pédagogues, préconisent depuis longtemps l'écriture droite. George Sand recommandait déjà, en 1872, l'écriture droite, sur papier droit, corps droit. Dix ans plus tard, le Dr Javal commença une campagne contre l'écriture penchée, rendant celle-ci responsable de la myopie et de la scoliose.

L'attitude correcte sera donc la suivante : le tronc droit, les épaules et le bassin parallèles au bord de la table, les avant-bras droit et gauche appuyés également sur le bord de la table, les coudes doivent s'y poser naturellement sans élever les épaules; les pieds doivent avoir un appui. La distance du siège à la table sera égale à celle du siège à l'olécrâne; le dossier doit avoir une largeur de 17 à 20 centimètres et monter jusqu'au niveau des épaules; le siège doit être assez profond pour que les cuisses puissent s'y appuyer jusqu'au creux poplité. Il ne faut pas qu'il soit trop dur afin que la station prolongée ne devienne pas insupportable. Le dossier fera un angle droit avec le siège, mais ce dernier formera un angle de 5 à 6 degrés avec le plan horizontal. Les épaules peuvent être maintenues à l'aide de brassières, et un coussinet placé au niveau de la région lombaire (*fig.* 111).

Suivant le cas ou suivant le sujet qui doit occuper la chaise, dans un but correctif *deux coussinets* seront adaptés au dossier de manière à ce que, au moyen d'un système à vis, ils puissent être déplacés dans le sens horizontal aussi bien que dans le sens vertical et fixés à la distance voulue.

Traitement curatif de la scoliose. — Pour obtenir un bon résultat, il est important d'entreprendre le traitement le plus tôt possible, d'intéresser les malades au traitement, — la durée de la cure en sera de beaucoup abrégée, — autant qu'il est possible de faire exécuter les mouvements devant une glace; une double glace sera même préférable.

La durée et le résultat dépendent de la gravité du cas et de l'individualité du sujet. D'une manière générale, on peut affirmer que, dans la majorité des cas, les scolioses primaires disparaissent entièrement par le traitement kinésique.

Dans la scoliose secondaire, il faut être plus réservé; la guérison complète est assez rare, mais cette affection peut être arrêtée dans son développement et considérablement améliorée par un traitement rationnel. La durée du traitement des scolioses est généralement longue; elle peut varier de quelques mois à plusieurs années. Il est nécessaire d'utiliser tous les moyens dont on peut disposer.

On comprendra facilement qu'une heure de gymnastique journalière ne peut être suffisante, si l'on considère que les causes productrices agissent pendant les vingt-quatre heures de la journée et pendant toute la période scolaire. Il faut tâcher de soumettre les malades aux influences correctrices pendant toute la journée.

Quatre méthodes sont employées pour le traitement de la scoliose :

La *méthode kinésique ;* la *méthode antistatique;* la *méthode mécanique ;* la *méthode opératoire.*

Dans notre ouvrage, nous nous occuperons spécialement des deux premières méthodes.

Par la méthode *kinésique* on se propose de fortifier les muscles, l'organisme en général, de favoriser la nutrition des tissus, de mobiliser et de redresser la colonne vertébrale.

Par la *méthode antistatique* on se propose de corriger et même de surcorriger une attitude vicieuse ou les scolioses produites à la suite d'un raccourcissement d'une jambe ou d'une moitié du bassin. Le traitement consiste à relever le côté abaissé au moyen d'un *hausse-pied* (une semelle et un talon plus hauts), quand il s'agit d'une déviation résultant d'un raccourcissement d'une jambe. Le hausse-pied sera du côté raccourci. Si le raccourcissement a son origine dans le bassin, on se servira, dans la station assise, d'un *siège oblique* du côté convexe (*fig.* 96) ; le *hancher* du côté de la convexité produira le même effet. Le hancher est l'action de se tenir appuyé sur une seule jambe, tandis que l'autre, le genou fléchi, repose légèrement sur le sol.

Ce traitement s'applique seulement aux scolioses lombaires ou sacro-lombaires.

Par la *méthode mécanique* on se propose, au moyen d'un corset orthopédique, de maintenir, dans l'intervalle des exercices, la colonne vertébrale dans une attitude correcte.

Ces corsets sont construits de manière à exercer une pression sur la convexité et sur les saillies.

Le port d'un corset, non associé au traitement kinésique, serait plutôt nuisible qu'utile. Tant que le corset est porté, on obtient bien une direction normale du rachis dans certains cas; mais, aussitôt qu'on enlève cet appareil, le dos reprend sa forme primitive; les muscles s'affaiblissent encore plus par l'immobilisation.

D'autre part, dans les cas de quelque gravité, quand la scoliose a une tendance à une aggravation, la colonne vertébrale a besoin d'être soutenue. Le développement des muscles et la confortation des ligaments demandent un traitement très long. Il faut, par conséquent, souvent combiner les deux méthodes.

Le *traitement opératoire* est du ressort des chirurgiens, et nous n'avons pas à nous en occuper ici.

Tout traitement kinésique pour la scoliose doit commencer par une gymnastique respiratoire. On est souvent frappé de voir les exercices respiratoires négligés. A vrai dire, peu d'enfants savent respirer. Souvent on trouve à peine une excursion thoracique de 1/4 à 1/2 centimètre dans la respiration habituelle, et de 2 à 3 centimètres dans la respiration forcée. Or la respiration profonde a une importance capitale pour aider à redresser la colonne vertébrale, elle peut s'allonger et se redresser pendant l'inspiration. La respiration profonde augmente considérablement le champ de l'hématose et change l'état général du malade. La respiration doit se faire par le nez, elle doit être thoracique et diaphragmatique. L'inspiration sera ample et profonde, et l'expiration aussi complète que possible (Voyez *Gymnastique respiratoire*, part. III, chap. II).

Le traitement kinésique consiste, en outre, en :

Effleurage, pétrissage et tapotement du dos pendant quelques minutes.

Pression unilatérale sur la partie convexe du rachis au moyen d'appareils spéciaux dits *à suspension latérale* (*fig.* 92 et 94) ou bien par la pression manuelle (*fig.* 97) ;

Mobilisation du rachis ;

Suspension verticale de courte durée au trapèze, mais répétée plusieurs fois par séance. La traction opérée par le poids du corps produit une extension de la colonne vertébrale. Le trapèze doit être installé de façon à corriger et à surcorriger la déviation; l'engin sera donc un peu plus élevé du côté correspondant à la *concavité* de la déviation.

Pour une scoliose en S, dorsale-convexe-gauche et lombaire-convexe-droite, par exemple, la règle sera la même, plus élevée du côté droit (5 centimètres environ) ; mais, pour corriger la déviation lombaire droite, il faudra attirer les jambes du côté droit.

Dans cet exercice, les bras doivent avoir une direction verticale, c'est-à-dire à une distance égale à la largeur des épaules ; la face palmaire des mains sera tournée du côté antérieur du corps ; la tête légèrement placée en arrière ; les pieds seront sans appui aucun et les talons joints.

Par la flexion des bras, l'exercice deviendra plus efficace (*fig.* 87).

Suspension verticale plus prolongée à l'appareil de Sayre ou de Schenk (*fig.* 88, 89 et 90) ;

Suspension oblique prolongée (*fig.* 91) ;

Suspension latérale prolongée (*fig.* 92, 94) ;

Soulèvement du tronc dans le décubitus dorsal (*fig.* 81) ;

Extension du dos dans le décubitus ventral (*fig.* 83) ;

Extension de la colonne vertébrale dans la station debout ;

Le *mouvement* de fente à l'escrime (*fig.* 85) : cet exercice corrige et même surcorrige les scolioses en S ;

Soulèvement des jambes dans le décubitus dorsal (*fig.* 82) ; cet exercice corrige la lordose ;

Flexion en avant du tronc dans la station debout : corrige la lordose ;

Extension et *flexion des bras* dans la station assise ; l'opérateur appuie son genou sur la partie supérieure du tronc, entre les omoplates ; corrige le dos rond (*fig.* 71) ;

Flexion en arrière de la partie supérieure du tronc (part. III, chap. II) ; ce mouvement redresse puissamment la colonne vertébrale et agit contre la cyphose ;

Torsion du tronc dans la station debout ou assise : la torsion se fait du côté de la convexité ; corrige la déviation totale (*fig.* 69 et 79) ;

Attitude corrective de Hoffa (*fig.* 98) : corrige la scoliose en S ;

Flexion latérale du tronc, avec inspiration du côté de la concavité et expiration du côté de la convexité (*fig.* 76).

L'exécution de tous ces mouvements est décrite dans la partie III, chapitre II.

Il est évident que, suivant le cas, une série de mouvements doit être composée spécialement.

Tous les mouvements seront exécutés avec la plus grande correction, si on ne veut pas obtenir une action défectueuse. Voyez aussi pour le traitement partie III, chapitre II[1].

LE MASSAGE DANS LES AFFECTIONS UTÉRINES

Dans les affections utérines, telles que descente et déplacement, ovarite, métrite, hypertrophie utérine, endométrite, péri et paramétrite, métrorrhagie chronique, stérilité, troubles de la menstruation, etc., l'application thérapeutique du massage a surtout progressé grâce à *Thure Brandt*, major suédois.

En obstétrique, le traitement par le massage est généralement appliqué dans les cas où l'utérus ne se contracte pas suffisamment, ce qui peut avoir des suites fâcheuses pour la mère et pour l'enfant. Le massage est un moyen prompt, sûr et inoffensif pour faire disparaître la flaccidité de l'utérus, toutes les fois qu'il s'agit d'expulser son contenu et d'arrêter les hémorrhagies. Tous les médecins accoucheurs sont d'accord sur ce point.

Dans la *descente* et dans le *déplacement* de l'utérus, aucune autre méthode ne donne de résultats aussi satisfaisants que la massothérapie. Souvent, dans les cas de déplacement, quelques semaines de massage et de gymnastique appropriée suffisent pour obtenir une guérison sans autre opération et sans l'emploi de pessaires ; mais le traitement demande souvent aussi une

1. On pourra consulter avec utilité l'ouvrage de Mme Nageotte Wilbouchewitch.

durée de quelques mois. *Thure Brandt* et beaucoup de médecins spécialistes ont fourni des exemples à l'appui de ce que je viens de dire. Le massage, dans les cas de métrite et d'ovarite, a également un grand nombre de bons résultats à enregistrer, même lorsque les cas étaient très anciens.

Les Drs *Graham*, *Staddard*, *Léon Petit* et d'autres ont publié les résultats obtenus par le massage dans un grand nombre de maladies utérines, telles que : *hypertrophie utérine*, *métrite chronique*, *endométrite*, *péri et paramétrite chronique*, *ovarite*, etc. Le Dr *Profanter* a publié un ouvrage remarquable intitulé *le Massage dans la gynécologie*.

Les affections utérines sont presque toujours précédées de désordres cataméniales. Ces désordres se manifestent dans la durée et dans la fréquence des règles quelquefois très douloureuses, douleurs qui se font souvent sentir avant, pendant et plus rarement après les règles. Certaines femmes voient leurs périodes deux fois par mois, d'autres constatent la présence du sang continuellement (queue de règles) ; chez les unes, l'écoulement ne dure que deux ou trois jours ; tandis que chez d'autres les pertes durent de dix à quinze jours.

La kinésithérapie est employée avec de grands avantages dans les *déviations*, les *prolapsus* et les *fixations*. Des mouvements de gymnastique, exécutés avec discernement, donnent des résultats plus rapides et plus salutaires dans les *méno* et *métrorrhagies* qu'ils diminuent ou qu'ils arrêtent plus rapidement que le repos absolu. Ces cas demandent des mouvements de soulèvement du bassin et en général des mouvements qui le décongestionnent.

Pour le traitement des modifications, soit internes,

soit externes, de l'utérus, en relation avec les irrégularités des périodes, Brandt préconisait les mouvements suivants :

Massage léger au début, puis plus énergique, pas de mouvements congestionnants pour un utérus gros et règles insuffisantes.

Massage léger et mouvements décongestionnants pour un utérus gros, règles abondantes ou de trop longue durée.

Massage le plus doux possible et mouvements décongestionnants pour un utérus petit, légèrement atrophié et règles abondantes.

Massage léger et stimulant; des mouvements congestionnants pour un utérus réduit, très atrophié et règles insuffisantes.

Dans l'*aménorrhée*, il y a toujours des troubles nerveux, une composition du sang anormale et un défaut dans les fonctions utérines.

Les mouvements *congestionnant* le bassin sont tout indiqués comme traitement, qu'il s'agisse d'une femme jusque-là bien réglée ou d'une jeune fille à peine formée.

Mais, avant de traiter l'aménorrhée par la méthode de Brandt, il faut chercher la cause de la maladie et s'abstenir de tout traitement kinésique dans les cas de tuberculose, de mal de Bright, de grossesses répétées, etc.

La *dysménorrhée* peut également être traitée avec utilité par la méthode de Brandt. Les règles pénibles ont pour cause un état pathologique des annexes ou du col utérin. Le massage utérin, les vibrations et la réduction, en cas de déviation, sont tout indiqués dans cette affection. On emploiera des mouvements congestionnants.

Le Dr Graham conseille le massage général contre l'aménorrhée et la dysménorrhée. Il a souvent observé chez les femmes auxquelles on faisait du massage pour une cause quelconque, une augmentation dans la quantité des règles et l'apparition précipitée du flux menstruel. Il considère ces faits comme un effet physiologique.

Dans les cas où les femmes souffrent de beaucoup de douleurs pendant les menstrues, le massage abdominal peut les calmer ; on fait surtout des vibrations sur la région des ovaires.

Les fixations et les adhérences sont traitées, selon leur genre et leur nature, par l'élongation, le soulèvement et le décollement (Voyez part. II, chap. II, art. 9).

Les maladies des organes génitaux de la femme se compliquent fréquemment de troubles de l'appareil digestif. La dilatation de l'estomac et la dyspepsie s'observent souvent; elles doivent être traitées en même temps que les affections utérines.

Dans les cas aigus des maladies de l'appareil génital de la femme, il faut souvent s'abstenir de tout traitement mécanique. Les manipulations doivent être commencées avec beaucoup de circonspection et de douceur au risque d'augmenter l'inflammation plutôt que de la diminuer. Les vibrations appliquées très légèrement peuvent combattre l'état aigu de beaucoup d'affections.

Dans toutes les affections utérines il est bon de prêter une attention toute particulière aux muscles de l'abdomen, qui sont souvent très minces et flasques ; le massage des muscles abdominaux est alors tout indiqué pour les fortifier.

LE MASSAGE DANS LES MALADIES DE LA VESSIE ET DE LA PROSTATE

Dans les affections de la vessie et de la prostate, le massage donne souvent de bons résultats ; son application est recommandée par beaucoup de médecins. J'ai décrit les différentes manipulations à pratiquer dans le chapitre qui traite du massage de ces organes.

Le traitement général dans la *cystite* consiste en tapotement sur la région lombaire et sacrée, en vibrations légères sur la vessie et sur le périnée, en frictions nerveuses sur la région lombaire et sur les nerfs sacrés, en pétrissage doux de l'abdomen.

Le massage de la vessie est très utile dans l'incontinence nocturne et dans les paralysies incomplètes de la vessie. Il se pratique alors par le rectum.

Le massage est excellent dans la prostatite et dans l'hypertrophie de cette glande.

LE MASSAGE DANS LES MALADIES DES ORGANES DIGESTIFS

De nos jours on a traité avec beaucoup de succès les différentes affections des organes digestifs, telles que : catarrhe et dilatation de l'estomac, dyspepsie chronique et cardialgie, constipation, catarrhe intestinal, diabète, coliques hépatiques et néphritiques.

L'utilité du massage dans la *dilatation* et dans le *catarrhe de l'estomac* est incontestable. La dilatation est généralement causée par la faiblesse du tissu musculaire de cet organe et par un rétrécissement du pylore.

Le massage de l'estomac et de l'abdomen augmente et anime les contractions des muscles de l'estomac et provoque, par conséquent, un afflux plus grand de sang vers cet organe, ce qui facilite la nutrition des tissus ; son action physiologique est donc absolument la même que sur tout autre muscle. Les muscles de l'estomac sont tonifiés, et la dilatation diminue, puisqu'elle est due à la faiblesse des tissus musculaires. Le massage produit également une sécrétion plus abondante du suc gastrique ; il produit aussi un effet mécanique en ce que les résidus alimentaires, ne pouvant plus être expulsés par la propre action des muscles trop faibles, et à cause du rétrécissement du pylore, sont, par la pression de la main, poussés mécaniquement dans cet orifice. Sous l'influence du massage, le pylore s'élargira aussi et en même temps la dilatation de l'estomac diminuera.

La *dyspepsie chronique* est le plus souvent due au catarrhe de la muqueuse stomacale; cette affection doit, par conséquent, disparaître en même temps et dans les mêmes proportions que la guérison du catarrhe et de la dilatation s'opère. *Spolianski*, *Gopadz* et *Rubens-Hirschberg* ont suffisamment prouvé que le massage est un puissant stimulant des sécrétions gastriques et biliaires et que les aliments sont alors retenus bien moins longtemps dans l'estomac. Le massage modifie favorablement le travail de la digestion, il excite les nerfs gastriques et exerce une bonne influence sur les affections nerveuses de l'estomac ; il fait facilement disparaître toute sensation pénible comme la pesanteur, les douleurs, etc. Les accès douloureux dans la *cardialgie* sont calmés en peu de temps par le massage.

Le massage, en stimulant l'estomac, rétablit et active les fonctions de l'appareil digestif et produit une augmentation de l'appétit, l'assimilation est également favorisée ; cela explique aussi la bonne influence que le massage peut exercer sur les anémiques. Enfin, l'influence qu'exercent les vibrations du nerf pneumogastrique sur l'estomac, sur le cœur, sur le foie, sur les voies respiratoires, etc., a déjà été expliquée dans la partie physiologique.

L'importance de l'application du massage dans les maladies de l'estomac est démontrée par les expériences de *Rubens Hirschberg :*

Deux œufs séjournent dans l'estomac : 4h 15 minutes.

Après un massage de dix minutes : 2h 17 minutes.

Trois cents grammes de viande rôtie séjournent : 5h 36 minutes.

Après un massage de dix minutes : 3h 30 minutes.

Dans les cas d'hyperchlorhydrie d'origine nerveuse chez les neurasthéniques excités, les cérébraux, le massage abdominal est contre-indiqué. Il augmente les troubles nerveux, le point de départ du mal étant dans le centre cérébro-spinal, et non dans l'estomac.

Constipation. — Le massage de l'abdomen, tel que nous l'avons décrit dans le chapitre qui traite du massage de cet organe, est un moyen thérapeutique des plus précieux contre la constipation. On peut toujours s'attendre à un bon résultat, même dans les cas les plus rebelles, si le traitement est suivi pendant un temps plus ou moins long. Comme nous l'avons déjà dit dans la partie physiologique, le massage de l'abdomen agit en augmentant les sécrétions des intestins, du foie et des reins. Les matières fécales sont mécaniquement triturées et poussées vers le rectum.

Il agit en stimulant directement les intestins, fait prouvé par la manifestation des mouvements péristaltiques peu après le commencement du massage.

Les cas de constipation chronique sont très fréquents et très souvent liés à l'obésité. La constipation résulte fréquemment d'un catarrhe chronique de l'intestin. *Georges Berne* attribue la constipation surtout à une atonie des couches musculaires du gros intestin, à la diminution de la contractilité musculaire, à l'insuffisance de la sécrétion de la bile et du suc intestinal, à un obstacle mécanique et souvent aussi à des troubles nerveux.

Beaucoup de médecins trouvent le massage inappréciable dans tous les cas d'obstruction intestinale, cependant de nombreuses observations ont démontré la valeur réelle de ce mode de traitement.

L'obstruction intestinale est souvent le résultat d'une parésie, d'origine cérébrale et médullaire, des muscles intestinaux. Les personnes âgées sont fréquemment atteintes d'une atonie du rectum.

Le massage interne du rectum et surtout les vibrations sont, dans ces cas d'atonie, de la plus grande utilité.

J'ai traité beaucoup de cas de constipation habituelle et toujours j'ai eu lieu d'être satisfait des bons résultats obtenus. Toutes les sensations pénibles qu'éprouvent les constipés et qui sont causées par auto-intoxication stercorale disparaissent rapidement.

Il est fort utile, dans le traitement de la constipation opiniâtre, d'insister principalement sur la région cœcale, d'exercer également des pressions et des vibrations sur la vésicule biliaire afin d'activer ses contractions et de faciliter la marche de la bile vers le gros intestin. Les selles naturelles se produisent souvent entre la cinquième et la septième séance, et l'effet du traitement persiste après la cessation du massage. La durée des séances varie de dix à vingt minutes.

Dans le cas de *catarrhe intestinal chronique*, la massothérapie est encore très utile, elle diminue la flatulence et tonifie les parois intestinales. Les coliques accompagnant presque toujours la diarrhée chronique peuvent être calmées par l'application du massage; à cet effet, on exécute des vibrations sur l'abdomen dans toutes les directions; puis, pour arrêter la diarrhée, on pratique encore des vibrations sur l'abdomen en insistant spécialement sur l'intestin grêle. Souvent le catarrhe intestinal aigu est le résultat d'un trouble de circulation de la veine porte, et les effets favorables du massage s'expliquent alors facilement. Ma pratique m'a souvent permis de constater l'utilité du massage dans ces cas.

Pour combattre la constipation, il est bon d'associer au massage quelques mouvements de gymnastique congestionnant le bassin, tels que : circunduction de la cuisse, projection en haut des genoux, pression du genou en bas, etc. (part. III, chap. II).

LE MASSAGE DANS LES MALADIES DES REINS

Rein flottant ou rein mobile. — Les reins, occupant la région postérieure de l'abdomen, sont logés symétriquement de chaque côté de la colonne vertébrale. Ils occupent l'espace compris entre les deux dernières vertèbres dorsales et les deux premières lombaires. Leurs vaisseaux, un tissu cellulo-fibreux et une couche graisseuse, nommée capsule adipeuse du rein, les maintiennent en place.

Si la couche adipeuse de la capsule ou le tissu cellulo-fibreux ne se développent pas, ou si le tissu adipeux, après un temps de développement, vient à disparaître, l'organe se relâche, et l'élément cellulo-fibreux distendu montrera une plus grande laxité. Le rein se mobilisera et quittera sa loge, descendra plus ou moins dans la cavité abdominale. Si le rein s'est beaucoup abaissé, le malade ressentira de vives douleurs dans le dos, le côté et dans l'hypogastre. Ces douleurs seront accompagnées de vomissements et de fièvre.

Les déplacements sont plus fréquents à droite qu'à gauche, ils sont probablement dus à la pression exercée par le foie et la mobilité continuelle de ce viscère. Le rein mobile est plus fréquent chez la femme que chez l'homme.

Par le traitement manuel on se propose de refouler cet organe dans sa loge et de l'y fixer. La kinésithérapie combinée avec un traitement ayant pour but d'amener une amélioration dans l'état général du malade et l'emploi d'une ceinture après la fixation donnent de bons résultats.

Le mouvement le plus employé est la vibration sous-rénale. Les manipulations ont une influence directe sur les reins en faisant diminuer l'hyperémie veineuse produite par la ptose de l'organe (pour la technique se rapporter au chapitre qui traite du massage de cet organe).

Coliques néphritiques et hépatiques. — Elles sont extrêmement douloureuses et se font sentir par accès ; elles sont causées par les migrations d'un calcul rénal dans les coliques néphritiques, et par celles d'un calcul biliaire dans les coliques hépatiques.

L'effleurage, le pétrissage, les vibrations et quelquefois un léger tapotement, appliqués sur la région de ces organes, produisent généralement un soulagement assez prompt.

La massothérapie rend encore des services sérieux dans : l'*ictère* catarrhal, la *cholémie*, la *cirrhose biliaire, pigmentaire* et *veineuse*, la *congestion* d'origine *cardiaque*.

Dans les kystes, les abcès, le cancer et les cirrhoses graisseuses du foie, dans l'albuminurie très prononcée, l'hydro-néphrose, les tumeurs rénales, les pyélites, le traitement manuel est absolument contre-indiqué.

LE MASSAGE DANS LE DIABÈTE

Dans certains cas de diabète, le massage direct du foie est souvent indiqué. Le diabète par anhépathie ainsi traité est toujours amélioré, tandis que dans les cas de hyperhépathie le massage semble plutôt contre-indiqué.

D'après *Cl. Bernard*, la formation du sucre dans le foie serait due à un excès d'action du nerf désassimilateur du foie, et le diabète serait par conséquent une maladie nerveuse. Mais *Pavy* et *Schiff* combattent cette théorie. D'après eux, la formation du sucre ne serait pas un fait physiologique, mais pathologique déterminé par la présence normale d'un ferment dans le sang dont l'action se fait sentir par un ralentissement de la circulation. Quoi qu'il en soit, le diabète s'observe chez les gens sédentaires, chez les obèses et chez les gens qui font trop bonne chère, ou bien encore chez les personnes goutteuses. Dans ces cas, le massage doit exercer une influence heureuse sur le foie, sur la circulation, sur le système nerveux et sur l'organisme en général, à cause des raisons que nous avons déjà exposées dans la partie physiologique.

ASCITE

L'influence du massage de l'abdomen sur la résorption des liquides a été décrite dans la partie physiologique. Le massage peut, par conséquent, pour les mêmes raisons, être recommandé dans l'*ascite*. On arrive du moins à obtenir une amélioration passagère et le malade se sent toujours soulagé après une séance de massage.

OBÉSITÉ

Dans le traitement de l'obésité, le massage et la gymnastique sont de la plus grande valeur. Les résultats sont excellents chez les personnes qui, grâce à une vie trop sédentaire et à une trop bonne chère, ont pris de l'embonpoint ; ces résultats sont surtout remarquables chez les femmes.

Les effets fâcheux que cause l'obésité, tels que la diminution de volume des muscles, de l'énergie des contractions, la gêne des mouvements du cœur, de la respiration, etc., sont bien connus. L'obésité est l'effet d'un trouble de la désassimilation nutritive; c'est aussi une affection héréditaire. Des exercices de gymnastique prolongés, les frictions énergiques et le pétrissage des membres, le pétrissage de l'abdomen sont le genre de traitement le plus utile pour diminuer l'obésité et pour entraver son développement. Une grande prudence dans l'application du massage chez les obèses doit cependant être observée; car, mal exécuté, il peut déterminer, chez ces derniers, des éruptions furonculo-eczémateuses.

AFFECTIONS DU CŒUR ET TROUBLES DE LA CIRCULATION

Le traitement par le massage et la gymnastique dans ces affections est un sujet qui mérite certainement d'être pris en considération. *P.-H. Ling*, en Suède, a déjà essayé d'étendre la gymnastique médicale au traitement des affections du cœur. De nos jours ce sont les professeurs *Oertel*, *Zander*, *A. Schott*, *Schreiber* et aussi *Reibmayr* qui ont plaidé en faveur du traitement mécanique dans ces affections.

Le massage et la gymnastique ont pour but de régulariser la circulation, de tonifier le cœur et d'activer le fonctionnement de ce muscle. Par ces exercices, les contractions deviennent plus fortes, le système artériel se dilate, la pression du sang augmente, et le cœur reçoit une plus grande quantité de matières nutritives.

Stapfer, dans ses expériences ayant pour but de déterminer l'action du massage abdominal sur le cœur, a tiré les conclusions suivantes :

1° La circulation abdominale tient sous sa dépendance les fonctions du cœur;

2° La syncope, caractérisée surtout par un état diastolique du cœur diffère de la lipothimie dans laquelle l'organe s'arrête au contraire en systole;

3° Le massage abdominal peut être employé pour combattre la lipothimie [1];

Dans l'*hypertension* artérielle le massage abdominal

1. *Indépendance médicale.*

est encore indiqué. Le massage profond et doux abaisse la pression artérielle périphérique, produit une diminution du nombre des pulsations et augmente le taux des urines. Un massage superficiel et excitant augmente, au contraire, momentanément la pression artérielle et le nombre des pulsations. On peut, à l'aide de manœuvres différentes, régulariser à la longue la circulation. C'est dans les maladies avec hypertension artérielle que le massage donne les plus brillants résultats; il réussit, en particulier, dans le traitement de l'angine de poitrine vraie. En ayant soin d'éviter les mouvements de gymnastique suédoise, qui pourraient ne pas être dépourvus d'inconvénients chez les artério-scléreux avancés, en se tenant au massage abdominal seul, on améliore l'état des malades qui sont sujets aux crises angineuses; le massage abdominal diminue la gêne précordiale qui persiste toujours après chaque crise, il diminue la pression artérielle et espace les crises[1].

Le massage abdominal, appliqué seul ou associé au massage général, a une action diurétique importante. Chez les cardiaques, la diurèse se produit rapidement; après deux ou trois séances déjà la quantité d'urine peut augmenter de 100 0/0, surtout chez les œdémateux, et l'état général s'améliore en même temps que la circulation se régularise. Le massage abdominal produit une décongestion veineuse, excite le plexus rénal et a, par conséquent, une grande influence sur la diurèse. Il est employé avec succès surtout à la période d'hyposystolie et d'asystolie.

Dans la *syncope*, les vibrations du cœur seront d'une grande utilité pour rétablir les fonctions normales de

1. Cautru, *Massage abdominal dans l'hypertension artérielle.*

cet organe ; elle peut être aisément combattue par l'application de ces mouvements.

Il est évident que le massage du cœur demande beaucoup de prudence et son mode d'application doit être bien précisé par le médecin. Le tapotement exécuté sur l'abdomen ou dans le voisinage du cœur peut, comme nous l'avons déjà vu, produire la syncope chez certaines personnes. Les vibrations appliquées sur cet organe augmentent les pulsations lorsque le cœur s'arrête et ont, au contraire, pour effet de les ralentir dans la palpitation.

Le massage peut aussi être utile dans les cas de dégénérescence graisseuse du cœur.

Bien que par le traitement d'*Oertel*, cure de l'ascension des montagnes (Terrainkur), on n'ait pas obtenu beaucoup de résultats satisfaisants dans les affections cardiaques, il n'est pas moins vrai que c'est par cette méthode que l'on est arrivé à composer un système excellent d'exercices de gymnastique, appropriés à ces affections et à prêter une nouvelle attention au système de *Ling*.

La méthode d'*Oertel* présente souvent, surtout dans la première période du traitement, quelques dangers pour les personnes atteintes de graves affections cardiaques en ce que le cœur et les poumons sont souvent surmenés par des mouvements fatigants et excessifs pour les cardiopathiques.

La gymnastique médicale présente, sur la méthode d'*Oertel*, ce grand avantage, d'obtenir les effets désirés sur la circulation sans pour cela entraîner aucune fatigue ou provoquer aucune surexcitation de l'organe affecté : aucun symptôme inquiétant et pénible ne se manifeste donc avec la gymnastique médicale. Suivant le cas et la gravité de l'affection, on peut s'approprier une série de mouvements en augmentant ou en diminuant la résistance à surmonter.

Un autre avantage non moins important pour le traitement des cardiopathiques est la régularisation de la respiration qui, certainement, ne peut être obtenue que par des exercices spéciaux. La respiration a une influence énorme sur la circulation, car une inspiration profonde et une expiration complète, à intervalles réguliers et lents, contribuent à hâter la distribution de sang du ventricule droit à l'oreillette gauche du cœur.

Souvent, au bout de quelques jours déjà, certains effets heureux se manifestent par suite du traitement par la kinésithérapie; ces effets sont : la disparition des palpitations, de l'insomnie, de l'oppression, etc.; avec la disparition de ces symptômes, il va sans dire que la patience, la confiance et l'espoir succèdent à l'abattement général ; en un mot, le moral est relevé.

Dans les affections cardiaques, on débutera par le massage des membres et de l'abdomen, afin d'accélérer la circulation veineuse et de faire disparaître les barrages qui entravent la circulation sanguine par la force d'inertie du liquide accumulé dans les vaisseaux capillaires distendus, surtout lorsque de grandes quantités de sérosités se sont infiltrées dans le tissu cellulaire par suite de la grande pression qui a dilaté les vaisseaux. L'effleurage des membres dégagera le réseau veineux de la périphérie ; le massage abdominal influencera le système de la veine porte en le dégageant, à condition que ce massage soit exécuté avec une extrême délicatesse.

En pratiquant sur la région du cœur de légers effleurages et des vibrations, le massage, outre les effets mécaniques, a encore une action calmante.

Dans les manifestations de l'excitation cardiaque, tels que la tachycardie, les palpitations et même l'arythmie, les manipulations ci-dessus mentionnées sont presque toujours suivies d'une amélioration.

L'effleurage se pratique sur les membres supérieurs et sur les membres inférieurs. Son action est en même temps physiologique et mécanique. Le cours du sang veineux accélère sa vitesse, et par l'excitation des nerfs sensitifs cutanés ces manipulations provoquent une vaso-dilatation. La circulation périphérique est augmentée, le sang est amené à la peau, les capillaires superficiels l'aspirent vers le tégument externe, produisant ainsi une déplétion des vaisseaux profonds et du cœur.

Une respiration plus facile et un sentiment de bien-être sont, chez les cardiaques, le résultat de quelques minutes de ce massage. Cependant il ne faudrait pas trop prolonger la séance, elle pourrait provoquer une trop grande excitation de tout l'appareil circulatoire. Le cœur se ressentirait de cette excitation générale, ce qui deviendrait une cause de nouveaux troubles.

Pour que le massage ne devienne pas une cause d'excitation générale de la circulation et qu'il produise un effet dérivatif local, il faut que la durée de la séance soit brève.

Au massage succèdent les mouvements de gymnastique passive. Ils consistent en flexion et en extension très légères des mains et des pieds, en circumduction très modérée des jambes et des cuisses, de la tête, du tronc et, pour terminer, en mouvements respiratoires passifs. Le but de ce dernier exercice est d'activer la circulation dans les artères pulmonaires et dans les veines caves inférieure et supérieure.

L'air pénètre en plus grande quantité dans les cellules des poumons. Il en résulte une diminution plus rapide du sang au cœur et dans les veines qui y aboutissent, en même temps la circulation pulmonaire est activée.

On remplace plus tard la gymnastique passive par des mouvements actifs; plus tard encore on peut recourir aux mouvements avec résistance, en opposant une résistance très faible au début.

Les mouvements doivent toujours être exécutés sans brusquerie et sans précipitation; il faut laisser le malade se reposer un instant après chaque exercice. Si l'on n'observe pas rigoureusement ces règles, on peut aisément amener un surmenage du cœur avec suites quelquefois très fâcheuses.

Les mêmes règles et la même circonspection s'adressent au traitement de l'asthme et de l'emphysème (Voyez part. III, chap. II, séries D et E).

Hémorroïdes. — Souvent le massage peut concourir à l'amélioration et à la guérison des hémorroïdes. Le traitement de cette affection consiste en vibrations locales; si les hémorroïdes sont très sensibles ou enflammées, on applique un linge humide sur les ulcères, afin que la chaleur des mains n'ait aucune influence sur les parties enflammées. Mais le traitement local ne suffit pas; aussi doit-on le compléter par le massage du foie, le pétrissage de l'abdomen, les vibrations sur les nerfs sensitifs de la région sacrée et de la région fessière.

Dans l'*anémie*, le massage général est un précieux moyen accessoire du traitement de cette maladie. Très souvent, le fer, pris pendant un certain temps, ne s'assimile plus; c'est ici que le traitement par le massage peut être très utile. L'assimilation du fer est favorisée, et généralement on observe en peu de temps une amélioration notable, surtout chez les personnes sédentaires. Cette amélioration dans l'état des chloro-anémiques s'explique encore, du reste, par l'influence qu'exerce le massage sur l'organisme en général, influence que nous avons expliquée dans le chapitre qui traite de l'action physiologique du massage.

Varices et phlébite chronique. — Le traitement des varices par le massage donne quelquefois de bons résultats.

Le traitement est le suivant : le malade tient la jambe levée, l'opérateur exécute alors un effleurage dans la direction centripète afin de chasser le contenu des tumeurs en avant; par l'excitation mécanique des tissus musculaires, les parois des vaisseaux se contractent et peuvent être tonifiées. Mais il faut bien se garder de faire des mouvements brusques et énergiques dans le voisinage des tumeurs variqueuses, car le massage pourrait alors causer leur rupture et une hémorrhagie dangereuse.

Dans la *phlébite chronique*, les résultats que l'on obtient par le massage sont excellents et se manifestent même après un temps relativement très court.

FIÈVRE INTERMITTENTE

Nous avons déjà vu dans notre historique de quelle utilité le massage peut être dans cette maladie. Le professeur *Mac Lean* attribue, du reste, une grande valeur à la massothérapie dans le traitement de la fièvre intermittente. Il dit que le massage appliqué d'une manière suivie, diminue la congestion des organes abdominaux et qu'il régularise le travail des intestins.

J'ai remarqué, en Argentine, que les personnes ayant eu la fièvre intermittente, avaient toujours une longue convalescence, et que la cachexie en était quelquefois la suite; par l'application du massage, le rétablissement s'effectuait toujours beaucoup plus vite.

LE MASSAGE DANS LES MALADIES DES ORGANES RESPIRATOIRES

Comme nous l'avons déjà vu, le massage du cou agit sur le cerveau comme dérivatif de l'afflux sanguin; il peut être appliqué avec grand avantage dans les affections catarrhales des muqueuses du nez, de l'arrière-bouche et de la gorge. Nous savons également que les vibrations appliquées sur les différents organes respiratoires sont d'une grande utilité. Les effets thérapeutiques obtenus par le massage vibratoire des muqueuses sont remarquables : cet effet peut s'observer par une inspection des muqueuses avant et après le massage; la rougeur et la sensation de chaleur des parties affectées sont généralement diminuées après la séance, la respiration se fait un peu plus librement, et la difficulté que l'on ressent à la déglutition est diminuée. Le massage, et particulièrement le massage vibratoire, est conseillé par plusieurs spécialistes renommés dans les affections catarrhales des voies respiratoires supérieures, telles que : coryza, ozène, pharyngite, laryngite, amygdalite, aphonie, etc.

Les personnes atteintes d'un *coryza* remarquent toujours un soulagement apporté à leur état après le massage; la gêne de la respiration, la sensation de pesanteur, la chaleur sont considérablement diminuées, et le passage de l'air s'effectue plus facilement.

Le traitement consiste en vibrations sur le nerf naso-lobaire et en frictions sur le nez, puis en massage du front et du cou; grâce à ces manipulations, les maux de tête et la pesanteur disparaissent bientôt aussi.

Le *catarrhe chronique du nez* cède souvent au traitement vibratoire ; ces derniers temps, des rhinologues rapportent même des résultats des plus satisfaisants obtenus dans l'*ozène*, affection qui a résisté à tout autre traitement. On peut, par le massage, fortifier singulièrement la muqueuse nasale et la rendre plus résistante aux changements de température.

Dans la *pharyngite* et dans la *laryngite*, le traitement est appliqué tel que nous le décrivons dans les explications se rapportant aux figures 51 et 52 : il est toujours très utile, parce qu'il favorise la sécrétion des muqueuses, il rend l'expectoration moins pénible et diminue considérablement l'inflammation et l'enrouement.

Fatigue des organes de la phonation. — Le massage de la gorge est extrêmement important pour les chanteurs. Souvent il suffit d'un effleurage et de vibrations pratiqués pendant quelques minutes pour faire disparaître toute fatigue chez les chanteurs et pour donner de nouvelles forces aux organes de la phonation. Un effleurage énergique et rapide fait disparaître les toxines qui s'étaient accumulées dans ces organes par suite de la contraction répétée des muscles et du sang qui s'était porté en grande quantité dans les vaisseaux. L'organe est donc décongestionné par le massage qui, en activant la circulation, lui donne à nouveau toute sa souplesse. Il lui enlève sa fatigue et le fortifie en le débarrassant rapidement d'une partie de sa lymphe. Ces manipulations sont surtout importantes pour les sujets dont le larynx et le pharynx ont une tendance à l'inflammation.

La décongestion de ces organes s'obtient mieux et plus rapidement par les vibrations profondes que par l'effleurage. Les vibrations nerveuses leur donnent une plus grande énergie.

Amygdalite. — Le même traitement est appliqué dans l'inflammation des amygdales. On fait le massage du cou, suivi de vibrations ayant, selon les circonstances, une durée de cinq à dix minutes. Les douleurs pendant la déglutition et la difficulté d'avaler cèderont bientôt.

Bronchite chronique et asthme. — Beaucoup de médecins ont constaté l'effet heureux qu'exercent le massage et la gymnastique dans ces maladies.

Les vibrations et les secousses appliquées sur le thorax et sur le dos exercent certainement une grande influence sur les organes intérieurs. Le massage a une influence sur l'innervation des poumons et sur le système nerveux en général, la capacité pulmonaire est augmentée, l'expectoration facilitée et les poumons se dilatent davantage à la suite d'un massage et d'un exercice de gymnastique approprié. On observe chez les asthmatiques un soulagement et une fin plus hâtive de l'accès. L'asthme est une névrose du nerf pneumogastrique, et l'action du massage sur les nerfs explique son effet favorable.

Dans l'*emphysème*, on ne peut espérer la guérison, mais très souvent une amélioration notable. Pendant le traitement, le patient doit respirer largement. On conseille comme complément au massage la respiration artificielle pour rendre l'expiration plus complète.

Le malade est couché dans le décubitus dorsal, les bras pliés et les mains posées sur la poitrine, ou croisées derrière le dos. L'opérateur fait alors respirer le patient largement; pendant l'expiration, il s'appuie avec les deux mains sur le thorax du malade et exerce une pression jusqu'à l'expiration complète, puis, pendant l'inspiration, il retire les mains. On répète ces mouvements de dix à quinze fois par séance. Cependant ces exercices ne sont pas toujours sans danger; ils peuvent occasionner une hémorrhagie pulmonaire; ils doivent par conséquent être exécutés avec beaucoup de prudence.

Pour le traitement de l'asthme et de l'emphysème, voyez partie III, chapitre II, série E.

Pleurésie. — Dans la pleurésie chez les enfants et dans la pleurésie chronique, le massage est employé avec utilité. Chez les enfants qui ont le thorax très élastique, on peut, au moyen de frictions et de vibrations, activer et favoriser la résorption des liquides pathologiques par les lymphatiques. Les manipulations s'exécutent de haut en bas.

Plus tard on ajoutera la gymnastique respiratoire. Ces moyens sont excellents comme traitement de la rétraction pleurétique et pour éviter ou pour détruire les adhérences.

LE MASSAGE DANS LES MALADIES NERVEUSES

Neurasthénie. — La neurasthénie n'est pas une maladie aussi nouvelle qu'on pourrait le croire; elle était déjà connue dans l'antiquité, son nom seul est moderne. Ce nom a été donné, par *Beard*, à une forme variée des différentes affections nerveuses connues sous le nom générique de *névrose*.

La neurasthénie a pris aujourd'hui une telle extension qu'on peut l'appeler, à juste titre, la maladie à la mode, la maladie du monde civilisé surtout. Cette affection est causée, dans le plus grand nombre des cas, par des excès de tout genre, par le surmenage moderne soit physique, soit moral, soit intellectuel. Les financiers, les hommes politiques, les savants, les littérateurs, en un mot toutes les personnes qui s'adonnent à une passion quelconque et qui travaillent d'une manière exagérée sont sujettes à cette maladie. Il y a encore d'autres facteurs qui peuvent provoquer la neurasthénie, ce sont : l'ébranlement nerveux par une cause quelconque, certaines maladies infectieuses, les souffrances morales, des ennuis, de grandes déceptions, etc.; elle peut être aussi héréditaire.

La neurasthénie se caractérise par des troubles de la circulation, des palpitations, de l'abattement, de l'insomnie, de la céphalalgie, de l'irritabilité, des troubles de l'appareil digestif, etc. L'application méthodique du massage, comme traitement thérapeutique, est recommandée comme un des meilleurs moyens pour combattre cette maladie.

M. le professeur *Zabludowski* recommande, dans le traitement de cette affection surtout, le massage à friction, le pétrissage et le tapotement, exécutés des extrémités vers le centre; il repousse l'effleurage qui produit le sommeil. Il conseille de limiter le traitement aux parties affectées dans les cas où la neurasthénie est localisée. *Playfaire* et *Mitschell*, au contraire, conseillent le massage général du corps. La méthode de *Mitschell* est surtout recommandée dans les cas rebelles, dans la neurasthénie féminine et dans les cas qui se caractérisent particulièrement par le manque d'appétit, les troubles digestifs et l'amaigrissement ; nous avons déjà vu que la méthode de *Mitschell* est un traitement combiné du massage, du repos, de l'isolement et de la suralimentation. D'autres autorités ne sont pas partisans de la suralimentation et de l'isolement. Il y a incontestablement beaucoup de vrai dans ce que dit *Zabludowski :* c'est qu'il vaut mieux entourer les neurasthéniques de personnes pouvant exercer une influence bienfaisante sur ces malades, relever leur énergie morale et leur volonté, que de les isoler du reste de la société.

La méthode de Zabludowski s'applique certainement aux neurasthéniques déprimés qui demandent un traitement stimulant. Chez les neurasthéniques excités, les cérébraux, il faut appliquer des manipulations calmantes : effleurage léger, pétrissage doux et allant du centre à la périphérie, vibrations avec modération.

Impuissance. — Le *professeur Zabludowski* traite l'impuissance par le massage. Il pratique dans ce cas un pétrissage des testicules, des pressions sur le périnée et le tapotement de la région sacrée. (Je n'insiste pas sur cette application du massage.)

Hystérie. — Le massage est employé avec utilité dans l'hystérie pour en prévenir les accès. La massothérapie est employée comme calmant du système nerveux, ses effets sont aussi agréables que toniques et calmants, le patient éprouve une sensation de bien-être après chaque séance.

Chorée. — Cette affection, caractérisée par des mouvements désordonnés, involontaires et spasmodiques, atteint de préférence les jeunes filles. Le massage a été préconisé dans cette maladie surtout par les médecins français ; il y a même dans l'Hôpital des Enfants, à Paris, une section destinée exclusivement aux malades atteintes de cette affection et qui sont traitées par le massage et par la gymnastique. Les observations faites ont démontré que le massage est un moyen thérapeutique très efficace pour prévenir et pour combattre les attaques. Dans la période aiguë, les mouvements incohérents cèdent quelquefois au bout de quelques jours. La durée de la séance est de dix à quinze minutes; elle est répétée deux ou trois fois par jour.

Insomnie. — Le massage général, appliqué d'une manière délicate au moment du coucher, facilite beaucoup le sommeil, qui devient calme et fortifiant. Le résultat est presque toujours sûr et rapide. L'effleurage de la partie supérieure du dos et l'effleurage centrifuge provoquent le mieux le sommeil.

Névralgies. — Le massage peut être utilisé avec avantage dans toutes les formes de névralgie, névralgie faciale, névralgie intercostale, etc.

M. le Dr *Dujardin-Beaumetz* le recommande chaudement. On doit alors particulièrement insister sur les points douloureux et exécuter des mouvements vibratoires tels qu'ils sont décrits dans la partie II. On obtient toujours un soulagement des douleurs, quand les vibrations sont bien appliquées.

Migraines. — Dans la migraine et dans la céphalalgie, l'application du massage produit un soulagement des douleurs; c'est incontestablement un moyen efficace contre ces affections. *Norström* a publié un travail remarquable sur le traitement de la migraine par le massage. La migraine est généralement accompagnée de dépôts inflammatoires dans les muscles du cou et de la tête; on trouve ces dépôts surtout dans les tissus du front et des tempes. *Vretling*, *Henschen* et *Norström* ont depuis longtemps reconnu l'existence de ces dépôts, assez difficiles à trouver; cependant, si l'on procède à un examen sérieux, on découvre des indurations dans les endroits ci-dessus indiqués et surtout dans les muscles de la nuque.

Le traitement consiste en vibrations et en frictions sur les différents nerfs cervicaux, traitement que nous avons décrit dans le chapitre se rapportant aux nerfs de la tête et au massage du cou. Dans les douleurs congestives, on exécute de haut en bas un léger effleurage sur les veines jugulaires; quelquefois on obtient un soulagement immédiat. Les dépôts pathologiques, les indurations et les nœuds dans les muscles doivent être écrasés, si on veut les porter à la résorption.

Irritation spinale. — Il y a peu de maladies où le massage réussit mieux que dans l'irritation spinale. Cette affection, qui se rencontre souvent chez les personnes hystériques, chlorotiques ou anémiques et qui peut être occasionnée par des excès sexuels, des émotions, du surmenage intellectuel, etc., se caractérise par des douleurs dans le rachis, des douleurs névralgiques dans la peau et dans les intestins, des sensations de picotement et de fourmillement dans la peau, de la faiblesse et une perte de force musculaire, des troubles sexuels, etc.

Les *professeurs Charcot* et *Murell*, les Drs *Griffin* et d'autres ont fait de nombreuses expériences sur ce cas, ils se sont toujours trouvés satisfaits des résultats obtenus après le traitement par le massage. Le massage exerce surtout une heureuse influence sur les malades ayant contracté l'habitude de prendre de la morphine. Le traitement consiste en massage général et particulièrement en effleurage, en pétrissage et en tapotement du dos.

LE MASSAGE DANS LES DIFFÉRENTES FORMES DE PARALYSIE

Le massage a été conseillé et employé dans bien des cas de paralysie. Il est évident que ce sont là des affections qui demandent un traitement d'assez longue durée, beaucoup de patience et de persévérance.

Nous commençons par parler de la *paralysie de Landry* ou paralysie ascendante aiguë.

Cette affection survient souvent après des maladies infectieuses. Elle se manifeste au début par une faiblesse et par une lassitude générales, accompagnées de mouvements fébriles, puis commence la paralysie des extrémités inférieures, des bras et, enfin, du corps entier. Le massage et la gymnastique médicale sont des plus utiles dans cette maladie. Quand les secousses musculaires sont très fortes, il est nécessaire de faire maintenir le malade par d'autres personnes dans une immobilité complète pendant le traitement qui consiste en effleurage d'abord léger, puis de plus en plus fort sur les membres, la poitrine et surtout sur la nuque et le dos ; on continue par le pétrissage et des mouvements passifs des membres ; après quelques jours, aux mouvements passifs, on joint des mouvements actifs du tronc et des membres. Une amélioration s'observe souvent après quelques jours de traitement ; mais il faut poursuivre les séances pendant longtemps. Chaque séance a une durée d'une demi-heure à une heure.

Paralysie infantile. — Les Drs *Von Mosengeil*, *Norström*, *Murell*, etc., se louent hautement des bons résultats qu'ils ont obtenus dans la paralysie infantile. Il y a certains cas dans lesquels on obtient déjà une amélioration après un traitement de cinq à six mois, mais il faut avoir recours au massage d'emblée, avant que le mal ait atteint la moelle épinière. Le pétrissage et l'effleurage exécutés en commençant aux extrémités et en les dirigeant dans la direction centripète sont les procédés les plus employés. Les séances doivent être de courte durée au commencement, mais répétées plusieurs fois par jour. Il faut prêter une attention spéciale au rachis.

Cette affection atteint les enfants dans les premières années de leur vie. Les garçons en sont plus souvent atteints que les filles; c'est une maladie qui survient généralement subitement, quelquefois pendant la nuit. On suppose que c'est une maladie d'origine infectieuse. Les extrémités inférieures sont le siège du mal, les jambes sont froides, la circulation est troublée. l'enfant cherche en vain à se mouvoir, les jambes sont paralysées; quelquefois la paralysie est précédée de convulsions. La déviation de la colonne vertébrale et le pied bot sont souvent une conséquence de la paralysie infantile.

Dans d'autres formes de paralysie, le massage est également utile. Il a été employé avec efficacité dans la *myélite chronique*, dans la *paralysie spinale de l'adulte*, dans l'*ataxie locomotrice*, dans la *paralysie agitante*, dans les paralysies si fréquentes d'origine diphtéritique, etc. La suspension de *Motchoutkowsky* calme quelquefois les sensations pénibles qu'éprouvent les malades atteints de la paralysie agitante.

Le massage et les vibrations mécaniques rapides soulagent également ces malades qui, généralement, se sentent mieux pendant et après un voyage en chemin de fer. Charcot employait déjà dans ce but le fauteuil trépidant.

Il existe encore une autre série d'affections bien connues dans lesquelles le massage combiné avec une gymnastique rationnelle est le seul remède présentant quelque efficacité. Ce sont les *névroses professionnelles* telles que la *crampe* des *écrivains*, des *pianistes*, des *violonistes*, des *danseurs*, la *crampe* des *masseurs*, occasionnée surtout par le surmenage dans l'application des vibrations manuelles.

Cette affection est ordinairement très opiniâtre et survient quelquefois par accès ; elle est causée par un surmenage de certains muscles et caractérisée par une inaptitude de certains muscles des bras, des doigts, de la main, du pouce, de l'index, de la jambe à se contracter régulièrement. La prédisposition individuelle joue un grand rôle.

Le traitement consiste en effleurage, en frictions, en pétrissage et en exercices méthodiques des muscles antagonistes aux muscles affectés. On traite d'abord chaque doigt séparément, puis tous ensemble, puis la main et, enfin, le bras entier. *J. Wolf* à *Francfort* a guéri plus de 50 0/0 de cas de crampe professionnelle, ce qui ést certainement un beau résultat, quand on pense qu'on ne peut obtenir la guérison de cette affection par aucun autre procédé. On ne doit cependant pas commencer le traitement tant qu'il existe des douleurs dans les troncs nerveux ; les séances doivent être de courte durée et les manipulations appliquées très doucement ; elles peuvent être augmentées d'intensité dans le courant du traitement.

Nussbaum et *Zabludowski* ont inventé des appareils spéciaux pour prévenir et pour combattre la crampe des écrivains. Le bracelet de *Nussbaum* est très recommandé; *Zabludowski* a inventé un appareil dont l'usage est surtout recommandé quand, par un long emploi du bracelet de *Nussbaum*, les muscles abducteurs sont fatigués; il est donc bien de se servir alternativement des deux appareils.

Dans la *crampe du nerf facial*, ou tic convulsif, le massage est également pratiqué avec avantage.

Gangrène sénile. — La gangrène sénile, aussi appelée asphyxie locale, est souvent causée par un refroidissement ou par une maladie infectieuse. Elle s'observe surtout chez les vieillards et atteint les extrémités inférieures, les orteils; mais souvent l'affection s'étend à tout le membre et se dirige vers le tronc.

Le massage peut quelquefois être utile dans cette maladie.

LE MASSAGE DANS LES INTOXICATIONS

Le massage peut être d'une grande valeur dans le traitement de certains cas d'empoisonnement. Ce traitement a été pratiqué avec succès par plusieurs médecins renommés.

Morphine. — Il a surtout été utilisé dans l'empoisonnement chronique par la morphine. Le massage doit alors être fait deux ou trois fois par jour; le malade se déshabitue ainsi peu à peu de l'usage de la morphine, le massage lui procurant un sommeil agréable et fortifiant.

Chloral. — Comme la mort ne survient ordinairement pas subitement dans les cas d'empoisonnement aigu par le chloral, on peut certainement tirer un bon profit du massage; on l'emploie alors pour maintenir la température du corps.

Plomb. — Dans le traitement de l'intoxication chronique par le plomb, le massage peut être employé contre les coliques et contre la paralysie musculaire.

Aconitine. — M. le Dr *Dujardin-Beaumetz* cite un cas d'empoisonnement par l'aconitine où tous les moyens ordinaires avaient échoué ; il essaya alors le massage à frictions, et il réussit admirablement à sauver le malade.

LE MASSAGE EN OPHTALMOLOGIE

Nous avons déjà pris connaissance de l'origine du massage en ophtalmologie dans la deuxième partie, chapitre II. Il est pratiqué par beaucoup d'oculistes distingués dans les affections suivantes des yeux :

Conjonctivite. — La conjonctivite est une maladie très fréquente; les formes de cette affection sont variées et nombreuses.

Le massage est un des moyens les plus efficaces dans le traitement de plusieurs formes de conjonctivites, telles que : *conjonctivite pustuleuse*, *phlycténulaire*, *folliculaire* et *hypertrophique.*

Maladies de la cornée. — Tous les oculistes qui se sont occupés du massage, dans les maladies de la cornée, louent sa grande utilité dans les *kératites* et dans d'autres formes de taies cornéennes.

Glaucome. — Dans certains cas de glaucome, une amélioration sensible peut être obtenue par le massage; dans tous les cas, il paraît exercer une bonne influence, quand il est associé aux traitements habituels. Pagenstecher, Schenkel, Dantziger et tant d'autres insistent beaucoup sur l'utilité de son application et préconisent des séances de trois à quatre minutes deux fois par jour. On constate bientôt une diminution notable de la tension intra-oculaire.

Maladies de la sclérotique. — Pagenstecher, Klein, Pedraglia et d'autres oculistes ont employé le massage avec succès dans la sclérite et l'épisclérite chronique.

Cataracte. — Il arrive souvent que la marche de la cataracte est excessivement lente. Cependant sa maturité complète est nécessaire pour permettre l'opération. Dans ces cas, on a recours à la maturation artificielle. Le massage a été quelquefois employé comme adjuvant aux autres procédés de maturation artificielle. Il a été également employé avec de bons résultats dans le traitement des cataractes des jeunes personnes.

Contusions. — Dans tous les cas de *contusions* et *épanchements* intra ou extra-oculaires, des séances de trois à cinq minutes de massage, répétées plusieurs fois par jour et très délicatement exécutées, sont un des meilleurs traitements pour hâter la résorption et pour éviter une inflammation.

L'Indépendance médicale du 6 décembre 1899 cite un cas très curieux d'hémorrhagie intra-oculaire traité par le massage. Le voici :

« *Efficacité du massage de l'œil dans un cas d'hémorrhagie intra-oculaire. — M. Grandclément* présente un petit malade âgé de huit ans qui, il y a huit jours, à la suite d'un coup de caillou sur l'œil, eut une perforation de la paupière inférieure et une perte instantanée de la vision ; il le vit quatre jours après l'accident et constata une hémorrhagie intra-oculaire, avec une telle hypertension de l'œil qu'il donnait la sensation d'une bille de billard ; il s'agissait d'un pseudo-glaucome hémorrhagique. Il le traita par l'atropine et le massage oculaire. Le massage était pratiqué tous les quarts d'heure, durant cinq à six minutes. En trois jours l'hémorrhagie a disparu, et la vision s'est rétablie. A l'ophtalmoscope, l'iris n'était plus visible que dans sa moitié inféro-externe, on croyait que l'autre moitié était pour toujours disparue. Dans ce cas, on s'explique l'efficacité du massage par le refoulement de l'iris en arrière, le dégagement de l'angle irido-cornéen où s'élimine l'humeur aqueuse dans les voies de dérivation. On peut supposer qu'il agit de même dans le cas d'hémorrhagie intra-oculaire. On obtient par le massage la guérison en soixante jours de la kératite parenchymateuse en l'absence de dents d'Hutschinson et, en quatre-vingt-dix jours si celles-ci existent. »

Je n'ai pas besoin de dire que le massage en ophtalmologie devrait seulement être pratiqué par les oculistes à quelques exceptions près, qui pourraient être confiées à un bon masseur.

LES CONTRE-INDICATIONS DE LA MASSOTHÉRAPIE

Le massage est contre-indiqué dans :

Les maladies infectieuses, les infections locales, les phlébites avant l'organisation complète du bouchon, les kystes hydatiques, le cancer et les abcès du foie, les grands kystes de l'ovaire, les cirrhoses graisseuses, l'hydronéphrose, certains cas de diabète, les affections graves du cœur et des vaisseaux, l'artério-sclérose très avancée, l'hémophilie, quelques cas de fractures compliquées, beaucoup de cas de dermatoses et de dermatites, la dyspepsie douloureuse, beaucoup de tumeurs, tous les cas de tuberculose locale, même soupçonnée.

CHAPITRE III

LE MASSAGE COMME MOYEN ESTHÉTIQUE

On s'occupe beaucoup, depuis quelque temps, du massage esthétique. Le massage peut, sans contredit, être utile pour la formation de la taille et pour la beauté du visage. Nous nous occuperons surtout de ce dernier cas, et nous allons voir quels résultats on peut espérer du massage du visage.

Le massage n'a certainement pas moins d'influence sur la peau et sur les muscles de la face que sur toute autre partie du corps, et les résultats peuvent, jusqu'à un certain point, être heureux. Dans le visage on peut, comme dans toute autre partie du corps, développer ou diminuer un muscle, faire disparaître un amas graisseux, redonner ou enlever de la chair, activer la circulation, etc. Un visage fatigué par les veilles et par des excès de toute nature prend une expression plus animée, plus fraîche et un teint plus naturel quand il a subi un traitement par le massage; l'action physiologique a la même influence sur les tissus du visage que sur ceux des autres parties de l'organisme. Certes, la fontaine de Jouvence n'existe pas; mais, si les dames du monde passaient seulement une petite partie du temps qu'elles consacrent à leur toilette, à se faire masser méthodiquement le visage à leur lever, elles souffriraient moins de migraines et de maux de tête; elles vieilliraient moins vite; le temps où les rides commencent à apparaître serait considérablement reculé et, de plus, elles obtiendraient bien mieux par le massage l'effet qu'elles cherchent à obtenir par les fards, car rien ne peut remplacer un teint frais et naturel. Quand les paupières, par la fatigue, la chaleur, la lumière, etc., sont gonflées, un massage du visage approprié fait facilement disparaître ces symptômes. Il est évident que le massage du visage seul ne peut avoir une grande influence quand l'expression fatiguée, épuisée et un teint flétri sont le résultat d'une maladie interne. Les dames font tout leur possible pour soigner leurs mains, leurs dents, leurs pieds et leur corps, mais aussi elles font tout leur possible pour s'enlaidir le visage par les fards de toute espèce, sans penser que les moins nuisibles exercent à la longue une influence fâcheuse : la peau devient mate, flasque et prend un teint fané et flétri, la nutrition des tissus est troublée, l'exhalation cutanée gênée, puisqu'elles bouchent continuellement les pores, et d'innombrables petites rides paraissent bientôt, rides que l'on cherche de nouveau à cacher sous des fards. Ce sont là certainement des rides provoquées et prématurées, les stigmates d'un excès de soins. Il est certain que la formation des rides ne peut être empêchée : elle est une conséquence de l'âge, de certaines habitudes, telles que celles de froncer les sourcils, de faire des grimaces, de rire, etc.; mais aussi une mauvaise nutrition des tissus, la flaccidité des muscles, les maux de tête, etc., contribuent beaucoup à la formation des rides. On peut obvier à ces inconvénients par le massage.

Les personnes qui souffrent beaucoup de migraine ont généralement le front ridé, parce qu'elles froncent involontairement les sourcils ; or, par le massage, on peut presque toujours faire disparaître ces douleurs. Si le massage est suivi, ces douleurs peuvent être prévenues, et l'habitude de froncer les sourcils se perd naturellement, les muscles flasques sont fortifiés, les tissus mieux nourris, et par là même l'expression plus animée. Un massage de dix minutes par jour fera autant de bien qu'une application de teinture, de fard, de poudre, etc., fera de mal. Je n'ai pas l'intention de faire croire que l'on peut redonner la jeunesse de vingt ans à une personne qui en a quatre-vingts. Mais il est facile de comprendre que le massage du visage, employé au lieu de fards, est un moyen prophylactique puissant contre le vieillissement du visage et contre les rides.

Quant à ce qui concerne la disparition des rides, c'est une chose assez difficile quand elles sont une conséquence de l'âge avancé et quand elles sont très profondes, il ne faut alors avoir que peu d'espoir ; mais, quand les rides proviennent de l'emploi des fards ou d'un trouble de nutrition des tissus, n'ayant pas pour cause l'âge trop avancé, on obtient souvent de beaux résultats. Les rides ne sont pas seulement une affection superficielle de l'épiderme, mais une altération du derme lui-même.

On emploie avec succès le massage contre les cicatrices de variole, et on obtient encore des résultats un an à dix-huit mois après la maladie.

L'acné récidivante du front et du nez est traitée très avantageusement par le massage. Il se fait pendant cinq à dix minutes, deux fois par jour, avec du talc soufré à 5 0/0.

Dans quelques cas d'alopécie et de pelade disséminée, M. le Dr Monin conseille un massage rationnel du cuir chevelu avec parties égales de lanoline camphrée et d'extrait fluide de jaborandi. Le massage du cuir chevelu est très employé en Angleterre et en Amérique dans le but de fortifier le bulbe pileux.

Pour le traitement esthétique proprement dit du visage, une douche rafraîchissante donnée au moyen d'un pulvérisateur, prépare la peau au massage qui doit être appliqué d'après certaines règles, et dont la bonne exécution demande une assez longue pratique. Les meilleurs résultats s'obtiennent par le massage électrique. Si le massage du visage est mal entendu, on risque d'allonger la peau et on la verrait alors pendre des deux côtés des joues, inconvénient non moins désagréable que les rides mêmes. Il faut toujours avoir soin de ne pas trop tirailler la peau. Le massage du visage est donc non seulement à recommander au point de vue esthétique, mais aussi au point de vue hygiénique. En un mot, le massage bien entendu revivifie et reconstitue les tissus altérés et relâchés et leur restitue leur fermeté.

TABLE DES MATIÈRES

PREMIÈRE PARTIE

Pages.

Préface du Dr Vaudremer. v
Préface de la première édition vii
Préface de la troisième édition xi

CHAPITRE I

Histoire du massage 3-13

CHAPITRE II

Considérations générales 14-28

DEUXIÈME PARTIE

MASSAGE

CHAPITRE I

Technique spéciale du massage 31-36

a. Effleurage. 34
b. Massage à frictions. 39
c. Pétrissage. 40
Sciage et foulage. 46
d. Tapotement. 47
Hachures. 49
Claquement. 51
Frappement. 51
Tapotement à air comprimé. 52
Percussions pointées, grattage. 53

Pages.
e. Ondulations. 55
f. Vibrations. 55
Vibrations pointées. 63
Vibrations profondes. 64
Vibrations nerveuses 64

CHAPITRE II

Le massage dans son application générale et locale 67-143

1. Le massage général. 67
2. Massage du cou. 76
3. Massage du cou chez les enfants (position). 79
4. Massage du front. 81
5. Pétrissage et vibrations de l'abdomen. 81
Méthode de Reibmayr. 82
Méthode suédoise. 84
Méthode de l'auteur. 85
Vibrations de l'abdomen. 89
6. Pétrissage et vibrations de l'estomac et du foie. . . . 91
7. Massage des reins. 92
8. Massage de la vessie et de la prostate. 93
9. *Massage de l'utérus*. 94
Exploration. 96
1° La friction circulaire 100
2° L'effleurage. 101
3° Le pétrissage 102
4° L'élongation ou l'étirement. 102
5° La vibration et la pression digitale des nerfs. . . 103
6° Le « malning » 104
7° La réduction 105
8° Le soulèvement. 114
10. Effleurage et vibrations des yeux. 118
11. Vibrations du pharynx. 122
12. Vibrations du larynx et de la gorge. 124
13. Vibrations du thorax. 125
14. Vibrations du cœur. 126
15. Vibrations du grand nerf sous-occipital et du grand nerf auriculaire. 127
16. Vibrations du nerf sus-orbitaire ou frontal externe. . 129
17. Vibrations du nerf facial. 130
18. Vibrations du nerf maxillaire supérieur et du nerf dentaire inférieur 132

Pages.
19. Vibrations du nerf naso-lobaire. 133
20. Vibrations du nerf médian. 133
21. Vibrations du nerf radial. 134
22. Vibrations du nerf cubital. 135
23. Vibrations des nerfs sensitifs du dos. 136
24. Vibrations des nerfs intercostaux. 138
25. Vibrations du nerf grand sciatique. 139
26. Vibrations du nerf saphène interne. 141
27. Vibrations des nerfs sensitifs du pied. 142

TROISIÈME PARTIE

GYMNASTIQUE MÉDICALE

CHAPITRE I

Considérations générales 147-149

CHAPITRE II

Technique de la gymnastique médicale 150-210

A. — *Mouvements passifs* 150-174

1. Circumduction de la cheville. 151
2. Circumduction de la cuisse. 152
3. Circumduction du poignet et des doigts. 153
4. Circumduction du bras ou rotation de l'articulation de l'épaule. 154
5. Circumduction ou rotation du bassin 156
6. Circumduction du tronc. 158
7. Circumduction de la tête. 158
8. Torsion et flexion latérales de la tête. 160
9. Torsion bilatérale du tronc. 160
10. Torsion des bras et des avant-bras. 162
11. Torsion de la jambe. 163
12. Torsion des pieds 163
13. Flexions et extensions des doigts. 164
14. Flexion et extension de l'avant-bras. 164
15. Flexion et extension des bras. 164
16. Flexion et extension du genou. 166
17. Flexion et extension de la jambe et de la cuisse ; projection en haut du genou. 167

Pages.

18. Flexion de la cuisse ; extension forcée du grand nerf sciatique 168
19. Flexion et extension des pieds. 169
20. Flexion et extension de la tête. 169
21. Flexion et extension du tronc. 170
22. Respiration artificielle passive. 172
23. Extension du thorax. 174
24. Soulèvement du thorax 174
25. Extension passive des muscles. 175

B. — *Mouvements actifs* 175-192

1. Mouvements respiratoires. 176
2. Flexion du tronc en avant et en arrière. 179
3. Flexion latérale du tronc. 179
4. Torsion latérale du tronc, station debout. 180
5. Circumduction du tronc, station debout. 180
6. Soulèvement du tronc dans le décubitus dorsal. . . . 182
7. Soulèvement des jambes dans le décubitus dorsal. . . 183
8. Extension du dos dans le décubitus ventral. 184
9. Soulèvement latéral du tronc dans le décubitus latéral. 185
10. Extension de la colonne vertébrale, flexion en arrière de la partie supérieure du tronc. 186
11. Mouvement de fente en escrime. 188

Mouvements actifs; classification de Reibmayr. . . . 189-192

Groupe I. 189
Groupe II. 189
Groupe III. 190
Groupe IV 190
Groupe V. 191
Groupe VI. 191
Groupe VII. 192
Groupe VIII. 192

C. — *Mouvements à résistance* 192-196

1. Flexion et extension du tronc. 193
2. Abduction et adduction des bras. 193
3. Abduction et adduction des genoux. 194
4. Abduction et adduction des jambes. 195
5. Pression de la jambe en bas dans la flexion antérieure. 196
6. Pression de la jambe en bas dans la flexion postérieure. 196

Pages.
D. — *Mouvements employés dans les affections du cœur* 197
E. — *Mouvements employés dans le traitement de l'emphysème et de l'asthme* 199
F. — *Exercices employés dans le traitement des scolioses* 199
G. — *Gymnastique gynécologique* 205

QUATRIÈME PARTIE

CHAPITRE I

Action physiologique de la kinésithérapie 213-227

Action sur l'assimilation et la désassimilation 213
— sur la peau 214
— sur les muscles 215
— sur la circulation sanguine et lymphatique. . . . 217
— sur les inflammations. 218
— sur la résorption. 219
— sur les sécrétions 220
— sur les exsudations. 220
— sur le système nerveux 221
— sur la température et le pouls. 222
— sur le cœur. 222
— sur l'augmentation des globules rouges dans le sang. 223
— sur le nerf pneumogastrique 224
— sur la respiration. 224
— sur l'organisme en général. 215
Expériences de Von Mosengeil 218
— de Zabludowski 216
— de Brandis. 217
— de Reibmayr 219
— de Rubens-Hirschberg. 220
— de Johnson. 221
— de Mitschell 223
— de Bert 224
— de Beaunis. 224
— de Schiff. 225
— de Cl. Bernard. 225
— de Goltz. 222
— de Stapfer 223

CHAPITRE II

Pages.

Application de la kinésithérapie dans la médecine pratique

La kinésithérapie dans les rhumatismes 229-239

Rhumatisme articulaire aigu. 229
Rhumatisme chronique 230
Rhumatisme noueux. 230
Rhumatisme musculaire 231
Hydarthrose. 321
Rhumatisme blennorrhagique 231
Arthrite tuberculeuse 232
Lumbago. 232
Maux de reins 235
Sciatique ou ischias. 235
Goutte. 237

La kinésithérapie dans les affections musculaires 239-240

Myosite 239
Atrophie musculaire progressive 239
Pseudo-hypertrophie musculaire 239
Torticolis. 240
Inflammations des gaines tendineuses 240

La kinésithérapie dans les affections chirurgicales 241-271

Contusions et épanchements sanguins 242
Synovite 242
Entorses 242
Luxations. 243
Fractures. 244
Ankylose. 249
Pied varus, pied valgus, pieds plats 249
Scoliose 249

La kinésithérapie dans les maladies utérines 271-274

Descente, déplacements et fixations de l'utérus 271
Hypertrophie, métrite chronique, endométrite, péri et paramétrite chronique, ovarite, etc. 272
Métrorrhagie chronique. 272
Ménorrhagie. 272
Stérilité 273
Troubles de la menstruation. 273

Pages.

Le massage dans les affections de la vessie et de la prostate 275

Le massage dans les maladies des organes digestifs

Dilatation et catarrhe de l'estomac 275
Dyspepsie chronique 276
Cardialgie 276
Constipation 277
Catarrhe intestinal chronique 279
Les maladies des reins et du foie 279
Coliques hépatiques et néphritiques 280
Diabète 281
Ascite 282
Obésité 282

La kinésithérapie dans les affections du cœur et dans les troubles de la circulation 283-289

Lipothymie 283
Syncope 284
Palpitations 285
Hypertension artérielle 283
Hypertrophie graisseuse 285
Hémorroïdes 288
Anémie 288
Varices et phlébite chronique 289
Fièvre intermittente 289

La kinésithérapie dans les maladies des organes respiratoires

Coryza 290
Catarrhe chronique du nez 291
Ozène 291
Pharyngite et laryngite 291
Fatigue des organes de la phonation 291
Amygdalite 292
Bronchite chronique et asthme 292
Emphysème 292
Pleurésie 293

Le massage dans les maladies nerveuses

Neurasthénie 293
Impuissance 295
Hystérie 295

Pages
Chorée. 295
Insomnie. 296
Névralgies 296
Migraines. 296
Irritation spinale 297

La kinésithérapie dans les différentes formes de paralysie ..

Paralysie de Landry. 298
Paralysie infantile. 298
Myélite chronique. 299
Paralysie spinale de l'adulte. 299
Paralysie agitante. 299
Ataxie locomotrice, etc. 299
Spasmes professionnels. 300
Crampe du nerf facial. 301
Gangrène sénile 301

Le massage dans les intoxications

Par la morphine 301
— le chloral 301
— le plomb. 301
— l'aconitine 302

Le massage en ophtalmologie

Conjonctivite 302
Maladies de la cornée 302
Glaucome. 302
Maladies de la sclérotique. 303
Contusions 303
Cataracte. 303

Contre-indications de la massothérapie

CHAPITRE III

Le massage comme moyen esthétique 305-308

Rides 305
Cicatrices 307
Acné 307
Pelade. 307

TABLE DES FIGURES

		Pages.
1.	Squelette	32
2.	Muscles superficiels ; face postérieure	33
3.	— — face antérieure	33
4.	Valvules d'un vaisseau lymphatique	34
5.	Effleurage avec le pouce seul	36
6.	— exécuté avec l'extrémité des doigts	37
7.	— — avec toute la surface de la main	37
8.	— — avec les deux mains	38
9.	Massage à friction	40
10.	Pétrissage avec mouvement de ballottement	42
11.	Pétrissage du bras exécuté avec l'extrémité des doigts	42
12.	Rotation des muscles	44
13.	Pétrissage avec un seul doigt	44
14.	Pétrissage avec les deux pouces (pétrissage des tendons)	45
15.	Tapotement avec la face dorsale de la main	47
16-17.	Hachures avec le bord cubital des mains	49-50
18.	Tapotement avec les poings fermés (frappement)	52
19.	Tapotement à air comprimé	53
20.	Percussion pointée	54
21.	Graphique des vibrations	58
22.	Vibrateur, système de l'auteur	61
23.	Les accessoires du vibrateur	62
24.	Station demi-décubitus dorsal	68
25.	Station décubitus ventral	71
26.	Station assise pour le massage du dos et montrant la direction des mouvements	71
27-28.	Position des mains dans le massage du dos	72
29.	Massage du cou, méthode de Hoeffinger	78
30.	Massage du cou chez les enfants	79
31.	Massage du front	80
32.	Position pour le massage de l'abdomen	83
33.	Troisième manipulation du massage abdominal	83

Pages.
34. Massage de l'abdomen, méthode suédoise 85
35. Massage de l'abdomen, méthode de l'auteur. 86
36. Position de la malade et du médecin pour l'exploration et pour le massage gynécologique 97
37. Région du massage gynécologique. 101
38. Réduction recto-vaginale 106
39. — ventro-vaginale, mouvement de bascule . . 107
40. — — — par étreinte. . 108
41. — — — par accrochement . . . 108
42. — — — par pression : 1er temps . . 109
43. — — — par pression : 2e temps . . 110
44. — — — par pression : 3e temps . . 110
45. — recto-ventrale. 111
46. — ventro-recto-vaginale 112
47. — de l'utérus dans l'antédéviation. 113
48. Divers degrés de déviations. 114
49. Vibrations et effleurage des yeux avec le pouce . . . 120
50. — des yeux avec le pouce, le médian et l'index. 122
51. — du pharynx 123
52. — du larynx. 124
53. — du grand nerf sous-occipital 128
54. — du nerf sus-orbitaire. 129
55. — du nerf facial. 131
56. — du nerf médian. 134
57. — du nerf radial. 135
58. — du nerf cubital. 136
59. Territoire pour les vibrations nerveuses, face postérieure 137
60. Territoire pour les vibrations nerveuses, face antérieure 139
61. Territoire des nerfs plantaires. 143
62. Circumduction de la cheville 151
63. — de la cuisse. 152
64. — de la main. 153
65. — du bras ou rotation de l'articulation de l'épaule 154
66. Rotation du coude et de l'épaule. 155
67. Rotation du bassin. 157
68. Circumduction de la tête 159
69. Torsion bilatérale du tronc. Station assise 161

Pages.
70. Flexion et extension de l'avant-bras 165
71. — — des bras et des avant-bras . . . 165
72. — — de la jambe et de la cuisse, projection en haut du genou. . . 167
73. Extension du grand nerf sciatique 168
74-75. La respiration artificielle passive. 172-173
76. Gymnastique respiratoire unilatérale 178
77. Flexion du tronc en avant et en arrière 179
78. Flexion latérale du tronc 179
79. Torsion latérale du tronc. Station debout 180
80. Circumduction du tronc. Station debout 181
81. Soulèvement du tronc dans le décubitus dorsal . . . 181
82. Soulèvement des jambes — — . . . 183
83. Extension du dos dans le décubitus ventral. 184
84. Soulèvement du tronc dans le décubitus latéral . . . 185
85. Mouvement de fente en escrime. 188
86. Abduction et adduction des genoux. 194
87. Suspension verticale au trapèze 200
88. — — à l'appareil de Schenk. 200
89. — — à l'échelle à traverse.. 200
90. — — au poteau 201
91. — oblique à l'appareil de Wegner. 201
92. — latérale à l'appareil de Zander. 202
93. — dorsale à l'appareil de Beely. 202
94. — à l'appareil de Lorenz (bôme). 202
95. Siège oblique de Zander-Barwell. 203
96. Siège oblique simple. 203
97. Pression manuelle. 204
98. Attitude corrective de Hoha. 205
99. Bonne et mauvaise station verticale. 252
100. Cypho-lordose 253
101. Scoliose lombaire gauche 253
102. — totale — 253
103. — dorsale droite 254
104. Scoliose en S. 254
105. — à courbures multiples 254
106. — habituelle au troisième degré. 254
107. — par station unifessière gauche 257
108. — — une autre station vicieuse 257
109. — — surélévation de la table. 258
110. Pupitre d'études. 264
111. Siège à dossier incliné 265

TOURS. — IMP. DESLIS FRÈRES.

www.ingramcontent.com/pod-product-compliance
Ingram Content Group UK Ltd.
Pitfield, Milton Keynes, MK11 3LW, UK
UKHW020104200726
13856UKWH00002B/365